30. Freiburger Symposium
‚Arbeitsmedizin im Gesundheitsdienst'
14. - 16. September 2016

Hofmann • Reschauer • Stößel

Arbeitsmedizin im Gesundheitsdienst

Band 30

edition FFAS
Freiburg im Breisgau

© 2017 edition FFAS, Postfach 5171, 79018 Freiburg

ISBN 978-3-940278-14-2

Druck: druckwerkstatt im grün
             Adlerstr. 12
             79098 Freiburg

Inhaltsverzeichnis

Vorwort

Auf drei Jahrzehnte arbeitsmedizinische Fortbildung blicken die Veranstalter des Freiburger Symposiums „Arbeitsmedizin im Gesundheitsdienst" nunmehr zurück. Ein Grund, in klein wenig Stolz auf dieses nachhaltige Bemühen zu sein, für die Betriebsärzte und Sicherheitsfachkräfte immer wieder aufs Neue Themen zu präsentieren und zu diskutieren, die gleichermaßen theoretische Fundierung und praktische Handlungsanleitung sein wollen. Und wir sind der Selbstverpflichtung nachgekommen, wie schon in der Einführung zum ersten Tagungsband, der 1986 (bis einschließlich Band 6 noch) im Gentner-Verlag erschien, dass „es mehr als naheliegend erscheine, weitere Veranstaltungen dieser Art folgen zu lassen, um Stand und Entwicklung der Arbeitsmedizin im Gesundheitswesen kritisch zu beleuchten und Verbesserungsmöglichkeiten aufzuzeigen".

Und so lag es nahe, im ersten Teil von Band 30 (Allgemeine Fragen und rechtliche Aspekte) mit VON SCHWARZKOPF einen langjährigen Weggefährten zu Wort kommen zu lassen, und eine biographisch gefärbte Retrospektive auf drei Dekaden betriebsärztlicher Tätigkeit werfen zu lassen. Den Bogen weiter gespannt haben im Folgebeitrag STRANZINGER et al. mit der Darstellung einer umfangreichen Betriebsärztebefragung (n = 644), deren Ergebnisse nach Auffassung der Autoren u.a. zeigen, dass die vielfältigen Tätigkeiten und Anforderungen an die Betriebsärzte in der Fort- und Weiterbildung stärker berücksichtigt werden sollten. Wie stark auch rechtliche Fragen in die arbeitsmedizinische Tätigkeit hineinreichen, wird im Beitrag von MÖLLER sehr gut herausstellt. In gleicher Weise komplex stellt sich das betriebsärztliche Handlungsfeld aus Sicht des betrieblichen Gesundheitsmanagements dar, das zwischen den Anforderungen des Marketings auf der einen und der gesundheitsförderlichen Organisationsentwicklung auf der anderen Seite kompetent von MÜLLER in ihrem Beitrag beleuchtet wird. Den gesundheitsökonomischen Hintergrund schließlich analysiert ZERTH in seinem Beitrag, der sich als Plädoyer für eine neue Arbeitsteilung im Gesundheitswesen versteht. Nicht fehlen darf angesichts einer Gesetzesänderung zum Mutterschutzgesetz ein aktueller Beitrag (KÖSTER), der die möglichen Auswirkungen dieser Änderung skizziert.

Der zweite Teil des Tagungsbandes richtet das Augenmerk wieder auf infektiologische Fragestellungen. MAURER thematisiert zunächst die in den Medien von Impfgegnern benutzten Argumente zur Schädlichkeit von Inhaltsstoffen, um deren wissenschaftliche Fundierung mit vielen Belegen infrage zu stellen. Die Schnittstelle Krankenhaushygiene und Arbeitsmedizin als wichtige Handlungsebene für einen funktionierend Infektionsschutz arbeitet dann SCHULZ-STÜBNER heraus. Dass die Arbeitsmedizin nicht auf den stationären Sektor der

Gesundheitsversorgung beschränkt sein kann und vor besondere Herausforderungen gestellt sein kann, wird am Beispiel der Arbeitsbedingungen in der Flüchtlingsbetreuung fachkundig von NEVELING beschrieben. Neue Aspekte zur Prävention humaner Tollwutinfektionen werden von LISIAK et al. vorgestellt. HOFMANN et al. beleuchten mit ihrem infektionsepidemiologischen Beitrag zur Norovirus-Gastroenteritis die mögliche Dunkelziffer im öffentlichen Meldegeschehen. Zwei Beiträge widmen sich der Hepatitis C. WESTERMANN et al. zeigen Trends für beruflich bedingte Hepatitis C-Virusinfektionen auf, während RASENACK den aktuellen Stand der Therapie bei Hepatitis C referiert. Den Abschluss dieses Kapitels bildet ein Beitrag von SCHWARZ, der sich mit den epidemischen Ausbrüchen durch Arboviren - wie zuletzt durch das Zika- und Chickungunya-Virus - beschäftigt und einen erhöhten Beratungsbedarf bei Reisetätigkeit sieht.

Das dritte Kapitel, das die Belastungen und Beanspruchungen durch Gefahrstoffe und physikalische Umgebungsbedingungen beinhaltet, beginnt mit einem Beitrag über Schutzmaßnahmen beim Umgang mit Arzneistoffen und -mitteln. Er wird gefolgt von Ausführungen von EICKMANN und STRANZINGER, die Hilfestellungen der BGW zum Expositionsverzeichnis bei CMR liefern. Einen interessanten didaktischen Ansatz zur Vermittlung eines effektiven Hautschutzes in Gesundheitsfachberufen stellt SONSMANN vor. Auch für die sichere Arbeit mit Anästhesiegasen werden nützliche Verhaltensempfehlungen von GERDING und EICKMANN präsentiert. Über die Schwierigkeiten der Einhaltung eines Arbeitsplatzgrenzwertes für Formaldehyd in der Desinfektion informiert der Beitrag von EICKMANN. Den Abschluss des Kapitels bildet der Beitrag von REICHE, der die drei Säulen des Strahlenschutzes „Rechtfertigung-Optimierung-Dosisbegrenzung" in gewohnt informativer Art herausarbeitet.

Den Schluss des Tagungsbandes in Kapitel 4 bilden dann die Beiträge, die sich mit den psychischen Belastungen und Beanspruchungen der Tätigkeit im Gesundheitsdienst auseinandersetzen. Auch wenn Gewalt und Diskriminierung am Arbeitsplatz durchaus physische Komponenten haben können, ist es doch, wie NIENHAUS et al. in ihrer Analyse zeigen, ein verhaltenswissenschaftlich anzugehendes Problem in Prävention und Rehabilitation gleichermaßen. Einen besonderen Aspekt streifen anschließend HORST-SCHAPER und SAMPATH KUMAR, wenn sie das Deeskalationsmanagement als Querschnittsaufgabe der Arbeitsmedizin definieren. Wissenschaftliche und handwerkliche Hinweise zur Erstellung einer psychischen Gefährdungsbeurteilung liefern dann LINCKE et al. mit der Beschreibung des COPSOQ-Instrumentes und STRANZINGER/WIGGER aus strategischer Perspektive. Dass die inflationäre Benutzung des Stressbegriffs vielleicht die Symptome befördert, die der Begriff Stress eigentlich nur benennen soll, diskutiert abschließend SIEGEL.

Ein über drei Jahrzehnte berichtendes Autoren- und Schlagwortregister sorgt für das schnelle Auffinden von Themen und Autoren. Dafür, dass auch dieser Band mit der gewohnten Sorgfalt erstellt und redigiert wurde und in ein ansprechendes Layout gebracht wurde, zeichnen in bekannter Qualität Daniela MAUTHE und Angela GLÜCKLER verantwortlich. Ihnen gebührt der besondere Dank der Herausgeber.

Wir freuen uns schon wieder, Sie auf unserem 31. Symposium vom 13.-15. September 2017 (http://www.ffas.de/symposium/infos/) in Freiburg begrüßen zu dürfen.

Freiburg im März 2017

Friedrich Hofmann, Georg Reschauer und Ulrich Stößel

I. Allgemeine Fragen und rechtliche Aspekte

Das Leben in der Anstalt - Eine biographisch gefärbte Retrospektive über 30 Jahre betriebsärztlicher Tätigkeit

H. von Schwarzkopf

Vorbemerkung der Herausgeber

Zum Thema „betriebsärztliche Tätigkeit" hatten wir aus Anlass des 30. Jubiläums unserer Symposien einen langjährigen Weggefährten und intensiven Ideengeber für die Symposiumsthemen gebeten, die betriebsärztliche Tätigkeit im Gesundheitsdienst retrospektiv und mit biographischen Elementen als Entwicklung zu beschreiben. Hubertus VON SCHWARZKOPF, der vor seiner eigentlichen betriebsärztlichen Tätigkeit im Krankenhaus Bremen-Mitte beim Deutschen Entwicklungsdienst arbeitete und dann die AIDS-Beratungsstelle beim Gesundheitsamt in Bremen leitete, stellt aus biographischer Sicht interessante Facetten der Entwicklung der Arbeitsmedizin im Gesundheitsdienst in den letzten drei Jahrzehnten vor. Für die Darstellung hat der Verfasser die Interviewform gewählt, bei der die ebenfalls in Bremen betriebsärztlich tätige Kollegin Verena HARTWIG die Fragen stellte.

VON SCHWARZKOPF: Das vorgegebene Thema ist eine große Bürde, allerdings auch eine große Ehre für mich, einen Rückblick anlässlich des 30. Symposiums zu wagen. Dieser erhebt nicht den Anspruch, eine lückenlose Abbildung der Geschichte der Arbeitsmedizin im Gesundheitsdienst zu sein. Ich möchte deshalb das Thema auf wesentliche Schlaglichter konzentrieren.

HARTIG: Herr VON SCHWARZKOPF, warum sprechen Sie vom Leben und Arbeiten in der Anstalt? „Anstalt" erscheint mir als ein etwas antiquierter Begriff.

VON SCHWARZKOPF: Ja, unser Krankenhaus in Bremen hieß über viele Jahre „städtische Krankenanstalten". Begriffe sagen auch etwas über die gesellschaftlichen Strukturen aus. Mit der industriellen Revolution bekam der Mensch einen Wert - einen Leistungswert, später sogar den Leistungssteigerungswert. Die medizinische Versorgung wurde professionalisiert und es entstanden Asyle vor den Toren der Städte, die Vorläufer der Krankenanstalten. Die Medizin begann, die Krankheiten zu bekämpfen. Um die Kollateralschäden der Industrialisierung zu minimieren, wurden durch kaiserlichen Erlass die Kranken- (1883) und die Unfallversicherung (1884) als tragende Säulen der Sozialversicherung eingeführt. Überwiegend versorgte die Medizin verletzte und kranke Beschäftigte. Aber sie selektierte auch Geeignete und Ungeeignete. Diese Funktion hatte auch zu Teilen die Arbeitsmedizin inne.

In den Anstalten musste von allen auch viel Beziehungsarbeit geleistet werden, da die Kranken nur wenig Bezug zu ihrem sozialen Umfeld hatten. So wurden die Arbeitsbedingungen auch sehr unterschiedlich geprägt. In den Anstalten arbeiteten früher Wärter/Aufseher und Pflegekräfte wie Florence NIGHTINGALE oder Ärzte wie Albert SCHWEITZER.

Das war ein Rückblick in die Geschichte, der Blick nach vorne lässt ökonomisches Arbeiten nach industriellen Mustern erkennen, die Anstalten heißen Kliniken und die Patienten Kunden. Die Einführung der DRGs hat die Versorgungsstrukturen und Arbeitsbedingungen erheblich verändert - und nun steht „Arbeit 4.0" vor der Tür; d.h. Arbeitsverdichtung, Gewissenskonflikte in der Patientenversorgung und maximale Transparenz der Abläufe und Tätigkeiten der Beschäftigten in Verbindung mit maximaler Flexibilisierung. Sind Begriffe wie „Krankenhaus" oder „Klinikum" mit „Kunden" in diesem Zusammenhang geeignete Begriffe? Die Verwendung des Begriffes „Anstalt" hat zugegeben auch einen leichten, nicht ungewollten Bezug zu einer aktuellen politsatirischen Fernsehsendung und soll dadurch helfen, manchmal ein wenig Distanz zu den existierenden Verhältnissen zu schaffen.

HARTIG: Nach diesem Überblick wollen wir es etwas konkreter wissen. Was waren ihre ersten Kontakte zur Arbeitsmedizin?

VON SCHWARZKOPF: Erste praktische Kontakte entstanden aus meiner Tätigkeit in der AIDS-Beratungsstelle des Gesundheitsamtes Bremen in den 1980er Jahren:
• viele betriebliche Schulungen, Infoveranstaltung zu HIV/AIDS,
• Betreuung HIV positiver Beschäftigter, auch im Gesundheitswesen,
• erste BK-Begutachtung von Pflegekräften durch Betriebsärzte.

HARTIG: Sie haben 1995 im „großen Zentralkrankenhaus", dem heutigen Klinikum Bremen-Mitte angefangen. Was haben Sie vorgefunden?

VON SCHWARZKOPF: Seit Ende der 1970er Jahre gab es drei Kolleginnen. Anfänglich waren sie Personalärztinnen, die Eignungsuntersuchungen und eine allgemeinmedizinische Sprechstunde anboten. Die erste Ärztin in dieser Position war Fachärztin der Augenheilkunde und sagte mir später einmal: „Betriebsarzt ist ein ruhiger Job. Es gibt gutes Geld und man kann gut alt werden." Sie starb vor zwei Jahren im Alter von 103 Jahren.

Ab 1992/93 gab es sporadische Begehungen der Bereiche. Das Arbeitsschutzgesetz von 1996 war eine große Hilfe, die Arbeitgeber von der Notwendigkeit der Gefährdungsbeurteilungen zu überzeugen. Das Gesetz half uns, mehr in die Bereiche zu gehen.

HARTIG: Wie hat sich das Thema „Gefährdungsbeurteilung" in ihrem Betrieb entwickelt? Nennen sie uns drei, vier Beispiele!

VON SCHWARZKOPF: Wir führten regelmäßige gemeinsame Begehungen ein. Nach einem Drei-Jahres-Plan werden alle Bereiche nach einem festen Plan aufgesucht. Beteiligt sind: arbeitssicherheitstechnischer Dienst, betriebsärztlicher Dienst, Betriebsrat und die Bereichsvorgesetzten mit den Sicherheitsbeauftragten. In den Protokollen werden Gefahren dokumentiert, Maßnahmen festgehalten und Zuständigkeiten mit Fristen benannt. Die ersten Runden waren von räumlichen und technischen Aspekten geprägt. Im Laufe der Zeit wurde das Eingangsgespräch immer wichtiger. Hier wurden die Veränderungen im Patientenkollektiv, die Personalbesetzung, psychische Belastungen u.a. thematisiert. In verschiedenen Bereichen haben wir auch standardisierte Interviews durchgeführt, z.b. in den Krankenhausaufnahmen, in denen die Teammitglieder zum Teil sehr vereinzelt arbeiten.

Bei der Zusammenlegung verschiedener chirurgischer OP-Einheiten in einen Zentral-OP haben wir begleitend die moderierte Gefährdungsbeurteilung als partizipatives Gruppeninstrument eingesetzt. Parallel entwickelten der arbeitssicherheitstechnische und der betriebsärztliche Dienst das Betriebsbarometer als anonyme Befragung. Diese wird jeweils bei den dreijährigen Begehungen in den Bereichen durchgeführt. Die Ergebnisauswertung erfolgt durch die QM-Abteilung und wird dann den Bereichen mit der Aufforderung zu einer Bewertung und Maßnahmenvorschlägen (wenn nötig) vorgestellt. Das Gesamtergebnis wird auch jeweils im Ausschuss betriebliche Gesundheitsförderung/ Steuerungsgruppe BGM mit dem Ziel diskutiert, geeignete Maßnahmen zu unterstützen. Ich persönlich habe in anderen Betrieben wie Altenheimen, ARD Sendeanstalt u.a. zunehmend auch mit der Arbeitssituationsanalyse (ASiTA) gearbeitet. Diese bietet die Möglichkeit, in recht kurzer Zeit standardisiert die Probleme zu erfassen und zu bewerten. Wenn gewünscht, kann man dann in einer zweiten Sitzung die Lösungsmöglichkeiten mit den Gruppen erarbeiten. So ist man schnell beim Konkreten.

HARTIG: In den Arbeitsschutzgesetzen sind regelmäßige Schulungen und Unterweisungen vorgesehen. Da haben sie doch sicher gute Bespiele?

VON SCHWARZKOPF: Da ist natürlich als erstes unsere große, bremenweite Kampagne mit dem schrägen Kreuz als Logo zu nennen. Es gab drei Themenblöcke und eine Zusammenfassung mit vielen verschiedenen Elementen:

- Der erste Themenblock beschäftigte sich mit scharfen und spitzen Gegenständen und dem Schutz vor diesen. Die sichere Handhabung und Entsorgung standen im Fokus. So wurden sichere Abwurfbehälter in allen Bremer Häusern eingeführt.
- Der zweite Themenkomplex befasste sich mit der Haut. Neben der Aufklärung wurden Hautpflege- und Hautschutzprodukte eingeführt und über die richtige Anwendung informiert. Parallel gelang es bremenweit, in allen Krankenhäusern puderfreie Handschuhe zu beschaffen. So wurde Bremen bundesweit zur ersten Stadt, in deren Krankenhäusern dies fast zeitgleich organisiert werden konnte.
- Als dritten Schritt erarbeiteten wir Informationen und Lösungen zum Thema „aerogene Gefahren". Die Infektionsgefahren wurden u.a. am Beispiel der TB erläutert. Bei den Gefahrstoffen konzentrierten wir uns auf die Zubereitung und Verabreichung von Zytostatika. Die Themen wurden immer in einer Multiplikatorenschulung (externe zweitägige Seminare) präsentiert. Dort wurde auch die Medienverteilung (Broschüren, Aufkleber, „give aways" mit Logo) organisiert. Zudem wurden hier die neu einzuführenden Produkte ausprobiert, bevor sie flächendeckend an alle Krankenhäuser gingen.

Als zweites Beispiel sei das SchutzHandbuch genannt - eine Loseblattsammlung zu allen Arbeitsschutzthemen eines Krankenhauses in einem attraktiven gelb-orange-farbenen Ordner. Diese Loseblattsammlung wird regelmäßig aktualisiert. Dieser Ordner ist auch Ablageort für alle dokumentierten Arbeitsschutzvorgänge (Unfallmeldemögen, Begehungsprotokolle, Betriebsbarometer u.a.) in den Bereichen. Der Ordner wird weiterhin Bestand haben, auch wenn die Loseblattsammlung jetzt zusätzlich im Intranet hinterlegt ist und leichter zu pflegen sein wird. Erarbeitet wurde das Werk gleichberechtigt von der Arbeitssicherheit und den Betriebsärzten. Infektionsthemen wurden mit der Hygiene abgestimmt. Die grafische Gestaltung übernahm eine Krankenschwester und die Fotos machte ein Krankenpfleger der Intensivstation. Diese Sammlung konnte nur entstehen mit der finanziellen Unterstützung einiger Firmen.

Und - last but not least - ist es den Stabsstellen gelungen, das Thema Arbeitsschutz in der Krankenpflegeschule, in der innerbetrieblichen Fortbildung und in allen Fachweiterbildungen (OP, Sterilisation, Anästhesie, Hygiene, Leitungskurse) zu verankern. Hier geht es nicht nur um gesetzliche und naturwissenschaftliche Grundlagen, sondern auch um Organisation, Führung, allgemein um die Arbeitsfähigkeit im Verständnis von ILMARINEN [1].

HARTIG: Im Klinikum Bremen-Mitte gab es meines Wissens schon 2001 ein Integrationsteam. Was waren/sind die Aufgaben? Was ist die Rolle der Betriebsärzte?

VON SCHWARZKOPF: Das Integrationsteam kümmert sich um alle Belange der Schwerbehinderten. Anfänglich wurde die Barrierefreiheit der Bereiche besprochen und baulich dargestellt. So wurden z.b. Fahrstühle in einigen Gebäuden eingebaut. Auch wurde die Sicherheit der Wege im Gelände überprüft und die Beleuchtung an manchen Stellen verbessert und die Touren des Sicherheitsdienstes neu definiert. Davon haben alle Beschäftigten profitiert.

Schon sehr früh wurden mit diesem Gremium auch Rückkehrer- und Fehlzeitengespräche standardisiert. Daraus entwickelte sich (schon vor Inkrafttreten des § 84 des SGB IX) ein Eingliederungsverfahren. Dies wurde allerdings erst nur in Einzelfällen angewandt. Das Verfahren zum Betrieblichen Eingliederungsmanagement (BEM) wurde in der Vergangenheit hier auf dem Symposium ausführlich vorgestellt. Es läuft strukturiert nach dem Gesetz und einer Betriebsvereinbarung ab und ist überwiegend erfolgreich.

HARTIG: Sie waren ja auch immer in Gremien unterwegs. Welche betrieblichen Gremien waren für ihre Arbeit und den Arbeitsschutz wichtig?

VON SCHWARZKOPF: Für die praktische Arbeit sind zwei zu nennen, weil Arbeitsschutz ein kooperatives Geschehen ist. Die 14-tägigen Treffen mit der Arbeitssicherheit sind wichtig, um Veränderungen frühzeitig gemeinsam zu erkennen und ein abgestimmtes Vorgehen festzulegen. Auch wurden hier neue Instrumente der Gefährdungsbeurteilung diskutiert. Die kollegialen Treffen mit den Betriebsärzten der anderen Häuser alle sechs bis acht Wochen tragen sehr zur Abstimmung arbeitsmedizinischer Fragen bei und geben Sicherheit durch Erfahrungsaustausch.

Formal wichtige innerbetriebliche Gremien sind der Arbeitsschutzausschuss, das Integrationsteam (BEM-Runde) und der Ausschuss betriebliche Gesundheitsförderung/Steuerungsgruppe des BGM.

Abstimmungen mit der Hygiene finden meistens in der Hygienekommission statt. In der Vergangenheit gab es auch regelmäßige Treffen mit der Technik (medizinische Technik und Facilitymanagement). Diese dienten der Klärung von Reparaturarbeiten, baulichen Veränderungen/Renovierungen und der Neubeschaffung und Aufstellung von Großgeräten. Gemeinsam verständigten wir uns auf ein Beteiligungs- und Mitbestimmungsverfahren bei Bauprojekten nach den Stufen der Honorarordnung der Architekten. Diese Verfahren wurde auch zur Grundlage der Beteiligung der Stabsstellen bei dem derzeitigen Neubauvorhaben (Teilersatzneubau des Krankenhauses).

HARTIG: Nennen sie drei wichtige externe Kooperationspartner!

VON SCHWARZKOPF: In den ersten Jahren war die Unfallkasse sehr unterstützend. Natürlich gab es auch Kontakte zum Gewerbeaufsichtsamt und relativ regelmäßig zum Landesgewerbearzt. Bremen ist leider das erste Bundesland ohne Gewerbearzt seit Juli 2016. Zu Themen der Infektiologie entstand eine konstruktive Zusammenarbeit mit dem Gesundheitsamt Bremen. Landesgewerbearzt, Gesundheitsamt und Betriebsärzte gaben sehr früh schon eine gemeinsame Empfehlung zur HIV-Postexpositionsprophylaxe (PEP) heraus. Auch entwickelten wir gemeinsam die Fallkonferenzen für infektiöse Beschäftigte (Hepatitis, HIV) im Gesundheitswesen. In Abstimmung brachte das Gesundheitsamt auch ein Ampelschema zum Umgang mit Erregern im Rettungsdienst raus.

HARTIG: Das klingt ja alles ganz schön! Aber es gab doch sicherlich auch Problematisches oder gar ein Scheitern? Nennen Sie uns doch drei, vier Beispiele hierfür, wenn es sie gibt!

VON SCHWARZKOPF: Wir haben recht langwierig ein Verfahren für die Weiterbeschäftigung von Schwangeren Ende der 1990iger Jahre entwickelt. Schwangere haben in ihren Bereichen positive und negative Tätigkeitslisten erstellt. Diese wurden von den Vorgesetztem, den beratenden Stabsstellen und der Frauenbeauftragten überarbeitet. Nach diesem Verfahren wurden schwangere Frauen weiter eingesetzt. Das lief ganz gut bis zur Einführung des Umlageverfahrens bei Beschäftigungsverboten für alle Betriebe, da ist vieles durcheinander gekommen. Plötzlich wurden so viele Tätigkeiten risikobehaftet, die Rollen der Ärzte und Arbeitgeber gerieten durcheinander mit wechselnden Verantwortungszuweisungen. Die Frauen wurden dadurch verunsichert.

Das Thema „Ergonomie" hatten wir immer mal wieder auf der Agenda, aber leider gelang kein einheitliches Konzept zwischen Schulung, Kinästhetik, kleinen Hilfsmitteln und Beratung bei der Gerätebeschaffung. Auch bei der Implementierung des BGM sind wir zunehmend in den Hintergrund gerückt, weil das Management mauerte.

HARTIG: Jetzt haben wir viele Facetten von Ihnen gehört. Wie bewerten sie bilanzierend Ihr betriebsärztliches „Schaffen"?

VON SCHWARZKOPF: Generell lässt sich sagen, dass wir gemeinsam bis etwa 2004-2006 recht erfolgreich und innovativ im betrieblichen Netz agiert haben. Mit dem ökonomischen Druck (Scharfschalten der DRGs) und den wechselnden Geschäftsführungen war der Beratungszugang gestört. Das ist insbesondere bedauerlich, weil die arbeitsbedingten Risiken sich verändern.

Zum Infektionsschutz haben wir viel erreicht, die Beschäftigten sind fast komplett durchgeimpft, es gibt sichere Produkte und in der Regel adäquate Persönliche Schutzausrüstungen (PSA). Die Gefahren liegen in den Veränderungsprozessen, die häufig nicht vermittelbar sind, und in der Zunahme der Arbeitsdichte (unzureichende Ausfallkonzepte, Fachkräftemangel).

Weil das so ist und viele Manager eine große Nähe zu Consultants pflegen und nicht zu den Beschäftigten, sind Lösungen zum integrierten Arbeitsschutz schwierig zu finden. Die Gefährdungsbeurteilungen werden zu pflichtbewussten Beschreibungen, Maßnahmenvorschläge zum Arbeitsschutz passen nicht mehr in das Gesamtkonzept.

HARTIG: Wagen Sie einen Ausblick: Wenn Sie nun nach vorne schauen, was wäre Ihre Wunschperspektive?

VON SCHWARZKOPF: Neue Methoden der Gefährdungsbeurteilung stellen Chancen dar, wenn das Management dies erkennt [2].

Wir haben partizipative Instrumente wie die Arbeitssituationsanalyse (ASiTA), mit der wir nach den Kriterien der Gemeinsamen Deutschen Arbeitsschutzstrategie (GDA) auch die psychischen Belastungen erfassen und sogar auf neue Arbeitsmethoden eingehen können. Wir sollten uns nicht nur auf arbeitsmedizinische Vorsorge/Untersuchungen konzentrieren, sondern auf die Verhältnisse, in denen die Menschen arbeiten, die sich immer schneller verändern.

Wir können die Veränderungen nicht verhindern oder steuern, aber wir können die Beschäftigten vor Ort begleiten. Wir müssen Grenzen setzen bei den zunehmenden Flexibilisierungsanforderungen. Ein spannender Ansatz ist der angestrebte Entlastungstarifvertrag der Charité in Berlin, der hoffentlich auch schon bald im Saarland gültig wird. Diesen Prozess haben Beschäftigte in Berlin und die Gewerkschaft ver.di angestoßen.

Vielen Dank, Frau HARTIG, vielen Dank für die Aufmerksamkeit des Publikums und herzlichen Glückwunsch zum 30. Symposium! Tausend Dank an die Organisatoren Friedrich HOFMANN, Ulrich STÖßEL, Georg RESCHAUER, Martina

MICHAELIS, Johanna KRANICH, Eva FRANZ, Angela GLÜCKLER und in früherer Zeit Ingrid POHL, Waltraud BITZENHOFER und Daniela MAUTHE.

Literatur
1.   ILMARINEN, J., TEMPEL, J.: Arbeitsfähigkeit 2010 - Was können wir tun, dass Sie gesund bleiben? Hamburg, VSA-Verlag (2002)
2.   BORN, M.: Arbeitsfähigkeit aus Sicht des Personalmanagements. In: Hofmann, F., Reschauer, G., Stößel, U. (Hrsg.): Arbeitsmedizin im Gesundheitsdienst, Bd. 29. Freiburg, edition FFAS 53-60 (2016)

Anschrift des Verfassers
Dr. Hubertus von Schwarzkopf
Friedrichrodaer Str. 2
28205 Bremen

Betriebsärztebefragung zur Umsetzung der Novelle der ArbMedVV im Jahr 2015 - Wie beschreiben Betriebsärzte ihre Tätigkeit nach der Novelle der Arbeitsmedizinischen Vorsorgeverordnung?

J. Stranzinger, M. Henning, A. Nienhaus

Hintergrund

Im Jahr 2008 wurde durch die Verordnung zur Arbeitsmedizinischen Vorsorge (ArbMedVV) in den Betrieben eine neue gesetzliche Grundlage für die arbeitsmedizinische Beratung und Untersuchung geschaffen. Die ArbMedVV regelt seither die Pflichten von Arbeitgebern und Betriebsärzten sowie die Rechte der Beschäftigten bei der Arbeitsmedizinischen Vorsorge.

Durch die Änderungsverordnung im Jahr 2013 wurde die informationelle Selbstbestimmung des Beschäftigten gestärkt, indem die ärztliche Schweigepflicht bzw. die Trennung von Eignungsuntersuchungen und Vorsorge betont wurde. Intendiert war außerdem eine bessere Verzahnung der Vorsorge mit der Gefährdungsbeurteilung sowie eine Stärkung der Beratung und der Wunschvorsorge. Die Wunschvorsorge war bereits im Jahr 1996 durch den § 11 Arbeitsschutzgesetz (ArbSchG) in deutsches Recht umgesetzt worden. Danach hatte der Arbeitgeber dem Beschäftigten auf seinen Wunsch hin zu ermöglichen, sich arbeitsmedizinisch beraten und untersuchen zu lassen, wenn aufgrund der Gefährdungsbeurteilung und der getroffenen Schutzmaßnahmen ein Gesundheitsschaden nicht auszuschließen war. Mit der Wunschvorsorge wollte der Gesetzgeber ein zusätzliches Arbeitsschutz-Instrument für Anlässe schaffen, die nicht im Anhang der ArbmedVV aufgeführt sind wie z.B. psychische Belastungen. Da sich Betriebsärzte nicht mehr wie gewohnt innerhalb der Vorsorge auch zur Eignung äußern können, herrschte in Arbeitsschutzkreisen die Befürchtung, dass es in der Folge u.a. zu einer Abwertung der Vorsorge und Zunahme der Eigen- und Fremdgefährdung kommen könnte. Deshalb führten wir bereits im Herbst 2014 im Auftrag der Selbstverwaltung die erste Befragung zur Umsetzung der ArbmedVV durch Betriebsärzte und Betriebe durch. Adressaten der Befragung waren im Jahr 2014 1.500 Betriebsärzte sowie 2.500 Klein- und Mittelbetriebe (KMU), die gebeten wurden, die Fragebögen an ihre Betriebsärzte weiterzureichen [1, 2]. Da der Aufwand durch viele Rückfragen aus den KMUn unverhältnismäßig hoch und der Rücklauf relativ gering war, entschieden wir uns im Jahr 2015, die Betriebsärzte nur noch direkt zu befragen und nicht den Umweg über die Betriebsleitungen einzuschlagen.

Deshalb wurden die beiden Erhebungen an einem unterschiedlichen Personenkreis vorgenommen, auch wenn es vermutlich bei den Teilnehmern eine maximal große Schnittmenge gab. Wir wollten im Jahr 2015 die Datenlage zum momentanen Stand von einzelnen Qualitätsmerkmalen der arbeitsmedizinischen Betreuung ergänzen.

Methode

Im Jahr 2015 wurden 1.430 Betriebsärzte aus der Adressdatei der BGW-Fortbildungsteilnehmer angeschrieben. Sie wurden gebeten, einen dreiseitigen, anonymisierten, neu konzipierten Fragebogen auszufüllen zu

*   soziodemografischen Daten zur eigenen Person (Altersgruppe, Berufserfahrung, Ausbildung, Beschäftigungsverhältnis),
*   Angaben zum wichtigsten Betrieb bzw. Kunden (Betriebsform, Branche),
*   zum Umgang der Beschäftigten mit Beratungs- und Untersuchungsangeboten bezogen auf die Arbeitsmedizinische Vorsorge,
*   Angaben zu Informations- und Schweigepflichten gegenüber dem Arbeitgeber,
*   zu weiteren arbeitsmedizinischen Tätigkeitsfeldern (betriebliches Eingliederungsmanagement, Beratung zur altersgerechten Arbeitsplatzgestaltung, Eignungsuntersuchungen),
*   zur persönlichen Einschätzung der Eigen- und Fremdgefährdung und des vermutlichen Beitrags der ArbMedVV zum Erhalt der Beschäftigungsfähigkeit einer alternden Belegschaft,
*   zum Meldeverhalten beim Verdacht auf Berufskrankheit,
*   zur eigenen Arbeitszufriedenheit und
*   zu veränderten Forderungen der Betriebe bezüglich der betriebsärztlichen Aufgaben.

Es wurden nur die Teilnehmer berücksichtigt, die zum Zeitpunkt der Befragung noch aktiv tätig waren.

Die Daten wurden anhand deskriptiver Analysemethoden untersucht und beschrieben. Die Wahrscheinlichkeit von Zusammenhängen zwischen einzelnen Variablen wurde hypothesengeleitet mittels Chi-Quadrat-Test untersucht. Das Signifikanzniveau wurde auf $p < 0,01$ festgelegt.

Ergebnisse

Soziodemografische Daten und Angaben zu den betreuten Betrieben

Es wurden 644 vollständige Datensätze von insgesamt 679 Rückläufern in die Auswertung einbezogen (Rücklauf 45%). Die Mehrheit der Befragten (59%) war 55 Jahre alt. Davon waren 16% älter als 65 Jahre. Etwa zwei Drittel der Studienteilnehmer war männlich. Über die Hälfte gaben eine Facharztqualifikation an, über 90% eine Berufserfahrung von mehr als zehn Jahren. In BGW-Branchen waren 40,6% der Teilnehmer tätig (Tab. 1).

		n	%
Berufserfahrung in Jahren	bis 3	1	0,2
	3 bis 10	65	10,1
	mehr als 10	578	89,8
Altersgruppen in Jahren	bis 35	1	0,2
	36 bis 55	265	41,1
	56 bis 65	276	42,9
	über 65	102	15,8
Geschlecht	weiblich	224	34,8
	männlich	420	65,2
Qualifikation	in Weiterbildung	22	3,4
	Facharzt	359	55,7
	Betriebsmedizin	263	40,8
Beschäftigungsform	in freier Praxis	405	62,9
	im überbetrieblichen Dienst	140	21,7
	angestellt im betreuten Betrieb	111	17,2
Betriebsform	KMU bis 250 Beschäftigte	183	28,4
	Großbetrieb	461	71,6
Hauptsächlich betreute Branche	Gesundheitsdienst und Wohlfahrtspflege	261	40,5
	andere Branchen	383	59,9

Tab. 1:   Soziodemografische Daten und Angaben zu den betreuten Betrieben

Angaben zur Vorsorge und Beratungen

Der Umgang mit den neuen Anforderungen der ArbmedVV im Betrieb und das Verhalten der Beschäftigten wird in Tabelle 2 dargestellt.

		Ja		Nein	
		n	%	n	%
9.	Kommt es vor, dass Probanden ärztliche Untersuchungen ablehnen?	231	35,9	413	64,1
10.	Kommt es vor, dass Probanden Laboruntersuchungen ablehnen?	340	52,8	304	47,2
11.	Werden bei der Vorsorge zusätzliche Leistungen eingefordert?	316	49,1	328	50,9
12.	Wird die Wunschvorsorge vom Betrieb angeboten?	441	68,5	203	31,5
13.	Benutzen Sie die neuen Bescheinigungen?	559	86,8	85	13,2
14.	Dem AG notwendige Verbesserungen mitgeteilt?	483	75,0	161	25,0
15.	Dem AG einen notwendigen Arbeitsplatzwechsel mit Einwilligung des Beschäftigten vorgeschlagen?	331	51,4	313	48,6
16.	Schweigepflichtkonflikt?	27	4,2	617	95,8
17.	Und rechtliche Beratung vor Unterrichtung des AG?	44	6,8	600	93,2
18.	Zu alters-/alternsgerechter Arbeitsgestaltung beraten?	504	78,3	140	21,7
19.	Beratung beim betrieblichen Eingliederungsmanagement?	569	88,4	75	11,6
26.	Besserer Beitrag der Vorsorge zum Erhalt der Beschäftigungsfähigkeit einer alternden Belegschaft? (keine Angabe möglich: n = 180)	101	15,7	363	56,4

Tab. 2:   Angaben zur Vorsorge und Beratungen

Die neuen Vorsorgebescheinigungen wurden von 87% der Befragten benutzt. 52% der Betriebsärzte hatten innerhalb des letzten Jahres mit Einverständnis der Beschäftigten einen Arbeitsplatzwechsel vorgeschlagen; die Gründe dafür wurden von den Betriebsärzten genannt (Abb. 1).

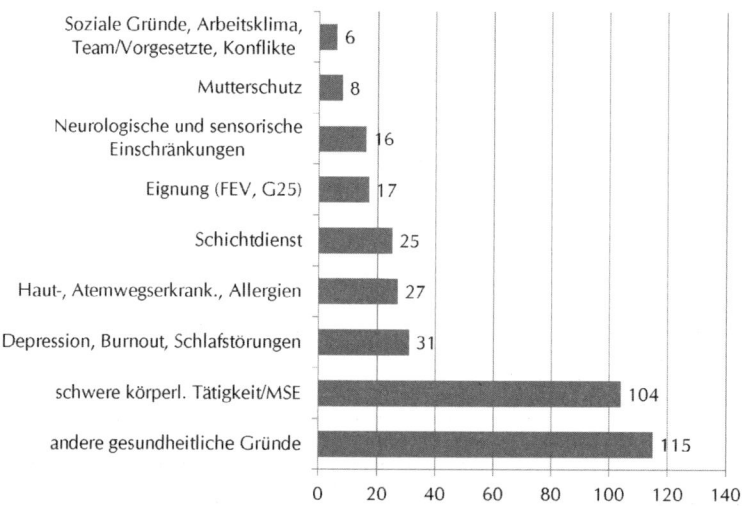

Abb. 1:   Gründe für betriebsärztliche Empfehlungen zum Arbeitsplatzwechsel (Mehrfachnennungen möglich, Freitextauswertung)

In 69% der Betriebe wurde zu verschiedenen Anlässen eine Wunschvorsorge vorgehalten (Abb. 2).

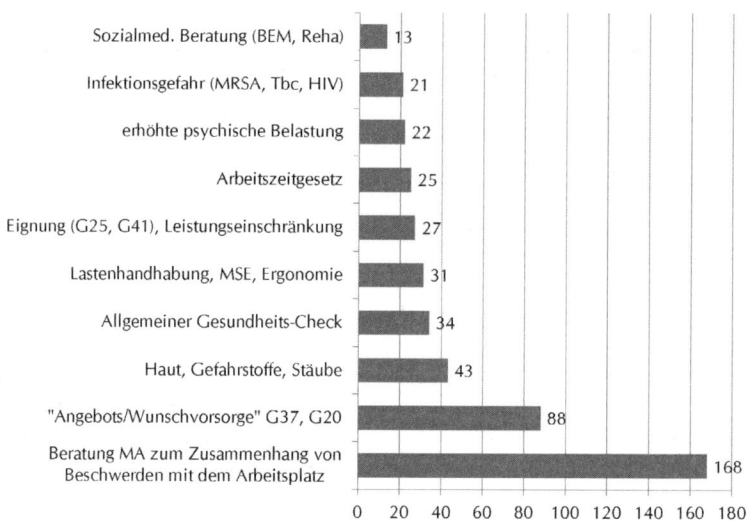

Abb. 2:   Angaben zu Anlässen für Wunschvorsorge (Mehrfachnennungen möglich)

Die Rechtsgrundlage wurde bei 29% der Betriebe auf dem Untersuchungsauftrag angegeben. Die Betriebsärzte wurden im letzten Jahr zu 89% zur Mitwirkung beim betrieblichen Eingliederungsmanagement angefragt. Eine altersgerechte Arbeitsplatzgestaltung wurde in 79% der Betriebe thematisiert.
Positive Veränderung für die alternde Belegschaft durch eine Veränderung der
ArMedVV wurde von 15,6% der Betriebsärzte bestätigt.

**Angaben zu Einstellungs- und Eignungsuntersuchungen sowie Eigen- und
Fremdgefährdung**
Die betriebsärztlichen Angaben zu Einstellungs- und Eignungsuntersuchungen
sowie zur Einschätzung der Eigen- und Fremdgefährdung der Beschäftigten
werden in Tabelle 3 wiedergegeben.

		Ja		Nein	
		n	%	n	%
20.	Führen Sie Einstellungsuntersuchungen durch?	460	71,4	184	28,6
21.	Führen Sie Eignungsuntersuchungen durch?	545	84,6	99	15,4
22.	Eignungsuntersuchungen getrennt von der Vorsorge angeboten? (keine Angabe möglich: 14,3%)	272	42,2	280	43,5
23.	Gesetzliche Grundlage zum Untersuchungsauftrag genannt? (keine Angabe möglich: 21,6%)	183	28,4	322	50,0
24.	Hat die Eigengefährdung der Beschäftigten zugenommen? (keine Angabe möglich: 12,7%)	123	19,1	439	68,2
25.	Hat die Dritt-/ Fremdgefährdung zugenommen? (keine Angabe möglich: 15,2%)	112	17,4	434	67,4
27.	Berufskrankheitenverdacht (BK-Verdacht) an Unfallversicherungsträger (UVT) gemeldet?	376	58,4	268	41,6
28.	Maßnahmen zur Verhütung einer BK beim UVT beantragt?	386	59,9	258	40,1

Tab. 3:   **Betriebsärztliche Angaben zu Einstellungs- und Eignungsuntersuchungen
sowie zur Einschätzung der Eigen- und Fremdgefährdung der Beschäftigten**

84,7% der Betriebsärzte führten Eignungsuntersuchungen durch. Die Betriebsärzte bedienten sich bei Angaben zu den Anlässen durchweg der Codes der
gewohnten G-Ziffern zur Bezeichnung von verschiedenen berufsgenossenschaftlichen Untersuchungsgrundsätzen. Dabei lag G25 (Fahr-, Steuer- und
Lenkungstätigkeiten) mit zwei Dritteln der Angaben weit vorne, gefolgt von
G41 (Absturzgefahr). In 42,6% der Betriebe werden die Eignungsuntersuchungen getrennt von der Vorsorge angeboten. Der überwiegende Anteil der

Betriebsärzte schätzte die Eigengefährdung der Beschäftigten bzw. die Fremd-gefährdung unverändert zum Stand vor der Novelle ein (80,9 bzw. 82%).

Von 122 Betriebsärzten, die eine Zunahme der Eigengefährdung angaben, nahmen 59% auch eine Zunahme der Drittgefährdung wahr. Dagegen gaben von den 439 Betriebsärzten, die keine zunehmende Eigengefährdung angaben, nur 6,6% (n = 29) eine Zunahme der Drittgefährdung an (p = 0,000).

Berufskrankheiten (BK)-Verdachtsmeldungen
58% der Betriebsärzte meldeten im letzten Jahr einen BK-Verdacht an die Berufsgenossenschaften bzw. Unfallkassen. Zusätzlich haben 60% der Be-triebsärzte Maßnahmen nach § 3 BK-Verordnung eingeleitet. Davon waren 88% Hautarztverfahren, 28% Vermittlungen zu Rückensprechstunden bzw. 9% Bahnungen von Atemwegssprechstunden.

Verhalten der Probanden bei der Vorsorge und veränderte Forderungen der Betriebe
Die Frage, ob es vorkam, dass Probanden körperliche Untersuchungen ablehn-ten, verneinten 64% der Befragten. Die Angaben über die Häufigkeit schwank-ten zwischen einer Person, die im Laufe von 15 Jahren Untersuchungen ab-lehnte, und 1% der Probanden jährlich. Die Frage, ob Probanden außerdem Laboruntersuchungen ablehnten, bejahten 54% der Betriebsärzte. Der häufigs-te Ablehnungsgrund war eine vor kurzem erfolgte hausärztliche Untersuchung und Angst vor Blutentnahmen und Spritzen. Die Frage, ob Probanden zusätzli-che Leistungen wünschten, bejahten 49% der Betriebsärzte.

Die Forderungen der Betriebe an die Betriebsärzte waren bei 69% unver-ändert. Dabei war kein signifikanter Unterschied zwischen Betriebsärzten in Branchen des Gesundheitsdienstes, der Wohlfahrtspflege und anderen Bran-chen zu beobachten. Die geringsten Veränderungen beschrieben die über 65-Jährigen (22,3%). Die Betriebe forderten von den Betriebsärzten u.a. mehr systemische Beratung beim betrieblichen Gesundheitsmanagement (BGM), beim betrieblichen Wiedereingliederungsmanagement (BEM), bei der psy-chischen Gefährdungsbeurteilung und bei Eignungsuntersuchungen ein.

Gründe für veränderte Arbeitszufriedenheit der Betriebsärzte
Auf die Hälfte der Betriebsärzte wirkte sich die Novelle der ArbMedVV nicht aus. Bei 20,3% verbesserte sich in den letzten Jahren ihre Arbeitszufrieden-heit. Demgegenüber gaben 29,7% der Teilnehmer eine Verschlechterung an.

Es wurden deutlich mehr Nennungen für eine Verschlechterung der Arbeits-zufriedenheit im Freitextformat angegeben, die jedoch zum Teil auch auf andere Ursachen als die Novelle der ArbMedVV zurückzuführen sind (wie z.b. schlechtere wirtschaftliche Rahmenbedingungen des Betriebes und fehlende Rechtsgrundlagen für Eignungsuntersuchungen). Die Freitextangaben für eine Veränderung in positiver oder negativer Richtung wurden thematischen Obergruppen zugeordnet, die in Abbildung 3 und 4 dargestellt werden.

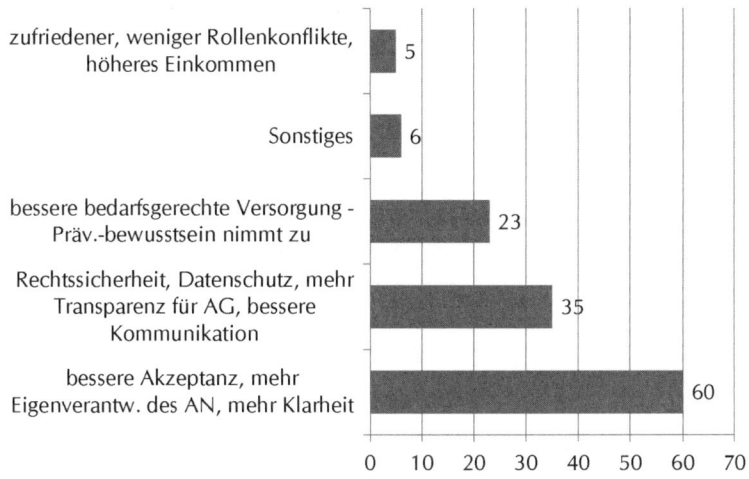

Abb. 3:   **Gründe für eine verbesserte Arbeitszufriedenheit**

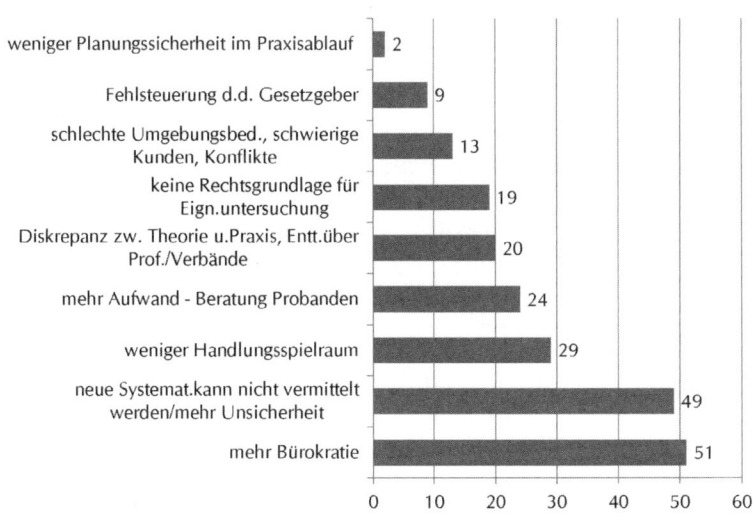

Abb. 4:   **Gründe für eine Verschlechterung der Arbeitszufriedenheit**

29

Diskussion

Wir führten 2015 eine Erhebung zur Umsetzung der ArMedVV unter Betriebsärzten durch, auf die die Teilnehmer mit einer hohen Rücklaufquote (45%) und vielen engagierten, persönlichen und freien Kommentaren reagierten. Wir befragten sie zu den Qualitätsmerkmalen der betriebsärztlichen Beratungs- und Untersuchungspraxis, den Konsequenzen der Vorsorge, zur Gefährdung von Beschäftigten, ihrer Arbeitszufriedenheit und zu veränderten Forderungen der Betriebe.

Eine Einschränkung der Befragung kann in der Auswahl der Adressaten liegen, die aus dem Addressenpool der Fortbildungsveranstalter der BGW abgeleitet werden. Es ist anzunehmen, dass sich der Teilnehmerkreis aus Ärzten zusammensetzte, die eher regelmäßig Fortbildungen besuchen und sich in ihrem Berufsfeld engagiert einbringen. Es ist deshalb nicht auszuschließen, aber auch nicht zwingend anzunehmen, dass die Ergebnisse nur eingeschränkt repräsentativ sind. Hervorgehoben werden muss jedoch, dass 90% der Befragten eine über 10-jährige Berufserfahrung aufwiesen und Betriebsärzte mit geringerer Erfahrung bei dieser Erhebung deutlich unterrepräsentiert waren.

Die Altersverteilung der Teilnehmer entspricht aber im Wesentlichen der allgemein bekannten Altersstruktur. 59% der Betriebsärzte waren älter als 55 Jahre und 16% immerhin älter als 65 Jahre. Das Durchschnittsalter kann aus unseren Ergebnissen nicht berechnet werden, doch lohnt sich der Blick auf andere Arztgruppen. Innerhalb der gesamten Ärzteschaft gibt es mehr 50- bis 59-jährige als 40- bis 49-jährige Ärzte. Vertragsärzte der GKV waren im Durchschnitt 53,8 Jahre alt (Stichtag vom 31.12.2015). Dagegen ist die ärztliche Kollegenschaft im Krankenhaus im Trend um zehn bis elf Jahre jünger als diejenige in freier Praxis, was sich aus den typischen Berufsverläufen von niedergelassenen Arztgruppen bzw. Betriebsärzten zwangsweise ergibt [4].

Neue Vorsorge-Bescheinigungen
Wir befragten die Betriebsärzte zu charakteristischen Forderungen der Novelle der ArbMedVV wie z.B. der Einführung von neuen Bescheinigungen. Kennzeichnend für die Neugestaltung ist, dass keine Hinweise mehr auf die Eignung der Beschäftigten enthalten sein dürfen. Dieser markante Einschnitt in die betriebliche Praxis wurde heftig diskutiert und erforderte von den Betriebsärzten eine teilweise aufwendige Beratung der Personalverantwortlichen. Wenn sich aus dem Untersuchungsanlass sowohl eine Vorsorge als auch eine Eignungsuntersuchung ergibt, müssen aus Datenschutzgründen zwei getrennte Bescheinigungen erstellt werden, was den Bürokratie-Aufwand verdoppelt und von einem Teil der Betriebsärzteschaft als lästig empfunden wird. Die Ein-

führung datenschutzkonformer Bescheinigungen stagnierte offensichtlich zwischen 2014 und 2015 (85 vs. 87%). Als Gründe für die weitere Verwendung der abgelaufenen Bescheinigungen wurden in einigen Fällen widersprüchliche Beschreibungen der Untersuchungsanlässe gegeben, die eher einer Eignungsfeststellung als einer Vorsorge nach ArbMedVV entsprachen und deshalb tatsächlich mit der alten Form der Bescheinigungen adäquat abgeschlossen werden konnten. Einzelne Betriebsärzte gaben an, dass sie die Beschäftigten unterschreiben ließen, dass die Eignungsmitteilung weiterhin an den Arbeitgeber versendet werden dürfe. Letzteres mag zwar im Einzelfall nachvollziehbar sein, vorausgesetzt, es handelt sich tatsächlich um eine Eignungsuntersuchung. Es widerspricht bei der Vorsorge jedoch der Beschreibung der rechtssicheren Form einer Bescheinigung (AMR 6.3) [3]. Wenn gegebenenfalls Vorsorgeanlässe zu Eignungsuntersuchungen uminterpretiert werden, erfordert es außerdem eine rechtliche Bewertung. Die Verwendung der abgelaufenen Vorsorge-Bescheinigungen für Eignungsuntersuchungen ist dagegen unschädlich. Zusammenfassend fehlte es vermutlich in einigen wenigen Fällen an einer klaren rechtlichen Zuordnung der Untersuchungsanlässe der Betriebe, die sich als Unsicherheit in der Form der adäquaten Bescheinigung durch den Betriebsarzt fortsetzte.

Ergebnis der Vorsorge und Konsequenzen
Im Jahr 2014 wurde angegeben, dass es im Vergleich zur Zeit vor der Novelle nur einen relativen Zuwachs von 3% an Empfehlungen zum Arbeitsplatzwechsel aus gesundheitlichen Gründen gegeben habe. Wir haben im Jahr 2015 erfragt, wie häufig ein Arbeitsplatzwechsel als Ergebnis der individuellen Vorsorge tatsächlich empfohlen wurde. Ungefähr die Hälfte der Betriebsärzte schlug mit Einverständnis des Arbeitnehmers im Verlauf des letzten Jahres eine entsprechende Maßnahme vor. Wir interpretieren die Ergebnisse dahingegehend, dass die Novelle der ArbMedVV zu keiner wesentlichen Veränderung der Anzahl von Empfehlungen geführt hat. Ob tatsächlich allen Beteiligten deutlich war, welche Bedingungen die arbeitsmedizinische Regel (AMR) 6.4 für solche Fälle vorgibt, wurde nicht vertieft erhoben [3]. Die Gründe für den Arbeitsplatzwechsel waren zum überwiegenden Teil Allgemeinerkrankungen und Erkrankungen des Bewegungsapparates. Auch wenn BEM, Schichtdienst, Eignungsfeststellung und Mutterschutz anderen Rechtsgebieten als der ArbMedVV zugeordnet werden müssen, gaben auch sie in relevantem Umfang Anlass zu betriebsärztlichen Beratungen und Empfehlungen zum Arbeitsplatzwechsel (s. Abb. 1).

Wunschvorsorge
Die betriebliche Verankerung der Wunschvorsorge ist ein weiterer Indikator für die Umsetzung der ArbmedVV. Die Wunschvorsorge wurde bereits in ca.

zwei Dritteln der Betriebe vorgehalten, wogegen im Jahr 2014 lediglich ein relativer Zuwachs von 4% gegenüber der Zeit vor der Novelle angegeben wurde. Als häufigster Grund für die Durchführung einer Wunschvorsorge wurde die Beratung von Beschäftigten zum Zusammenhang von gesundheitlichen Beschwerden mit dem Arbeitsplatz angegeben, gefolgt von Anlässen, die entweder die Bedingungen einer Angebotsvorsorge nicht erfüllten, weil in der Gefährdungsanalyse die Auslösekriterien nicht erreicht wurden (z.b. bei Lärm) oder die Anlässe unter Umständen irrtümlich zugeordnet wurden (Sehtest bei Bildschirmarbeit) (Abb. 2). Der kritische Blick in die Angaben zu den Anlässen der Wunschvorsorgen lässt vermuten, dass neben nachvollziehbaren Gründen (Nichterreichen einer Auslöseschwelle) bei einigen Angaben ein Defizit bei der Differenzierung zwischen Angebots- und Wunschvorsorge bestand oder Eignungsuntersuchungen als Wunschvorsorge durchgeführt wurden. Die neue Arbeitsmedizinische Empfehlung (AME) zur Wunschvorsorge [5], die einige ihrer Indikationen und den betrieblichen Umgang beschreibt, stellt hier für Interessierte eine Praxishilfe dar.

Angaben zu Eignungsuntersuchungen, gesetzlichen Grundlagen für Eignungsuntersuchungen in einem schriftlichen Auftrag des Arbeitgebers und Beratungen zum BEM
Betriebsärzte sollen die arbeitsmedizinische Vorsorge in ihrer betriebsspezifischen Einsatzzeit nach Vorschrift 2 des Dachverbandes der gesetzlichen Unfallversicherer (DGUV V2) durchführen. Eignungsuntersuchungen erfordern besondere betriebliche Vorkehrungen wie arbeitsvertragliche Regelungen oder Betriebsvereinbarungen und für Betriebsärzte, außerdem Zusatzvereinbarungen außerhalb der betriebsärztlichen Einsatzzeiten nach DGUV V2 [6]. Trotzdem gaben 84,7% der Betriebsärzte an, dass sie Eignungsuntersuchungen durchführten. Immerhin werden fast in der Hälfte der Betriebe Vorsorge und Eignungsuntersuchungen getrennt angeboten, obwohl dies neben der höheren Transparenz für die Probanden regelmäßig mit mehr Bürokratie sowie einem erhöhten Aufwand an Wege- und Untersuchungszeiten verbunden ist. Unter den Spitzenreitern an Untersuchungsanlässen waren Fahreignung und Untersuchungen bei Absturzgefahr. Die Frage, ob die Betriebe auf dem Untersuchungsauftrag vermehrt eine Rechtsgrundlage aufführen würden, bejahte im Jahr 2014 mehr als die Hälfte der Betriebsärzte. Dagegen gaben im Jahr 2015 nach Auskunft der Betriebsärzte lediglich 29% der Betriebe tatsächlich eine rechtliche Begründung an, was aus unserer Sicht einen gewissen Widerspruch darstellt. Wir gehen wahrscheinlich nicht völlig fehl in der Annahme, dass viele Betriebe Beratungsbedarf bei der Nennung der Rechtsgrundlage für Untersuchungsanlässe haben oder es den Betriebsärzten überlassen, hier eine Klärung herbeizuführen. Immerhin wird der Betriebsarzt in der ArbMedVV unmissverständlich aufgefordert, den einzelnen Probanden über die Hinter-

gründe und Konsequenzen der Beratung bzw. Untersuchungen aufzuklären. Die Diskrepanz zwischen den Angaben zu Rechtsgrundlagen auf Untersuchungsaufträgen zwischen den Jahren 2014 und 2015 sollte weiter untersucht werden.

Dagegen sind die Angaben zum BEM aus unserer Sicht kongruent. Die Anfragen zum BEM waren im Jahr 2014 um ein Drittel gestiegen; zuletzt waren im Jahr 2015 annähernd 90% der Betriebsärzte mit Anfragen zum BEM konfrontiert. Dieses Tätigkeitsfeld wird offensichtlich für den Großteil der Betriebsärzte zunehmend wichtig. Es erfordert zusätzlich zur Kenntnis der Arbeitsbedingungen auch sozialmedizinische Qualifikationen.

Arbeitszufriedenheit der Betriebsärzte
Die Arbeitszufriedenheit, wie wir sie verstehen, ist ein komplexes arbeitspsychologisches Konstrukt [7]. Es soll in diesem Zusammenhang betont werden, dass eine negative Arbeitszufriedenheit nicht mit Resignation oder Desinteresse gleichgesetzt werden darf. Vielmehr ist eine progressiv konstruktive Komponente bei Unzufriedenen oft zu berücksichtigen. Beim Großteil der Betriebsärzte blieb die Arbeitszufriedenheit im Vergleich zur Zeit vor der Novelle der ArbMedVV gleich oder verbesserte sich. Weitere Untersuchungen zu Einflussfaktoren auf die Arbeitszufriedenheit von Betriebsärzten wie die Bewertung der Eigen- und Fremdgefährdung der Beschäftigten sollten folgen. Allerdings widerspricht eine Zunahme der Eigen- und Fremdgefährdung dem allgemeinen Trend der gemeldeten Unfälle, deren Anzahl so niedrig war wie noch nie [8].

Zusammenfassung und Schlussfolgerungen

Die Novelle der ArbMedVV scheint in den meisten Betrieben praxisgerecht umgesetzt zu werden. Jedoch haben sich nicht nur die Wünsche der Arbeitnehmer, sondern auch die Forderungen der Betriebe an ihre Betriebsärzte verändert. Unternehmensleitungen und Beschäftigte wollen heute zu Präventionsleistungen und Eignungsuntersuchungen, betrieblichem Gesundheits- und Eingliederungsmanagement sowie psychosozialer Gefährdungsbeurteilung beraten werden, was von den Betriebsärzten vertiefte Qualifikationen nicht nur in der Individualberatung, sondern auch in der systemischen Beratung der Betriebe verlangt. Viele der erwähnten Themen sind nicht mehr neu, aber entwickeln sich weiter.

Man sollte deshalb überlegen, welche Konsequenzen aus der Befragung zu ziehen sind. Sicherlich müssen die vielfältigen Tätigkeiten und Anforderungen an die Betriebsärzte in der Fort- und Weiterbildung stärker berücksichtigt werden. Viele Betriebe ringen außerdem noch immer um passende Lösungen für Eignungsuntersuchungen. Darüber hinaus ist die psychische Gefährdungsbeurteilung weiterhin ein Thema mit vielen Fallstricken. Auch für das betriebliche Eingliederungsmanagement gibt es keine verbindliche Organisationsstruktur. Deshalb sind die Lösungen so individuell wie die Betriebsstrukturen. Der Betriebsarzt ist hier ein unverzichtbarer Berater.

Ausblick

Weitere allgemeine Befragungen zur Umsetzung der ArbMedVV erscheinen nicht mehr nötig, da die Ergänzungen aus dem Jahr 2015 einen hohen Umsetzungsgrad bestätigen. Tatsächlich gibt es in Teilaspekten wie der Abgrenzung zu Eignungsuntersuchungen noch Klärungs- und Informationsbedarf für die Betriebe bzw. ihre Betriebsärzte. Andere Themen rücken jedoch stärker in den Fokus des allgemeinen Interesses. Zukünftige betriebliche Veränderungen, ausgelöst durch das Präventionsgesetz oder durch die Novelle des Mutterschutzgesetzes, erfordern die Aufmerksamkeit in Beratung und Fortbildungen für betriebliche Experten. Beim Präventionsgesetz könnte den Unfallversicherern eine moderierende Rolle zufallen, indem Kooperationen zwischen den Sozialversicherungsträgern unterstützt und die Akteure im Betrieb zu Themen der evidenzbasierten Prävention geschult werden. Auch die Novelle des Mutterschutzgesetzes bringt neue betriebliche Anforderungen mit sich, auf die Fachkräfte und vor allem Betriebsärzte vorbereitet werden müssen. Die Gefährdungsbeurteilung für Schwangere soll nach dem vorliegenden Gesetzesentwurf in Zukunft als Teil der allgemeinen Gefährdungsbeurteilung nach ArbSchG bearbeitet werden, bis auf die Maßnahmen zur Reduktion der Gefährdung, die erst dann benannt und konkretisiert werden müssen, wenn eine Schwangerschaft eingetreten ist. Der spezielle Frauenarbeitsschutz ist vor allem in den BGW-Branchen wichtig, die zumeist einen hohen Frauenanteil aufweisen und entsprechende Maßnahmen des Arbeitsschutzes rechtzeitig auch auf junge Frauen ausrichten müssen.

Literatur
1. STRANZINGER, J., SCHILGEN, B., HENNING, M., NIENHAUS, A.: Betriebsärztebefragung zur Novelle der Verordnung zur arbeitsmedizinischen Vorsorge (ArbMedVV). Stand der Umsetzung nach einem Jahr. Zentralblatt für Arbeitsmedizin, Arbeitsschutz und Ergonomie 66 (4): 181-187 (2016)
2. STRANZINGER, J., SCHILGEN, B., HENNING, M., NIENHAUS, A.: Betriebsärztebefragung zur Novelle der Arbeitsmedizinischen Vorsorgeverordnung (ArbMedVV) - Stand der Umsetzung ein Jahr nach der Novelle. In: Nienhaus, A. (Hrsg.): RiRe - Risiken und

Ressourcen in Gesundheitsdienst und Wohlfahrtspflege, Bd. 2. Landsberg am Lech, ecomed Medizin 61-74 (2015)

3. Bundesanstalt für Arbeitsschutz und Arbeitsmedizin (BAuA): Arbeitsmedizinische Regeln (AMR) (2016), (01.08.2016), http://www.baua.de/de/Themen-von-A-Z/Ausschuesse/AfAMed/AMR/AMR.html

4. Bundesärztekammer: Ärztestatistik 2015: Medizinischer Versorgungsbedarf steigt schneller als die Zahl der Ärzte. Stand: 31.12.2015, (01.08.2016), http://www.bundesaerztekammer.de/ueber-uns/aerztestatistik/aerztestatistik-2015

5. Ausschuss für Arbeitsmedizin: Wunschvorsorge - Arbeitsmedizinische Empfehlung. (2015), (27.11.2016), http://www.bmas.de/DE/Service/Medien/Publikationen/a458-ame-wunschvorsorge.html.

6. Berufsgenossenschaft für Gesundheitsdienst und Wohlfahrtspflege (BGW): Unfallverhütungsvorschrift „Betriebsärzte und Fachkräfte für Arbeitssicherheit" - DGUV Vorschrift 2. Hamburg, Berufsgenossenschaft für Gesundheitsdienst und Wohlfahrtspflege (2012)

7. BRUGGEMANN, A., GROßKURT, P., ULICH, E.: Arbeitszufriedenheit. Bern, Huber (1975)

8. Bundesministerium für Arbeit und Soziales (BMAS), Bundesanstalt für Arbeitsschutz und Arbeitsmedizin (BAuA): Bericht „Sicherheit und Gesundheit bei der Arbeit 2014" - Unfallverhütungsbericht Arbeit (2. korr. Aufl.). Dortmund (2016)

Anschrift für die Verfasser
Dr. Johanna Stranzinger
BGW - Berufsgenossenschaft für Gesundheitsdienst und Wohlfahrtspflege
Grundlagen der Prävention und Rehabilitation
Pappelallee 33-37
22089 Hamburg

Rechtsfragen für Arbeitsmediziner im Gesundheitsdienst

P.M. Möller

Das Recht des Arbeitsschutzes in Deutschland ist vielschichtig und komplex. Dies hängt mit seiner historischen Entwicklung zusammen, ebenso mit dem Einfluss Europas bzw. der Europäischen Union, aber auch mit der „besonderen" juristischen Dogmatik, die sich jedem Nicht-Juristen nicht von Anfang an erschließt.

Jene Dogmatik im Recht des Deutschen Arbeitsschutzes fußt auf insgesamt drei Säulen oder, treffender formuliert, drei Zahnrädchen, die zusammen wie ein Getriebe funktionieren. Dabei handelt es sich um

*   **verschiedene Rechtsquellen des materiellen Rechts**, also all die zahlreichen und unübersichtlichen Gesetze, Verordnungen und sonstigen Vorschriften im Bereich des Arbeitsschutzes und der Arbeitsmedizin,
*   **das so ermittelte materielle Recht selbst**, also den Inhalt zum einen der Pflichten von Unternehmern und Betriebsmedizinern, zum anderen der Beschäftigten ebenso wie deren einklagbare Rechte, die es folglich aus einer Fülle von sich teils bedingenden, teils wechselseitig ausschließenden Vorschriften zu ermitteln gilt, und schließlich
*   **die Sanktionsanordnung für den Fall der Zuwiderhandlung**, was also geschieht, wenn Einzelne gegen jene Rechts- und Pflichtenlage mal fahrlässig, mal vorsätzlich, mal nur eben, mal nachhaltig verstoßen.

Dies zu entwirren, ist Ziel dieses Beitrags.

Rechtsquellen und Normenhierarchien

Im Recht der Bundesrepublik Deutschland finden sich ebenso viele Begriffe für das Wort „Rechtssatz" oder „Norm", wie die Rechtsdogmatik sie kennt. Dies beginnt beim Grundgesetz der Bundesrepublik Deutschland an oberster Stelle der Normhierarchie. Es folgen Gesetze, hiernach Rechtsverordnungen des Bundes und der Länder, wobei Bundesrecht Landesrecht „bricht". Daneben existieren Kommunalsatzungen der Gemeinden, die in ihrem grundrechtlich geschützten Kernbereich autonome Rechtsetzung betreiben können. Letzteres gilt auch für einen Teil der Sozialversicherungsträger, namentlich im Rahmen der gesetzlichen Unfallversicherung nach §15 SGB VII. Auch Unfallverhütungsvorschriften, die in dieser Weise erlassen werden, stellen autonomes Recht dar. Schließlich folgen untergesetzliche Normen, Richtlinien, Leitlinien, Empfehlungen etc.

Aber auch zwei weitere und zudem wesentliche Rechtsquellen spielen im Bereich des Arbeitsschutzes eine Rolle: Dabei handelt es sich zum einen um Vorschriften der Europäischen Union. Auch dort existiert ein hierarchisches Gebilde, bestehend aus einer „Verfassung" und nachrangigen Normen verschiedener Hierarchien. Zum anderen aber existieren private Vereinbarungen von Parteien, also Verträge beispielsweise zwischen Arbeitnehmer und Arbeitgeber, zwischen Betriebsarzt und Unternehmer, aber auch zwischen Tarifparteien etc.

Der kleine Ausflug in die Rechtsdogmatik ist deshalb von erheblicher Bedeutung, weil sowohl das deutsche als auch das europäische Verfassungsrecht die Anwendung sämtlicher deutscher Rechtsvorschriften im Allgemeinen und im Arbeitsschutzrecht im Besonderem beeinflussen. Dies hängt damit zusammen, dass der Arbeitsschutz in Deutschland Verfassungsrang hat. Gemäß Art. 2 Abs. 2 des Grundgesetzes hat ein jeder das Recht auf Leben und körperliche Unversehrtheit. Auch die Freiheit der Person ist unverletzlich. In dieses Recht darf nur aufgrund eines formalen Gesetzes eingegriffen werden, was zur Folge hat, dass beispielsweise ein Eingriff in die Grundrechte des Einzelnen nur durch eine Verordnung oder eine Satzung schlicht nicht zulässig, sondern verfassungswidrig wäre.

Auch ein weiteres Grundrecht ist im Bereich des Arbeitsschutzes berührt, nämlich die Freiheit von Kunst und Wissenschaft sowie Forschung und Lehre (Art. 5 Abs. 3 GG). Im Bereich des Arbeitsschutzes ist die medizinische sowie arbeitstechnische Wissenschaft gefragt, die sich quasi frei von Zwängen entwickeln darf, wenn auch nur unter dem Gesichtspunkt der Treue zur Verfassung.

Schließlich existiert auch ein Grundrecht auf Arbeit. Gemäß Art. 12 Abs. 1 GG haben alle Deutschen das Recht, Beruf, Arbeitsplatz und Ausbildungsstätte frei zu wählen. Das Recht der Berufsausübung kann nur durch Gesetz (siehe oben) oder aufgrund eines Gesetzes (hier z.B. auch durch Rechtsverordnung) geregelt werden.

Zwangsläufig stellt sich die Frage nach einer „Standortbestimmung" des deutschen Grundgesetzes im Rahmen der Europäischen Union. Denn auch die Europäische Union kennt „Verfassungsrecht" in Form ihres Gründungsvertrags vom 25.03.1957, mit dem in Art. 2 bereits als Aufgabe der Europäischen Gemeinschaft wesentliche Kernpunkte festgeschrieben wurden, die auch ein wesentliches Maß an Arbeitsschutz bedingen, nämlich

- ein hohes Beschäftigungsniveau,
- ein hohes Maß an sozialem Schutz,
- die Gleichstellung von Männern und Frauen,
- die Hebung der Lebenshaltung und der Lebensqualität.

Aber auch die EU-Verfassung befindet sich im „Fluss", soll heißen, beim Gründungsvertrag als Rechtsquelle für eine Verfassung allein blieb es nicht. Der Maastricht-Vertrag trat 1992 hinzu und schließlich am 01.12.2009 der Vertrag von Lissabon, der den Inhalt des EU-Übereinkommens und damit die EU-Verfassung selbst neu gliederte und strukturierte.

Für den Arbeitsschutz maßgeblich sind insbesondere zwei EU-Verfassungsnormen jenes Vertrags, zum einen Art. 114, der die Anforderungen an die Beschaffenheit von Maschinen wie z.B. auch Arbeitsmitteln zum Inhalt hat. Zum anderen existiert in Art. 153 jenes Vertrags das Recht und die Pflicht der Europäischen Union, Organisations-, Gefährdungs- und Personengruppen bezogene Vorschriften auf dem Gebiet des betrieblichen Arbeitsschutzes zu erlassen. Mit beiden Vorschriften wird zudem ein hohes Schutzniveau zu Gunsten der Beschäftigten gefordert mit der Folge, dass die Europäische Kommission als wesentliches Rechtsetzungsorgan der Europäischen Union Vorschriften (auch) auf dem Gebiet des Arbeitsschutzes erlassen darf und von dieser Ermächtigung umfassend Gebrauch gemacht hat.

Dies geschieht im Wesentlichen durch Rahmen- sowie Einzelrichtlinien, wie sich am Beispiel der Rahmenrichtlinie 89/391/EWG plastisch darstellen lässt. Jene Richtlinie ist zudem maßgeblich für das heutige Deutsche Recht des Arbeitsschutzes, denn sie verpflichtet jeden europäischen Gesetzgeber zur Schaffung einheitlicher arbeitsschutzrechtlicher Mindeststandards, die es einzuhalten gilt. Wie das geschieht, bleibt dabei dem jeweiligen EU-Mitgliedstaat überlassen. In Deutschland jedenfalls wurde aus jener EG-Rahmenrichtlinie das deutsche Arbeitsschutzgesetz, aus Art. 7 jener Rahmenrichtlinie wiederum das Arbeitssicherheitsgesetz. Beide Gesetze zusammen bilden die Wirbelsäule des betrieblichen Arbeitsschutzes in Deutschland.

Darüber hinaus hat die Kommission auf Grundlage von Art. 153 des Vertrags von Lissabon sowie besagter Arbeitsschutz-Rahmenrichtlinie zahlreiche weitere Einzelrichtlinien zu konkreten fachbezogenen Themen erlassen. Auch jene Einzelrichtlinien wurden (größtenteils) in deutsches Recht umgesetzt (transformiert).

Freilich ist Arbeitsschutz keine allein europäische Erfindung, sondern eine recht „deutsche Idee", die von Seiten der EU übernommen und weiterentwickelt wurde. Das Arbeitssicherheitsgesetz beispielsweise gibt es seit 1973, die Arbeitsstättenverordnung seit 1975, beides also lange, bevor die Europäische Union hierzu überhaupt irgendwelche Rahmen- oder Einzelrichtlinien auf den Weg gebracht hatte. Arbeitsschutz in Deutschland ist also „historisch gewachsen". Der europäische Arbeitsschutz trat hinzu und bedingt zudem eine

Umsetzung in deutsches Recht. All das geschieht natürlich nicht konfliktfrei, weshalb sich an dieser Stelle zwangsläufig die - auch für den Betriebsarzt - bedeutende Frage stellt, welches Recht vorrangig ist, das Deutsche oder das Europäische? Für diese Frage gibt es - allen typischen Klischees über Juristen und der Anzahl ihrer Antworten folgend - gleich zwei Antworten:

1. Alle Organe und Behörden innerhalb der Bundesrepublik Deutschland sind bei der Anwendung von deutschem Recht an das EU-Recht gebunden und müssen auch das eigene nationale Recht unionskonform/richtlinienkonform ausgestalten und auslegen. So hat es das Bundesverfassungsgericht in einem wegweisenden Urteil am 06.07.2010 (2 BvR 2661/06) entschieden. Hieraus folgt u.a.
    *   eine Kontrolle innerstaatlichen Rechts durch den Europäischen Gerichtshof,
    *   ein Rechtsanspruch aller in Deutschland Beschäftigten auf europarechtskonforme Transformation von europäischen Rechtssätzen in deutsches Recht.

2. Auf der anderen Seite jedoch muss auch das europäische Recht mit dem deutschen Grundgesetz vereinbar sein. Dies wiederum hat der deutsche Gesetzgeber bei der Umsetzung (Transformation) europäischer Rechtsvorschriften in deutsches Recht zwingend zu beachten.

An dieser Stelle ist zwangsläufig auch die Frage zu beantworten, ob denn EU-Rechtssätze, genauer EU-Richtlinien in Deutschland unmittelbar gelten oder nicht. Die Frage ist grundsätzlich mit nein zu beantworten, eben weil es auch nach dem Recht der EU-Verfassung zwingend der Umsetzung europäischer Richtlinien in deutsche Gesetze und Verordnungen bedarf. Wird also eine neue Richtlinie erlassen, muss sie durch ein neues Gesetz oder eine neue Verordnung in Deutschland transformiert werden. Wird eine Richtlinie geändert, muss auch das deutsche Transformationsgesetz geändert werden. Trifft beispielsweise eine neue EU-Richtlinie Regelungen, für die es bereits ein deutsches Gesetz gibt, so muss das deutsche Gesetz jenen Neuregelungen angepasst werden, so wie dies beispielsweise mit dem Arbeitsschutzgesetz, dem Arbeitssicherheitsgesetz und der Arbeitsstättenverordnung in Deutschland so wie in der Vergangenheit geschehen ist.

Im absoluten Sonderfall besteht auf Seiten des Bürgers allerdings ein unmittelbarer Rechtsanspruch aus der sonst nicht unmittelbar geltenden EU-Richtlinie, nämlich bei nicht rechtzeitiger oder EU-rechtswidriger Transformation. Wenn der deutsche Gesetzgeber also die Umsetzung einer Richtlinie „verschläft", kann sich der deutsche Bürger gegenüber dem deutschen Staat mit allen Vor-

und Nachteilen auf jene Richtlinie berufen. Sie gilt jedoch nicht „horizontal", d.h. im Verhältnis zu anderen Bürgern oder Privatparteien wie z.B. einem Arbeitgeber. Eine nicht transformierte Richtlinie verschafft also einen Rechtsanspruch des Bürgers gegenüber dem Staat, nicht aber gegenüber Vertragsparteien.

Deshalb ist es ausgesprochen wichtig, dass sich jeder Betriebsarzt/jede Fachkraft für Arbeitssicherheit auch mit dem Inhalt europäischer Rechtsnormen und deren fortschreitender Entwicklung befasst. Zum einen muss wie dargestellt jede deutsche Arbeitsschutzvorschrift in ihrem eigenen sowie im allgemeinen Kontext des europäischen Arbeitsschutzes gesehen werden. Zum anderen kann die Gefahr bei nicht rechtzeitiger oder nicht ordnungsgemäßer Transformation in deutsches Recht bestehen, dass eine EU-Vorschrift unmittelbar gilt.

Wenn man das hierarchische Gefüge an Gesetzen, Verordnungen, Richtlinien etc. nun weiter betrachtet, so findet sich in jeder höherrangigen Vorschrift eine Ermächtigungsnorm, die den jeweiligen Adressaten zum Erlass niederrangigen Rechts befugt, so beispielsweise in den §§ 18 f. des Arbeitsschutzgesetzes eine Verordnungsermächtigung zu Gunsten der Bundesregierung oder des Bundesministeriums für Arbeit und Soziales, das Arbeitsschutzgesetz ergänzende Verordnungen zu erlassen. Davon haben beide Exekutivorgane auch reichlich Gebrauch gemacht, nämlich insgesamt 66 (!) Verordnungen zum Arbeitsschutz erlassen - solche zum Straßenverkehr und zum Patientenschutz, die gleichfalls in jene Thematik hineinspielen, nicht einmal mitgezählt.

Darüber hinaus enthält § 14 des Arbeitssicherheitsgesetzes eine Ermächtigung zu Gunsten der Unfallversicherungsträger, autonomes Recht für die Versicherten zu erlassen. Da von wenigen Ausnahmen abgesehen eine Versicherungspflicht der Beschäftigten sowie der Unternehmer besteht, ist jene Rechtssetzungsbefugnis der Deutschen Gesetzlichen Unfallversicherung von enormer Bedeutung. So regelt insbesondere die DGUV-Vorschrift 2 Einzelheiten und Ergänzungen zum Arbeitssicherheitsgesetz für Betriebsärzte und Sicherheitsfachkräfte.

Darüber hinaus können die gesetzlichen Unfallversicherer gemäß § 15 SGB VII Unfallverhütungsvorschriften, Regeln, Informationen und Grundsätze erlassen, die zwar am Ende der Normenhierarchie stehen, also weder „Gesetz" oder „Verordnung" sind, aber den Stand von Wissenschaft und Technik verkörpern, den der Betriebsarzt/die Fachkraft für Sicherheitstechnik kennen und beherrschen muss, um Beschäftigte behandeln und Unternehmer beraten zu

können. Daneben existieren beispielsweise noch Industriestandards wie DIN-
oder EN-Normen.

Dabei gilt für alles unterhalb der Qualifikation einer Rechtsnorm, dass die einzelnen Vorgaben und technischen Einzelheiten, die jene Standards festlegen,
nicht zwingend eingehalten werden müssen. Dann aber muss der betroffene
Unternehmer gleichwertige Sicherheit durch andere Maßnahmen erreichen
und jene Gleichwertigkeit auf Verlangen der Arbeitsschutzbehörden nachweisen. Wer sich also an den durch jene untergesetzlichen Normen und
Regeln verkörperten Stand der Technik hält, hat es leichter. Wer den Standard
anders erreichen will, gerät in Nachweis- und Argumentationszwänge. Wer
jenen Standard unterschreitet, verstößt gegen höherrangiges Recht.

Betriebsärztliche Schweige- und Meldepflichten

Nicht nur das Recht, unversehrt seiner Arbeit nachgehen zu können, genießt
Verfassungsrang, sondern auch das der so genannten informationellen Selbstbestimmung. Jeder Mensch hat das Recht auf Geheimnisse und die Wahrung
seiner Intimsphäre. Dies gilt auch und erst recht im Arzt-Patienten-Verhältnis.
Hierdurch begründet sich die ärztliche Schweigepflicht, deren Verletzung gemäß § 203 StGB sogar unter (Freiheits-)Strafe gestellt wird.

Jene Schweigepflicht gilt auch für den Betriebsarzt (§ 8 Abs. 1 ASiG). Sie -
auch gegenüber dem Unternehmer als Auftraggeber - zu wahren, ist ärztliche
Grundpflicht. Dem gegenüber sieht eine Vielzahl von Einzelvorschriften Mel-
de- und Mitteilungspflichten von Ärzten vor (vgl. §§ 202 Abs. 1 SGB VII, 202
SGB VI, 6 Abs. 3 Ziffer 3 ArbMedVV, 23 a IFSG).

Somit stehen Ärzte oft im Spannungsfeld zwischen Schweigepflicht auf der
einen sowie Anzeigepflicht auf der anderen Seite. Um diesen Konflikt zu lösen
und nicht davon zerrieben zu werden, lassen sich folgende Grundsätze aufstellen:

- **Keine Offenbarung ohne Gesetz oder Einwilligung**
  Nur Gesetze und Verordnungen können das Verfassungsrecht des Patienten auf ärztliche Schweigepflicht durchbrechen, nicht aber beispielsweise Unfallverhütungsvorschriften, DGUV-Grundsätze, technische Regeln etc. Die Offenbarungspflicht also muss im Gesetz oder in
  einer Verordnung geregelt sein. Eine Unfallverhütungsvorschrift oder
  technische Regel kann nur das „Wie" der Offenbarungspflicht ausgestalten, nicht aber das „Ob".

• **So wenig wie möglich, so viel wie nötig und nur an den genannten Adressatenkreis**
Die ärztliche Schweigepflicht ist die Regel, jede Offenbarungspflicht die Ausnahme. Entsprechend muss am Wortlaut jener Ausnahmeregelung getreu und orientiert gearbeitet werden. So ergibt sich aus § 6 Abs. 3 Ziffer 3 ArbMedVV beispielsweise nur die Pflicht des Betriebsarztes, dem Arbeitgeber eine Vorsorgebescheinigung auszustellen, dass, wann und aus welchem Anlass ein arbeitsmedizinischer Vorsorgetermin stattgefunden hat und ob bzw. wann eine weitere arbeitsmedizinische Vorsorge aus ärztlicher Sicht angezeigt ist. Andere Informationen, etwa zum Grund arbeitsmedizinischer Einschränkungen in Bezug auf die entsprechende Tätigkeit, sind gemäß Abs. 4 jener Vorschrift nur mit der Einwilligung des Beschäftigten selbst zulässig.

• **Mit Transparenz für die Betroffenen**
Das Grundrecht auf informationelle Selbstbestimmung verlangt auch Kenntnis des Betroffenen darüber, wer etwas aus welchem Grund über ihn weiß. Dementsprechend sind Betriebsärzte im Verhältnis zum Beschäftigten verpflichtet, diesen über jede Datenweitergabe zu unterrichten.

Wichtig bei alledem ist auch, dass sich der Betriebsarzt darüber vergewissert, ob ihm oder dem Unternehmer an seiner Stelle Informations- und Meldepflichten obliegen. So sieht § 23 a IFSG eine Meldepflicht des Arbeitgebers und nicht des Betriebsarztes vor. Auch sollte man sich davor hüten, derartige Meldepflichten an sich als Arzt delegieren zu lassen. Der Betriebsarzt schuldet hierbei Beratung, nicht aber eine Stellvertretung bei der Meldung.

Sanktionsmechanismen bei Verstößen gegen arbeitsschutzrechtliche Vorschriften

In zahlreichen Gesetzen und Verordnungen zum Arbeitsschutz finden sich in den Schlusstiteln Tatbestände über Ordnungswidrigkeiten, die man bei Verstößen gegen Arbeitsschutzvorschriften, sei es durch Tun oder Unterlassen, verwirklichen kann. Normadressat ist in erster Linie der Unternehmer. Aber auch hierbei schuldet der Betriebsarzt/die Fachkraft für Sicherheitstechnik Beratung zur Vermeidung staatlicher Sanktionsmaßnahmen.

Wiederum auf zivilrechtlichem Gebiet kann eine Verletzung derartiger Beraterpflichten Sanktionen für den Betriebsarzt/die Fachkraft für Sicherheitstechnik nach sich ziehen, nämlich innerhalb des Vertragsverhältnisses zwischen diesem/dieser und dem Unternehmer. Eine ordnungsgemäße Festlegung und Erfüllung der Pflichten als Betriebsarzt/Sicherheitsfachkraft ist daher ein Muss.

Wiederum im Verhältnis zum Patienten wird ein zumindest faktischer Behandlungsvertrag mit allen sich aus §§ 630 a ff. BGB ergebenden Rechten und Pflichten des Arztes begründet. Verstößt der Arzt gegen die Regeln der ärztlichen Kunst, macht er sich schadensersatzpflichtig. Gleiches gilt aber auch für die unbefugte Weitergabe von Patientendaten.

Zusätzlich drohen arbeitsrechtliche Sanktionen überall dort, wo Betriebsarzt/Sicherheitsfachkraft in einem Anstellungsverhältnis zum Unternehmer bzw. dessen Unternehmen stehen. Das arbeitsrechtliche Instrumentarium reicht von der Abmahnung über die ordentliche Kündigung bis hin zur fristlosen Kündigung und Schadensersatz/Rückgriff. Auch insoweit sollten alle Vertragsparteien an einer ordnungsgemäßen Festlegung sowie Erfüllung wechselseitiger Rechte und Pflichten interessiert sein.

Anschrift des Verfassers
Peter Michael Möller
Rechtsanwalt, Fachanwalt für Medizin-, Versicherungs- und Verkehrsrecht
Möller Theobald Jung Zenger Partnerschaftsgesellschaft mbB
Lahnstr. 1
35398 Gießen

43

Zwischen Marketing und Organisationsentwicklung - Was lässt Betriebliches Gesundheitsmanagement (BGM) im Gesundheitswesen (nicht) gelingen?

B. Müller

Einleitung

„Gesundheitsmanagement ist ‚in' - aus guten Gründen" so überschreibt die Deutsche Gesellschaft für Personalführung (DGFP e.V.) das erste Kapitel ihrer 2014 erschienenen Publikation zum „Integrierten Gesundheitsmanagement". Gute Arbeit, Betriebliche Gesundheitsförderung (BGF) und ein Betriebliches Gesundheitsmanagement (BGM) haben vor dem Hintergrund der demografischen Entwicklung, alternder Belegschaften und des sich bereits abzeichnenden und/oder erwarteten Fachkräftemangels in den vergangenen Jahren insgesamt an Bedeutung gewonnen - das gilt auch für das Gesundheitswesen und die Gesundheitswirtschaft, unser quantitativ bedeutendstes Arbeitsmarktsegment mit hohen Wachstumsraten.

Die Anlässe für und Themensetzungen im BGM sind dabei vielfältig - und weiten sich durch neue Anforderungen weiter aus, so beispielsweise im Zusammenhang mit einer wachsenden kulturellen, ethnischen, religiösen und sprachlichen Diversität in den Belegschaften und bei Patienten.

Diesen Eindruck vermitteln nicht nur Veröffentlichungen, Tagungsankündigungen sowie Medienberichte. Die Konkurrenz um engagiertes und qualifiziertes Personal hat dazu geführt, dass Einrichtungen des Gesundheitswesens zunehmend versuchen, sich auch über BGF und BGM als „gute Arbeitgeber" zu profilieren.

Der Markt interner und externer Dienstleister ist inzwischen ebenso unübersichtlich, wie deren Ansätze, Vorgehensweisen, Angebote und einrichtungsinterne Maßnahmen. Ein systembezogenes und systematisches Vorgehen als Grundlage für Transfer, Nachhaltigkeit und das Lernen aus Erfahrungen scheint einerseits zugenommen zu haben, andererseits nach wie vor aber eher die Ausnahme zu sein.

Gleichzeitig bieten gesetzliche Anforderungen wie die „Gefahrdungsbeurteilung unter Einbeziehung psychischer Belastungen" die Möglichkeit, Arbeits- und Gesundheitsschutz enger mit dem BGM zu verknüpfen. Von der Auswahl von Analyseinstrumenten über die partizipative Umsetzung bis zur Wirksamkeitsprüfung können Synergien erzielt und ein systematisches Vorgehen erfahrbar gemacht werden.

Die im Folgenden skizzierten Entwicklungen und Spannungsfelder greifen vornehmlich die Aspekte auf, die beim Workshop im Rahmen des 30. Freiburger Symposiums thematisiert wurden und sich auf den Krankenhaussektor und stationäre Pflegeeinrichtungen bezogen.

BGF und BGM im Gesundheitswesen - Entwicklungen

Die Entwicklungen im BGF und BGM wurden bis Ende der 1990er Jahre vornehmlich von einzelnen Krankenkassen (BKK-Bundesverband sowie AOKn und angegliederte Institute), im Wissenschaftsbereich durch die seit Beginn der 1990er Jahre entstehenden Gesundheitswissenschaften und Public Health-Studiengänge sowie im Rahmen der (Organisations-)Soziologie und -Psychologie vorangetrieben und wissenschaftlich begleitet. In der finanziellen Förderung von Modellprojekten und der Koordinierung von Diskussionsprozessen nahm die Hans-Böckler-Stiftung, später in Kooperation mit der Bertelsmann Stiftung, eine herausragende Rolle ein [1]. Die Berufsgenossenschaft für Gesundheitsdienst und Wohlfahrtspflege (BGW) entwickelte in der zweiten Hälfte der 1990er Jahre Konzepte, Beratungs- und Qualifizierungsangebote, Seminare und Instrumente, um ein BGM in Einrichtungen im Gesundheitssektor zu unterstützen. Sie baute in diesem Zusammenhang auch einen Beraterpool mit externen Mitarbeitern auf.

Veränderte gesetzliche Grundlagen, ein breiteres wissenschaftliches Interesse und eine Ausdifferenzierung der Wissenschaftslandschaft, auf Landes- und Bundesebene initiierte Netzwerke sowie andere politische Initiativen und Kampagnen haben u.a. dazu beigetragen, dass sich seit der Jahrtausendwende ein schwer durchschaubares Geflecht von Kooperationen und Konkurrenzen entwickelte. Diese Hintergründe, die Zunahme externer Promotoren und Akteure in der BGF und im BGM sowie deren Entwicklungen waren in den Vorjahren bereits mehrfach im Rahmen des Freiburger Symposiums thematisiert worden [2].

Rahmenbedingungen und Spannungsfelder

In den Einrichtungen im Gesundheitswesen kommen in den Projekten nicht nur interne Ziel- und Interessenkonflikte zum Tragen sondern es zeigen sich auch gesamtgesellschaftliche Konflikte. Sie werden zunächst bezogen auf die Entstehung und Entwicklung von BGF und BGM allgemein, auf die Organisation Krankenhaus und die Arbeitsbedingungen der dort Beschäftigten skizziert.

BGM in Theorie und Praxis

Bis Ende der 1990er Jahre wurde vornehmlich der Begriff BGF gebraucht. In Abgrenzung zu einer wachsenden Tendenz in der Praxis, betriebliche Gesundheitsförderung als verhaltensbezogene Präventionsmaßnahmen nach dem Gießkannenprinzip auszuführen, hatten BADURA, RITTER und SCHERF 1999 den „Leitfaden ‚Betriebliches Gesundheitsmanagement'" verfasst [3]. Darin heißt es: „Betriebliche Gesundheitsförderung erschöpft sich bisher - hier dem traditionellen Arbeitsschutz durchaus ähnlich - zumeist in einzelnen Maßnahmen zur Verhaltensmodifikation (z.B. Ernährung, Bewegung, Genussmittelkonsum, Stressbewältigung) oder in zeitlich befristeten Interventionen in das Betriebsgeschehen (z.b. zeitlich befristete Durchführung von Gesundheitszirkeln). Im Unterschied dazu verstehen wir unter betrieblichem Gesundheitsmanagement die Entwicklung integrierter betrieblicher Strukturen und Prozesse, die die gesundheitsförderliche Gestaltung von Arbeit, Organisation und dem Verhalten am Arbeitsplatz zum Ziel haben und den Beschäftigten wie dem Unternehmen gleichermaßen zugutekommen. Betriebliches Gesundheitsmanagement muss professionell betrieben und kontinuierlich verbessert werden." [3, S. 17].

Zwei Jahre zuvor waren bereits Anforderungen an eine „Betriebliche Gesundheitspolitik" beschrieben und von Rolf ROSENBROCK in Zusammenhang mit der 2001 eingerichteten gleichnamigen Expertenkommission von Hans-Böckler-Stiftung und Bertelsmann Stiftung ausgeführt worden.

Die hier beschriebenen theoretischen Fundierungen, erforderlichen Zielsetzungen und Strategien für eine nachhaltige Implementierung von BGM bildeten in den Folgejahren eine wesentliche Grundlage für die Programmentwicklungen zentraler externer Unterstützer im Gesundheitswesen, wie beispielsweise der BGW und AOKn sowie ihrer Institute [4].

Parallel dazu erfolgte eine enorme Ausdifferenzierung und Ausweitung von Ansätzen und Angeboten unter dem Label BGF und BGM sowie die Ausbildung eines neuen Geschäftsfeldes mit etlichen weiteren Anbietern und Angeboten. Neue Bezeichnungen wie z.B. „integriertes" oder „ganzheitliches (betriebliches) Gesundheitsmanagement" oder auch „betriebliche Gesundheitsprävention" kamen hinzu. Was sich dahinter verbirgt, reicht von singulären, verhaltenspräventiven Maßnahmen bis zu komplexen organisationsbezogenen Projekten. Eine Übersicht ist schwierig und Klärungsversuche sowie die Auseinandersetzung mit zum Teil unlogischen Wortschöpfungen haben offensichtlich nur geringe Auswirkungen [5, 6].

So gilt heute umso mehr, was bereits zehn Jahre nach Erscheinen des Leitfadens beschrieben worden war: Die Begriffe BGF und BGM werden in Wissenschaft und Praxis nicht klar genug unterschieden. Ihre Verwendung und die zahlreicher Modifikationen lassen nur selten Rückschlüsse auf theoretische Fundierung, Weiterentwicklungen oder praktische Innovationen zu. Häufig entpuppen sie sich bei näherem Hinsehen als Etikettenschwindel, als Versuch, Forschungsgelder für vermeintliche Innovationen zu beschaffen oder sich als Dienstleister am Markt zu positionieren.

Die im „Leitfaden" ausgeführten Anforderungen, Zielsetzungen und Vorgehensweisen für eine nachhaltige Implementierung von BGM bieten auch heute noch eine gute Orientierung, wenn BGM in Einrichtungen eingeführt oder bereits vorhandene Ansätze systematisiert werden sollen (vgl. Abb. 1).

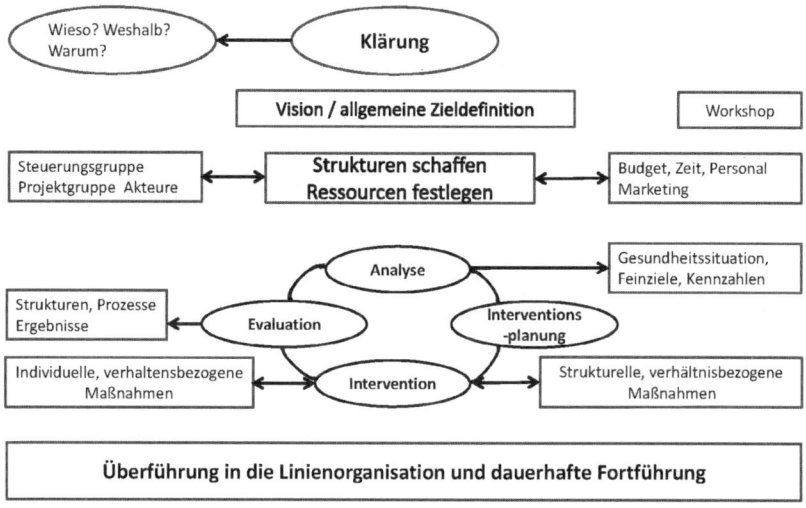

Abb. 1:   Stein auf Stein - der Bauplan für das „gesunde Haus" (Quelle: BGW, Ulla Vogt)

Zwischen Heilserwartung und Organversagen - die Organisation Krankenhaus

Die inzwischen wieder häufig angeführte „Diagnose: Das Krankenhaus krankt" wurde bereits Anfang der 1990er Jahre gestellt. Das zu Beginn der 1990er Jahre erschienene und von der Hans-Böckler-Stiftung geförderte Gutachten von FEUERSTEIN und BADURA [7] zeigte gleichzeitig Perspektiven zur gesundheitsfördernden Organisationsgestaltung auf. Es bildete somit eine zentrale Grundlage

47

für das von 1992 bis 1995 durchgeführte, bundesweit erste Forschungs- und Interventionsprojekt zur gesundheitsfördernden Organisationsgestaltung in einem Krankenhaus der Maximalversorgung [8].

Das Projekt fand in einer Zeit statt, in der sich durch die Abschaffung des Selbstkostendeckungsprinzips im Rahmen der Gesundheitsstrukturreform, durch Deckelung und Budgetierung sowie die Einführung von Fallpauschalen (DRGs) im Jahr 2003 grundlegende Veränderungen für Krankenhäuser abzeichneten. Neben den traditionell erforderlichen, vielfältigen Anpassungsleistungen mussten Krankenhäuser lernen, sich als Organisationen zu verhalten und dafür erforderliche Strukturen und Prozesse auf- oder auszubauen. Das führte u.a. intern zu Verschiebungen im Machtgefüge sowie intern und extern zu neuen Kooperationen und Konkurrenzen. Die Krankenhauslandschaft hat sich seither insgesamt massiv verändert.

Auch aktuell wird neben einer niedrigen Investitionsbereitschaft von Bundesländern die weitgehend fehlende Berücksichtigung von Qualitätsmerkmalen konstatiert: „Wenn derzeit gestaltend in die Krankenhausstruktur eingegriffen wird, so tun dies in aller Regel nicht die Planungsbehörden und ebenso wenig die Fachverbände und Kostenträger. Strukturelle Neuausrichtungen erfolgen in allererster Linie durch die Krankenhäuser selbst, durch ihre Träger und insbesondere durch die in ihrer Bedeutung immer wichtiger werdenden Klinikketten. Hier finden sich strategische Ansätze und bewusste Neuausrichtungen" [9]. Ein nachfrageorientierter und wirtschaftlich begründeter Strukturwandel sei zwar nicht per se nachteilig. Notgedrungen fehle es ihm jedoch an einer übergeordneten Ausrichtung und der Orientierung an gesellschaftlichen Zielen [9].

Die Folgen einer Ökonomisierung existentieller Bereiche der staatlichen Daseinsvorsorge auf Angebotsstrukturen, Versorgungsdichte und Qualität der medizinischen und pflegerischen Leistungen nehmen inzwischen in den Medien einen breiteren Raum ein. Und was sich in der Berichterstattung häufig wie ein „Schwarzer-Peter-Spiel" bei der Verschiebung von Verantwortlichkeiten für Fehlentwicklungen darstellt, wurde auch im Rahmen der 4. Tagung des Forums „Gesundheitswesen und Wohlfahrtspflege" des Deutschen Netzwerks für Betriebliche Gesundheitsförderung (DNBGF) am 20.06.2013 in Berlin thematisiert. Nach zwei Jahrzehnten Umsetzungserfahrungen fand die unter dem Motto „Betriebliches Gesundheitsmanagement in Gesundheitseinrichtungen - Akteure gewinnen - Umsetzung starten - Nachhaltigkeit unterstützen" statt. Jörg GOTTSCHALK, der damalige Landesvorsitzende Berlin und Brandenburg des Verbandes der Krankenhausdirektoren Deutschlands e.V. und Mitglied des Bundesvorstandes fasste seine Einschätzungen im Abschlussplenum folgendermaßen zusammen: Über eine Ausweitung von BGM nachzudenken habe keine Priorität. Zu stark seien die Einflüsse von außen - und da regiere die Politik, die es vermeide, Ziele zu bestimmen und Führung zu übernehmen. Auf Dauer könne aber kein System selbstüberlassen gegen mangelhafte Strukturen an arbeiten. In den Krankenhäusern bestimme sonst nicht Wettbewerb um Qualität das Handeln, sondern der um die höchsten Leistungssteigerungen als Weg aus der Kostenfalle [10].

Arbeitsplätze im Krankenhaus

Die Expertenkommission der Bertelsmann Stiftung und der Hans-Böckler-Stiftung hatte 2004 das Gesundheitswesen als „Hochrisikobereich" für die Gesundheit und das Wohlbefinden der Mitarbeiter beschrieben.

Die Mehrzahl von Studien und Projekten im Gesundheitswesen konzentrierte sich in den Folgejahren auf die Pflegekräfte. Trotz der signifikanten Veränderungen in der Beschäftigtenstruktur im Krankenhaus war sie immer noch die größte und galt als am höchsten belastete Berufsgruppe. In den letzten Jahren gerieten aber auch die Arbeitsbedingungen des ärztlichen Personals stärker ins Blickfeld.

Zu den klassischen und komplexen Belastungen und Beanspruchen sind in allen Berufsgruppen im Krankenhaus neue Anforderungen hinzugekommen. So belegt beispielsweise eine Studie des Wissenschaftszentrums Berlin (WZB), dass Pflegekräfte die starken Konflikte zwischen Berufsethos und Versorgungsqualität einerseits und den immer stärker werdenden Kostendruck andererseits mit jeweils bis zu 80% als Gründe für das Gefühl benannten, das Arbeitspensum häufig nicht zu schaffen [11]. Auch die Studien über Belastungssituationen beim ärztlichen Personal verweisen auf ständige Überlastungsgefühle, Gratifikationskrisen u.a.m. [12].

BGF und BGM: Bekannte Stolpersteine und aktuelle Trends

Wie bereits vor vielen Jahren konstatiert, haben wir im BGM auch im Gesundheitswesen weniger ein Erkenntnis- als ein Umsetzungsproblem. Rolf ROSENBROCK verwies bei der Tagung des DNBGF in diesem Zusammenhang erneut auf organisationsspezifische Hemmnisse für BGF, BGM und eine betriebliche Gesundheitspolitik und nannte beispielsweise widersprüchliche Interessen der Stakeholder, starre Hierarchien und die Konkurrenz unter Berufsgruppen, Kostendruck und neue Abrechnungssysteme [10].

49

Dennoch hat die Verbreitung von Maßnahmen, die als BGF und BGM initiiert und durchgeführt werden, offensichtlich zugenommen. Aufgrund mangelnder Dokumentation und Evaluation liegen wenige Evaluationen oder Metastudien vor [13, 14]. Das erschwert differenzierte und gesicherte Rückschlüsse auf die Qualität der Durchführung, auf Erfolg und Nachhaltigkeit von Maßnahmen.

Förderliche und hemmende Faktoren sind jedoch vielfach beschrieben und in Datenbanken sowie anderen Publikationen mit Beispielen guter Praxis, in Wettbewerben und Veröffentlichungen abgebildet. Zu den häufig angeführten Hemmnissen gehören Zeitdruck und die Priorität des Tagesgeschäfts. Als förderlich gelten u.a. die Orientierung an gesicherten Erkenntnissen bei der Auswahl von Strategien und Maßnahmen, ein systematisches, an Projektmanagement orientiertes Vorgehen, die Einbeziehung von Führungskräften und Interessenvertretungen, eine gute interne Öffentlichkeitsarbeit sowie eine Qualifizierung interner Akteure für die Übernahme neuer Rollen und Aufgaben.

In den Diskussionen im Workshop wurden auf Grundlage eigener Erfahrungen aus den Einrichtungen folgende Aspekte und Trends thematisiert:

• Die Erfahrung, dass vielfältige Angebote, BFG und BGM „von außen" in die Einrichtungen getragen werden, wird bestätigt: Sie reichen von Massagesesseln, Ernährungstipps, Atemmessungen etc. bis zu gesundheitsförderlichen Organisationsentwicklungsprozessen. Der Markt ist auch für interne Akteure schwer zu überblicken. Das gilt erst recht bezogen auf die Qualität der Angebote und Dienstleister. Gemeinsame Kriterien für die Auswahl externer Kooperationspartner im BGM zu finden und den Auswahlprozess partizipativ zu gestalten, bilden weitere Stolpersteine. In den Einrichtungen selbst führt das manchmal außerdem zu grundlegenden Auseinandersetzungen über Prioritätensetzungen und Ressourceneinsatz, wie z.B. darüber, ob der Arbeitsschutz nicht zunächst als Pflicht umfassender erfüllt sein müsse, bevor man sich dem BGM als „Kür" widmet. Auch wurden Auswirkungen der Konkurrenz unter den Anbietern diskutiert: Zu den negativen Erfahrungen gehörten eine unzureichende Kenntnis über und Berücksichtigung von Organisationsspezifika, ein „Tunnelblick" auf die jeweils „eigenen" Dienstleistungen; Akquisemethoden würden insgesamt manchmal als „aggressiv" erlebt.

• Das Spektrum der interessierten, in BGF und BGM erfahrenen und/oder derzeit aktiven Einrichtungen hat sich enorm ausgeweitet und reicht inzwischen von Praxen bis zu Klinikkonzernen und großen Trägerorganisationen. Welche Implikationen das für die Konzeption und in der

Durchführung von BGM-Implementierungsprojekten hat, wurde auch bei der 4. DNBGF-Konferenz beschrieben. Dort wurde auch aufgezeigt, dass es trotz aller Anpassung an veränderte Umweltbedingungen gelingen kann, über viele Jahre hinweg ein BGM im Krankenhaus auf-, auszubauen und immer wieder zu modifizieren [10].
Auch die Teilnehmenden am Workshop bildeten ein breites Spektrum an Vorerfahrungen ab: Während einige noch immer (oder immer wieder) auf der Suche nach „Argumentationshilfen" sind, um die Entscheider in den jeweiligen Einrichtungen von Sinnhaftigkeit und Nutzen des BGM zu überzeugen, bewegte andere der mangelnde Transfer und die unzureichende Nachhaltigkeit und Verstetigung von BGF und BGM.

• Informationsfluss, Wissenstransfer und interne Öffentlichkeitsarbeit sind in vielen Einrichtungen nicht oder unzureichend organisiert. Das erschwert das Lernen aus eigenen und den Erfahrungen anderer, begünstigt häufige „Neustarts" und fördert Synergieverluste, eine mangelnde Glaubwürdigkeit und Akzeptanz von BGF und BGM und die Frustrationen bei zuvor bereits engagierten Mitarbeitenden.
SCHNEIDER weist darüber hinaus auf mangelnde Fachinformation als einen der häufigsten Stolpersteine hin: „Die Strategien und Maßnahmen beruhen mehr auf dem Glauben und eigener Erfahrungen der Akteure als auf gesichertem Wissen." [15, S. 209f].
Das gilt bezogen auf die inzwischen vielfach beschriebenen Strategien in der BGF und dem BGM, aber auch im Hinblick auf sehr ausführlich dokumentierte Praxis- und Projektberichte, wie sie z.B. bezogen auf die BGF in Bethel vorliegen [16].

• Das es in den Einrichtungen selbst an Wissenstransfer über bereits initiierte und erfolgreich abgeschlossene Projekte und Maßnahmen mangelt, hat vielfältige Gründe: Dazu gehören u.a. die hohe personelle Fluktuation, ständig wechselnde Zuständigkeiten und/oder Zusammensetzungen in Steuerkreisen, unzureichende Kenntnisse über Projektmanagementmethoden oder deren mangelnde Berücksichtigung, von vorneherein zu knapp befristete personelle Ressourcen sowie weitere interne Veränderungsdynamiken, Verteilungskämpfe, Konfliktlinien und Konkurrenzen.
Auch die inzwischen häufiger praktizierte Einrichtung von Stellen für BGM-Koordinatoren allein bietet keine umfassende Lösung. Und es scheint, dass nach wie vor die Tendenz überwiegt, BGM zeitlich befristet intern und/oder extern implementieren zu lassen. Selbst vertragliche Vereinbarungen mit externen Kooperationspartnern über benötigte in-

terne Ressourcen bieten erfahrungsgemäß keine ausreichende Voraussetzung dafür, dass sie zur Verfügung gestellt werden. Wenn sich vermeintlich gesicherte Grundlagen für die Zuständigkeiten, Ressourcen und Abstimmungsprozesse im BGM als nicht tragfähig erweisen, wird das zum einen auf dem Rücken der engagierten internen und externen Promotoren ausgetragen. Zum anderen wurde die Tendenz beschrieben, Steuerkreise trotz Konsensorientierung und klarer Absprachen als Projektionsfläche für klassische Konfliktlinien im Unternehmen zu missbrauchen und so Analyseergebnisse, die Umsetzung von Lösungen oder neue Koalitionen zu torpedieren.

- Die Berücksichtigung wissenschaftlicher Erkenntnisse, ein Konsens über die Kooperation von Arbeits- und Gesundheitsschutzakteuren und Gesundheitsförderern, von Arbeitgeber- und Arbeitnehmervertretungen, die Entwicklung oder Nutzung adäquater Strukturen und Prozesse im BGM, Partizipation und Empowerment sind wichtige Grundlagen für ein nachhaltiges BGM. Deutlich wurde, dass es auch im Gesundheitswesen einige ergebnisreiche Projekte und langjährige Prozesse mit positiven Effekten bezogen auf Gesundheit und Wohlbefinden der Beschäftigten, auf eine Steigerung der Versorgungsqualität und auf die Kultur der Beziehungen gibt.
Aber: Was mit viel Anstrengung aufgebaut wurde, Erfolge zeigt und eine hohe Akzeptanz erreicht hat, steht unter Umständen bei Trägerwechseln und/oder mit neuen Leitungspersonen unreflektiert zur Disposition - auch das lehrt die Erfahrung. Welche Demotivierungen, Kränkungen und (inneren) Kündigungen damit einhergehen, bedarf sicher einer gesonderten Analyse. Beunruhigend ist auch, dass - allen wissenschaftlichen Erkenntnissen zum Trotz - ein offenbar absurder Rechtfertigungsdruck auf interne und externe Akteure zunimmt, wenn z.B. Investitionen in die Gesundheit der Mitarbeitenden nicht automatisch sinkende Fehlzeiten zur Folge haben.

Vorläufiges Fazit - oder: Quo vadis?

Gelingensbedingungen und förderliche Faktoren für ein erfolgreiches BGM im Krankenhaus und in anderen Gesundheitseinrichtungen wurden zwischenzeitlich vielfach beschrieben, sie knüpfen an Erfahrungen aus der Praxis an und verweisen auf notwenige aber nicht ausreichende Voraussetzungen und Strategien. Und auch viele „Stolpersteine" für ein BGM im Krankenhaus wurden in den 25 Jahren Umsetzungserfahrungen entdeckt. Dabei wurden zeitweise gerne und vorschnell die Berufsgruppe der Ärzte sowie die vermeintlich mangelnde Bereitschaft von Führungskräften als zentrale „hemmende Faktoren" ausgemacht. Die Realität stellte sich aber immer als sehr viel komplexer dar.

Inzwischen wird der Blick detaillierter auf hinderliche Rahmenbedingungen wie die Diskrepanz zwischen den sich verändernden Außenanforderungen und den Handlungs- und Gestaltungsspielräumen in den Einrichtungen gerichtet. LARSEN et al. [17] sprechen dabei mit Bezug auf Versuche von Fachkräftebindung durch BGM und Konzepte der mitarbeiterorientierten Führung von einer „Endlichkeit der Strategien". Nicht die genannten Konzepte seien untauglich. Auch sei die Einsicht, dass ein veränderter Umgang mit Außenanforderungen notwendig ist, punktuell vorhanden: „Entsprechende Konzepte sind in der Diskussion, es bleibt aber nach wie vor Einzelpersonen überlassen, in ihren Einrichtungen entsprechende Veränderungen vorzunehmen. Fast immer, so zeigen Studien, sind solche neuen Strukturen fragil. Sie sind an Personen und deren Gestaltungsmacht gebunden und müssen gegenüber einer Umwelt, die andere Bedingungen und Prozesse als Standard vorsieht, immer wieder begründet und gerechtfertigt werden." [17, S. 2f].

Gleichzeitig - und möglicherweise auch als ein Versuch der Reduktion von Komplexität zu bewerten - zeichnet sich ein „Roll back" zu verhaltenspräventiven Maßnahmen und zu einer überwunden geglaubten Grundsatzdiskussion über das Primat von „Selbstoptimierung" oder „Organisationsverantwortung" für die Gesundheit der Mitarbeiter ab.

Wohin der Weg führen wird ist offen: Das einzige, worauf wir uns verlassen können, ist, dass er trotz guter Orientierungsmöglichkeiten mit Widersprüchen gepflastert bleibt, dass es keine Rezepte und einfachen Lösungen für die vielfältigen Herausforderungen und Dilemmata geben wird.

Literatur
1. MEZGER, E.: Der Beitrag großer deutscher Stiftungen zur öffentlichen Gesundheit. In: Schott, T., Hornberg, C. (Hrsg.): Die Gesellschaft und ihre Gesundheit: 20 Jahre Public Health in Deutschland: Bilanz und Ausblick einer Wissenschaft. Wiesbaden, VS-Verlag 445-458 (2011)
2. MÜLLER, B.: Vom Dürfen, sollen und Können - Entwicklungen und Trends im betrieblichen Gesundheitsmanagement in Einrichtungen des Gesundheitswesens. In: Hofmann, F., Reschauer, G., Stößel, U. (Hrsg.): Arbeitsmedizin im Gesundheitsdienst, Bd. 25. Freiburg, edition FFAS 76-90 (2012)
3. BADURA, B., RITTER, W., SCHERF, M.: Betriebliches Gesundheitsmanagement. Ein Leitfaden für die Praxis. Berlin, Edition Sigma (1999)
4. MÜLLER, B.: (2009): Betriebliches Gesundheitsmanagement im System Krankenhaus - Bestandsaufnahme und Ausblick. Abschlussbericht. Düsseldorf, Hans-Böckler-Stif-

tung. Abschlussbericht. (2009), (22.01.2017) http://www.boeckler.de/pdf_fof/96761.pdf

5.   KUNTZ, B., SCHNABEL, P.-E.: Gesundheitsprävention - Wider die Verwendung einer Wortbildung „non grata". impu!se. Newsletter zur Gesundheitsförderung 69 (4): 19-20 (2010)

6.   FALLER, G.: Was ist eigentlich BGF? In: Faller, G. (Hrsg.): Handbuch Betriebliche Gesundheitsförderung (2. Aufl.). Bern, Huber 15-26 (2012)

7.   FEUERSTEIN, G., BADURA, B.: Patientenorientierung durch Gesundheitsförderung im Krankenhaus. Zur Technisierung, Organisationsentwicklung, Arbeitsbelastung und Humanität im modernen Medizinbetrieb. Gutachten im Auftrag der Hans-Böckler-Stiftung. Düsseldorf (1991)

8.   MÜLLER, B., MÜNCH, E., BADURA, B.: Gesundheitsförderliche Organisationsgestaltung im Krankenhaus. Entwicklung und Evaluation von Gesundheitszirkeln als Beteiligungs- und Gestaltungsmodell. Weinheim, Juventa-Verlag (1997)

9.   KLAUBER, J., GERAEDTS, M., FRIEDRICH, J., WASEM, J.: Krankenhaus-Report 2015. Schwerpunkt: Strukturwandel. Stuttgart, Schattauer (2015)

10.   Deutsches Netzwerk für Betriebliche Gesundheitsförderung (DNBGF): Betriebliches Gesundheitsmanagement in Gesundheitseinrichtungen - Akteure gewinnen - Umsetzung starten - Nachhaltigkeit unterstützen. Veranstaltungsdokumentation (2013), (22.01.2017) http://www.dnbgf.de/materialien/anzeige/news/betriebliches-gesundheitsmanagement-in-gesundheitseinrichtungen-akteure-gewinnen-umsetzung-start/?no_cache=1&cHash=12015d3a056ba4f08b8968cadd26b45f

11.   BRAUN, B., BUHR, P., KLINKE, S., MÜLLER, R., ROSENBROCK, R.: Pauschalpatienten, Kurzlieger und Draufzahler - Auswirkungen der DRGs auf Versorgungsqualität und Arbeitsbedingungen im Krankenhaus. Bern, Huber (2010)

12.   STAENDER, J.: Krankenhaus und Public Health. In: Schott, T.; Hornberg, C. (Hrsg.), Die Gesellschaft und ihre Gesundheit. 20 Jahre Public Health in Deutschland: Bilanz und Ausblick einer Wissenschaft. Wiesbaden, VS-Verlag 345-366 (2011)

13.   VON DEM KNESEBECK, O., GROSSE FRIE, K., KLEIN, J., BLUM, K., SIEGRIST, J.: Psychosoziale Arbeitsbelastungen, Patientenversorgung und betriebliche Gesundheitsförderung im Krankenhaus - Eine Befragung von Ärzten und Krankenhäusern - Projekt der Hans-Böckler-Stiftung. Projektbericht. Düsseldorf (2009)

14.   RIMBACH, A.: Entwicklung und Realisierung eines integrierten betrieblichen Gesundheitsmanagements in Krankenhäusern: Betriebliches Gesundheitsmanagement als Herausforderung für die Organisationsentwicklung. München, Hampp (2013)

15.   SCHNEIDER, C.: Gesundheitsförderung am Arbeitsplatz. Nebenwirkung Gesundheit (2. Aufl.). Bern, Huber (2012)

16.   JANßEN, C., LEMPERT-HORSTKOTTE, J. (Hrsg.): Betriebliche Gesundheitsförderung in Bethel. Ein Praxisbericht zur systematischen Gestaltung gesunder Arbeit im Sozial- und Gesundheitswesen. Bielefeld, Bethel-Verlag (2014)

17.   LARSEN, C., LAUXEN, O.: Fachkräftesicherung und Fachkräftebindung im Gesundheitswesen - Status quo. In: impu!se Für Gesundheitsförderung 86 (1): 2-3 (2015)

Anschrift der Verfasserin
Brigitte Müller, M.A.
mediCONcept - Organisationsentwicklung im Gesundheitswesen
Heinrich-Janssen-Str. 22
42289 Wuppertal

Wachstumsmarkt Gesundheit zwischen Klientenorientierung, Sektorenmanagement und Digitalisierung - ein Plädoyer für eine neue Arbeitsteilung im Gesundheitswesen

J. Zerth

Gesundheitsversorgung: die Bedeutung klientenorientierter arbeitsteiliger Organisationsmodelle

Die Wachstumsraten der Gesundheitsausgaben pro Kopf sind in den meisten industrialisierten Ländern deutlicher gestiegen als das korrespondierende Bruttoinlandsprodukt als Referenzmaßstab. Der durchschnittliche Anteil der Gesundheitsausgaben hat sich in den OECD-Ländern im Zeitraum von 1960 bis 2007 von 3,9% auf 9,8% erhöht [1, 2]. Ein Blick auf ausgesuchte Länder mit ähnlicher Entwicklungsstruktur macht aber deutlich, dass die Erklärungsansätze für die Wachstumsentwicklungen heterogener angelegt sein müssen (vgl. Abb. 1).

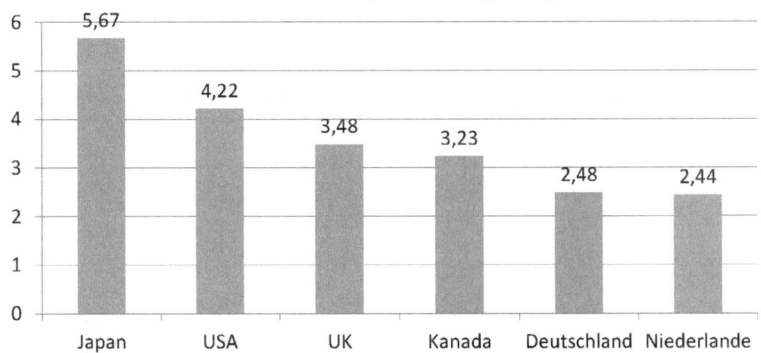

Abb. 1:   **Wachstum der Gesundheitsausgaben pro Kopf in ausgesuchten Industrieländern [3]**

Die in der Literatur üblichen Erklärungsansätze greifen auf eine Mischung angebots- und nachfrageseitiger Ansätze für die Beschreibung von Gesundheitsausgaben zurück [2,4], rekurrieren aber in jüngerer Zeit auf die Bedeutung von Schnittstellenbeziehungen in allen Gesundheitssystemen, die sowohl institutionell - Unterteilung zwischen Kostenträger, Leistungserbringer und Benefiziar (Patient) - als auch organisatorisch relevant sind [5]. Insbesondere die Entwicklung so genannter chronischer Erkrankungen im Sinne der WHO-Definition von non-communicable diseases (NCD) lassen eine wachsende Zu-

55

nahme von arbeitsteiligen Effekten zwischen den verschiedenen Akteuren im Sinne eines Patientenflusses erkennen [6]. Abbildung 2 lässt diese Bedeutung exemplarisch werden, denn es ist hier eine Steigerung der Prävalenz im Zeitraum 2008 bis 2030 bei Erkrankungen zu verzeichnen, die sich sowohl durch Dauerhaftigkeit, als auch zunehmende Fallschwere und vor allem hohe Bedeutung der Interaktion zwischen Patient und Leistungsbringer auszeichnet (vgl. Abb. 2).

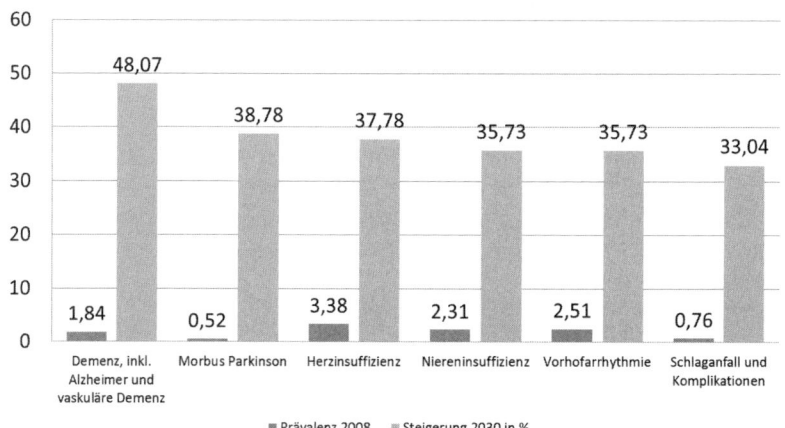

Abb. 2:   Relative Prävalenzentwicklung chronischer Krankheitsbilder [7]

Dabei gilt es festzuhalten, dass sich die Organisation von Gesundheits- und Pflegeversorgung grundsätzlich durch nachfolgende Charakteristika beschreiben lässt, deren Bedeutung durch den Einfluss chronischer Krankheiten noch deutlicher wird.

Die Grenzproduktivität zusätzlicher medizinischer (und pflegerischer) Leistungen ist im Vergleich zu beispielsweise industriellen Sektoren eher gering. CUT-LER verweist hier auf die Bedeutung von unzureichender patientenseitiger Kostenbeteiligung bei möglichen Anreizeffekten zusätzlicher Leistungen durch das Medizinsystem (Einfluss angebotsinduzierter Effekte) [5].

Darüber hinaus liegt In der Produktion und Koordination medizinischer Leistungen in der Regel ein Dienstleistungsphänomen vor, wo sich der Wertschöpfungsprozess im Vergleich zur industriellen Fertigung nicht als sequenzielles Modell beschreiben lässt. Die einzelnen Wertbeiträge im Wertschöpfungsprozess sind durch vielfältige Schnittstellenbeziehungen geprägt und damit korrespondierender Informations- und Verhaltensunsicherheiten bei der Koordination intra- wie intersektoraler Arbeitsteilung [8]. Als Wertbeiträge werden die gerade für Dienstleistungen relevanten Zusammenhänge zwischen Produktions-, Konfigurations- und Motivationsaspekten kombiniert [9]. Je standardisierter Leistungen in der Medizin sind, desto einfacher lässt sich ein Prinzip des Nacheinander („efforts in series") im Sinne einer Wertkette umsetzen. Gerade aber durch chronische Krankheiten gewinnen gleichzeitige Prozessschritte und vor allem wiederkehrende Interaktionen zwischen den medizinischen und pflegerischen Akteuren an Bedeutung. Im Sinne von STABELL und FJELDSTAD sind somit kontinuierliche Wertshops relevant, deren Logik auf einer Problemlösungsfunktion liegt, sowie auch Wertnetzwerke, die unterschiedliche Potenzialleistungen etwa für eine vor- oder nachgelagerte Behandlung und Pflege integrieren helfen [10].

Zusätzlich zu den organisatorischen Besonderheiten ist die Bedeutung der Mitwirkung des Patienten bei der Betrachtung der Patientenentwicklung („Patientenkarriere") zu berücksichtigen, die sich insbesondere bei chronischen Erkrankungen durch den Einfluss von patientenseitigen Verhaltensaspekten auszeichnet [11].

Klientenorientierung erfordert Organisation der „Team-Produktion"

Die bisherige Auseinandersetzung hat die Bedeutung der Schnittstellenorientierung einer am Klientenverlauf orientierten Gesundheitsversorgung deutlich gemacht. Dabei gerät das Zusammenwirken der verschiedenen medizinisch-pflegerischen Akteure im Sinne eines Wertnetzwerkes in den Blickpunkt. Ein Beispiel aus dem Interaktionszusammenhang Krankenhaus zu nachgelagerter ambulanter Versorgung, im Sinne der obigen Diskussion als Wertnetzwerk zu interpretieren, kann diese Problematik beschreiben helfen.

Aus Routine-Daten des Barmer-GEK-Pflegereports 2015 lässt sich etwa der Phasenverlauf der Inanspruchnahme von Kurzzeitpflege gemäß § 42 SGB XI gut beschreiben. Danach hatten 59% der Personen, die Kurzzeitpflege in Anspruch genommen haben, im Vorfeld der Inanspruchnahme - der Monat vor Beginn der Kurzzeitpflege - eine Krankenhausepisode zu bewältigen [12]. Dabei lässt sich festhalten, dass gerade dann, wenn keine vorherige Pflegeleistung dokumentiert wurde, die Häufigkeit einer sofortigen Heimeinweisung höher ist als bei vorheriger festgestellter Pflegebedürftigkeit. Diese Tatsache kann exemplarisch für die Bedeutung der Belastungssituation gerade ehrenamtlich Pflegender herangezogen werden. Damit wird die Heterogenität der Arbeitsteilung zwischen professionellen, semi-professionellen und ehrenamtlichen Akteuren deutlich (vgl. Abb. 3).

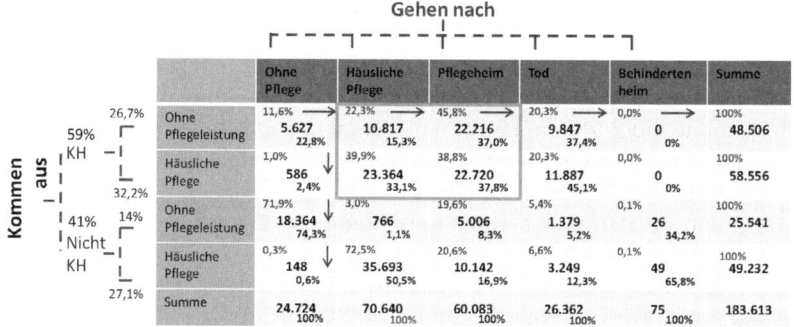

Abb. 3: Phasenverlauf Kurzzeitpflege - woher kommen und wohin gehen Patienten? [12]

Bei der Rückführung auf die organisationstheoretischen Grundlagen wird somit das parallele Funktions- und Prozessproblem bei der effektiven und effizienten Gestaltung chronisch verlaufender Patientenflüsse deutlich. So würde ein älterer Patient mit Oberschenkelhalsbruch und parallel diagnostizierter Alzheimer-Demenz bei der Behandlung des Bruchs eine hohe Spezialisierung in den Funktionsbereichen Chirurgie, Anästhesie, Pflege usw. benötigen, da unterschiedliche Qualifikationen und das Wissen im Umgang mit unterschiedlichen technologischen Kompetenzen notwendig sind. Somit wäre eine Konzentration auf eine Funktionseffizienz sowohl in der Wissensteilung als auch im Einsatz der verwendeten Ressourcen zielführend. Gleichwohl bestehen beim dementen Patienten gleichzeitig Aufgaben pflegerischer und organisatorischer Natur sowohl innerhalb des Krankenhauses als auch gerade vor und nach der Entlassung [13]. Deshalb ist die funktionale Effizienz (Ressourceneffizienz) auf der unmittelbaren chirurgischen Ebene mit einer Prozesseffizienz im organisatorischen Kontext zu verknüpfen. Aus Sicht eines Gesundheitssystems ist daher ein zweifaches Organisationsproblem zu lösen: Die intrasektorale Arbeitsteilung im Teilprozess Krankenhaus - Behandlung des Oberschenkelhalsbruches - ist vor dem Hintergrund knapper Ressourcen zu optimieren, jedoch ist diese Optimierung nicht unabhängig im Hinblick auf die arbeitsteiligen Effekte in den korrespondierenden Sektoren im Vorfeld bzw. in der Nachbetrachtung (intersektorale Arbeitsteilung). In der traditionellen organisationstheoretischen Analyse würde eine reine Funktionsbetrachtung dann effektiv und ausreichend sein, wenn für die vor- und nachgelagerten Prozesse im Grundsatz kein Know-how-Transfer aus einem Teilsektor, im Beispiel aus dem Krankenhaus, notwendig ist. PICOT spricht in Anlehnung an DIETL von wissensökonomischer Reife [8]. Gerade Krankheiten vom Typ „Non communicable disease" (NCD), Alzheimer-Demenz kann hier Pate stehen, benötigen aber systematische Prozessinformation bezüglich der parallelen Organisationsaufgaben, d.h. die Informationen neben der unmittelbaren Operationsaufgabe nehmen eine große Rolle ein. Zu erwähnen seien nur die Frage einer Veränderung der Wohnraumanpassung nach Entlassung, die Frage der Organisation der ambulanten Pflege - Belastbarkeitsfaktoren der Familienpflegenden - sowie Auswirkungen auf den Medikationsstatus. Je stärker organisatorisch die Informationshöhen zwischen nachfolgenden Funktionsbereichen sind oder diese etwa gar noch fehlen (Prozesslücken), desto schwieriger wird eine effektive und effiziente Prozesssteuerung (vgl. Abb. 4).

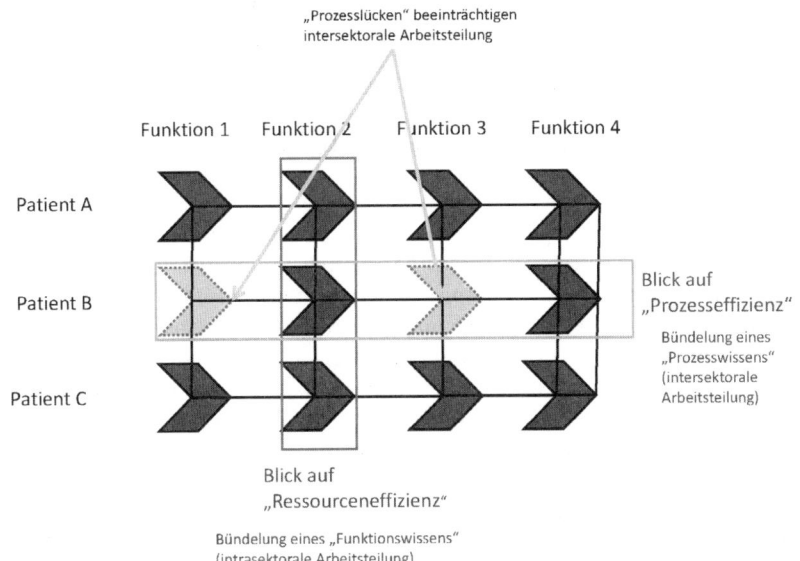

Abb. 4:　　**Klientenorientierte Versorgung benötigt intra- und intersektorale Arbeitsteilung [eigene Darstellung]**

Ein Blick auf die Gestaltung der ambulanten-stationären Schnittstelle in Deutschland lässt kaum eine in diesem Sinne am Klientenprozess orientierte Herangehensweise erkennen. Ein Beispiel zeigen GEISSLER et al. in einem europäischen Vergleich der Tagesfälle (Aufnahme und Entlassung am selben Tag) im Krankenhaus [14]. Der Vergleich der Fallzahlentwicklung zwischen 2004 und 2012 lässt in allen untersuchten europäischen Ländern, unabhängig vom institutionell verfassten Gesundheitssystem, einen Anstieg der Fallzahlen erkennen (vgl. Abb. 5). Lediglich Deutschland bildet mit gleichbleibenden, teilweise sogar rückläufigen Zahlen eine Ausnahme. Diese Entwicklung geht einher mit der insgesamt niedrigen ambulanten Leistungsanzahl im Krankenhaus und der Dominanz ambulanter Leistungen im abgegrenzten ambulanten Versorgungssektor.

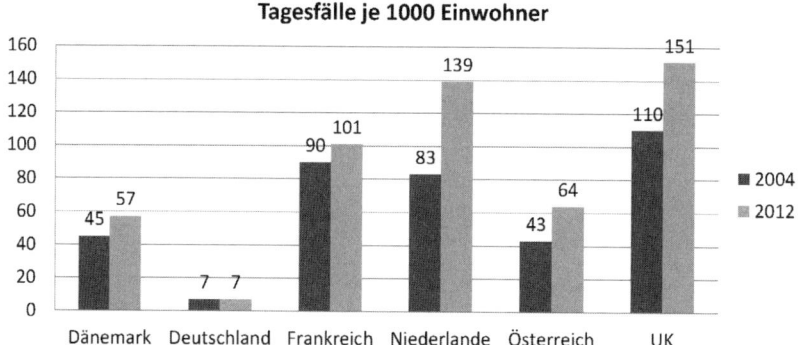

Abb. 5:   Entwicklung von Tagesfällen in Krankenhäusern im europäischen Vergleich
[14]

Die dahinterstehende organisationstheoretische Problematik resultiert aus der zu geringen Stufenförmigkeit des Organisationsmodells (stationäre vs. ambulante Versorgung), die sowohl hinsichtlich organisatorischer und qualitativer Standards als auch im Hinblick auf Honorierungsregelungen mit jeweils eigenen, teils anderen Rationalitäten arbeiten. Mit anderen Worten sind die Versorgungssprünge beim Übergang von einer in die andere Versorgung zu hoch und dies wirkt sich gerade dann deutlicher aus, wenn wie im deutschen Gesundheitssystem die Organisationsmodelle ambulanter, stationärer und auch rehabilitativer Versorgung stark voneinander abweichen.

Damit lässt sich festhalten, dass eine vor allem durch chronische Krankheiten dominierte Gesundheitsversorgung sowohl eine inter- als auch eine intra-sektorale Abstimmung und in der Konsequenz eine Orientierung an den Schnittstellenbildern benötigt. Die Idee einer „Integrierten Versorgung im weiteren Sinne" gewinnt an dieser Stelle - ungeachtet der sozialrechtlichen Ausprägung - neue Bedeutung, fokussiert eine „Integrierte Versorgung" doch eher auf die Orientierung einer am Patientenverlauf ausgerichteten Gesamtverantwortung (horizontale Orientierung) und weniger auf eine einrichtungsorientierte Optimierung (vertikale Orientierung).

Implikationen für eine digitalisierte Gesundheitsversorgung

Der Bedeutungsgewinn chronischer Krankheiten einerseits sowie die dadurch wachsende Interaktion verschiedener Medizin- und Pflegearrangements im zeitlichen Verlauf von Patientenverläufen andererseits erhöhen die Anpassungsnotwendigkeit von Diagnose- und Therapieentscheidungen und die damit einhergehende Anforderung an relevante Austauschprozesse in der Arbeitsteilung, die zwangsläufig mit Informationsaustauschprozessen verknüpft sind. Digitalisierungsentwicklungen stehen als Ausdruck einer veränderten Datenrelevanz und Datenverfügbarkeit Pate für die Notwendigkeit einer klientenorientierten Versorgung, die Patientenorientierung, Versorgungskontinuität sowie Informationskontinuität miteinander verbindet [15].

Das Beispiel des jüngst durch das e-health-Gesetz eingeführten Medikationsplans hilft, das Potenzial der Digitalisierungseffekte in der Koordination intra- und intersektoraler Arbeitsteilung zu beschreiben. Fehlende Vollständigkeit, fehlerhafte, missverständliche und mehrdeutige oder nicht aktuelle Medikationsdaten sind Teil von unerwünschten Arzneimittelinteraktionen und Arzneimittelnebenwirkungen und wirken insbesondere bei den Sektorenübergängen in besonderer Weise ein. Verschiedene Autoren weisen beispielsweise darauf hin, dass eine Vielzahl der Verordnungen Folge einer wiederholten Medikation ist [16,17]. Darüber hinaus steigt die Anzahl der Medikationen mit dem Alter der Patienten an, was die Relevanz von NCD auch an dieser Stelle wieder deutlich macht. Der Medikationsplan selbst ist dann eine organisationsrelevante Technologie, der den Interaktionsaspekt Medikation zwischen den handelnden Akteuren transparent macht, somit sowohl den Informationsaustausch zwischen den Akteuren (intrasektorale Arbeitsteilung) untermauert, als auch die Information in die Organisationsumgebung jedes einzelnen Akteurs integriert (intrasektorale Arbeitsteilung) [15]. Die Ergebnisse neuerer Studien zur Relevanz eines interprofessionellen Medikationsmanagements bestätigen die Notwendigkeit einer unterstützenden Organisationsform abgestimmter arbeitsteiliger Prozesse zwischen Sektoren und zwischen den Professionen [18, 19].

Verschiedenen Übersichtsarbeiten zufolge (etwa von DRANOVE et al.) wirkt die Art der Informationstechnologie weniger direkt über Veränderungen im unmittelbaren Diagnose- und Therapieprozess ein, sondern entfaltet die gesundheitsökonomischen Effekte über komplementäre Hebel im Sinne einer angepassten Organisations- und Prozesseffizienz [20, 21]. Diese Effekte sind jedoch erst mit Zeitverzögerung auf gesellschaftlicher Ebene realisierbar und unmittelbar abhängig von der Komplexität der Arbeitsteilung, etwa in Relation zur Fallschwere. Damit werden die Such- und Kommunikationsprozesse und die Verfügbarkeit von Wissen über medizinische und pflegerische Expertise verändert. Deshalb liegt vor allem das Potenzial in der verbesserten intersektoralen Abstimmung und daher ist die Analogie an eine Wertketten- und Wertshop-Logik - wie oben beschrieben - an dieser Stelle hilfreich. Somit kann eine Digitalisierungsstrategie als verbindendes Element an eine fortgeführte Logik „integrierender Versorgung" verstanden werden, in der die jeweilige

Koordinationslogik die verschiedenen Sektoren prozessorientiert verknüpft (vgl. Abb. 6).

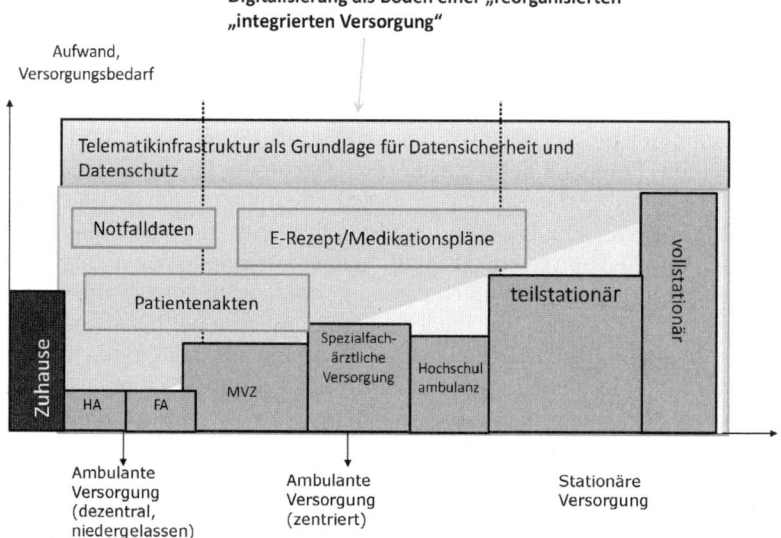

Abb. 6:   Digitalisierte Organisationsumgebung „integrierter Versorgung" [eigene Darstellung in Anlehnung an 22, 23]

Es gilt aber festzuhalten, dass digitalisierte Prozesse im Gesundheitswesen nur eine Infrastrukturlösung für notwendige Organisationsveränderungen anbieten, die parallel mit organisatorischen Re-Organisationsentwicklungen und vor allem mit Qualifikationsveränderungen sowohl innerhalb als auch zwischen den medizinisch-pflegerischen Professionen einhergehen werden. Viele Fragestellungen zur klientenorientierten Ausprägung des Gesundheitswesens sind hier noch offen, können aber durch die Digitalisierung einen Auftrieb erhalten.

Literatur
1.   COLOMBIER, C.: Drivers of Health Care Expenditure: Does Baumol's Cost Disease Loom Large? FiFo Dicussion Papers, No. 12-5 (2012)
2.   FROGNER, B., HUSSEY, P., ANDERSON, G.: Health Systems in industrialized countries. In: Glied, S., Smith, P. (Hrsg.): The Oxford Handbook of Health Economics. Oxford, Oxford University Press 8-29 (2011)
3.   BAUMOL, W.: The Cost Disease. Why Computers get cheaper and Health Care doesn't. New Haven, Yale University Press (2012)
4.   FELDER, S.: Auswirkungen der älter werdenden Gesellschaft auf das Gesundheitswesen - bleibt es bezahlbar? In: Günster, C., Klose, J., Schmacke, N. (Hrsg.):

Versorgungs-Report 2012. Schwerpunkt: Gesundheit im Alter. Stuttgart, Schattauer 23-32 (2012)

5.   CUTLER, D.: What are the health care entrepreneurs? The failure of organizational innovation in health care. Innovation Policy and the Economy 11 (1): 1-28 (2010)

6.   CECCHINI, M., LAUER, J., SASSI, F.: The OECD/WHO Chronic Disease Prevention (CDP) Model: A tool to identify effective and efficient strategies to prevent NCDs. In: Legetic, B., Cecchini, M. (Hrsg.): Applying modeling to improve health and economic policy decisions in the Americas: the case of noncommunicable diseases. Washington, OECD 7-33 (2015)

7.   LUX, G., STEINBACH, P., WASEM, J., WEEGEN, L., WALENDZIK, A.: Demografie und Morbiditätsentwicklung. In: Klauber, J., Geraedts, M., Friedrich, J., Wasem, J. (Hrsg.): Krankenhaus-Report 2013. Mengendynamik: mehr Menge, mehr Nutzen? Stuttgart, Schattauer 69-82 (2013)

8.   PICOT, A., DIETL, H., FRANCK, E., FIEDLER, M., ROYER, M.: Organisation. Theorie und Praxis aus ökonomischer Sicht (6. Aufl.). Stuttgart, Schäffer Poeschel (2012)

9.   STAUSS, B., BRUHN, M.: Wertschöpfungsprozesse bei Dienstleistungen - Eine Einführung in den Sammelband. In: Bruhn, M., Stauss, B. (Hrsg.): Wertschöpfungsprozesse bei Dienstleistungen - Forum Dienstleistungsmanagement. Wiesbaden, Gabler Verlag 3-28 (2007)

10.   STABEL, C., FJELDSTADT, Ø.: Configuring value for competitive advantage: on chains, shops and networks. Strategic Management Journal 19 (5), 413-437 (1998)

11.   HINZPETER, B., LIST, S.L., LAMPERT, T., ZIESE, T.: Entwicklung chronischer Krankheiten. In: Günster, C., Klose, J., Schmacke, N. (Hrsg.): Versorgungs-Report 2011. Schwerpunkt: Chronische Erkrankungen. Stuttgart, Schattauer 3-28 (2011)

12.   ROTHGANG, H., KALWITZKI, T., MÜLLER, R., RUNTE, R., UNGER, R.: Barmer GEK Pflegereport 2015 - Schwerpunktthema: Pflegen zu Hause. Schriftenreihe zur Gesundheitsanalyse, Bd. 36. Siegburg, Asgard-Verlagsservice (2015)

13.   ZERTH, J.: Dienstleistungsproduktion der Demenzversorgung: Eine Auseinandersetzung mit unterschiedlichen Rollen eines „Teamproduktionsphänomens". In: Pfannstiel, M., Rasche, C., Mehlich, H. (Hrsg.): Dienstleistungsmanagement im Krankenhaus. Nachhaltige Wertgenerierung jenseits der operativen Effizienz. Wiesbaden, Springer 235-251 (2016)

14.   GEISSLER, A., QUENTIN, W., BUSSE, R.: Ambulante Leistungen von Krankenhäusern im europäischen Vergleich. In: Klauber, J., Geraedts, M., Friedrich, J., Wasem, J. (Hrsg): Krankenhaus-Report 2016. Stuttgart, Schattauer 29-41 (2016)

15.   ZERTH, J., KIRCHNER-CULCA, S.: Akzeptanz des bundeseinheitlichen Medikationsplanes: Eine Betrachtung aus gesundheitsökonomischer Sicht. In: Duesberg, F. (Hrsg.): e-Health 2016. Informations- und Kommunikationstechnologien im Gesundheitswesen. Solingen, medical future verlag 129-135 (2016)

16.   MORECROFT, C., ASHCROFT, D., NOYCE, P.: Repeat dispensing of prescriptions in community pharmacies: a systematic review of the UK literature. International Journal of Pharmacy Practice 14 (1): 11-19 (2006)

17.   DE SMET, P., DAUTSENBERG, M.: Repeat Prescribing: Scale, Problems and Quality Management in Ambulatory Care Patients. Drugs 64 (16):1779-1800 (2004)

18.   KÖBERLEIN, J., MENNEMANN, H., HAMACHER, S., WALTERING, I., JAEHDE, U., SCHAFFERT, O.: Interprofessionelles Medikationsmanagement bei multimorbiden Patienten. Deutsches Ärzteblatt 113 (44) 741-748 (2016)

19.   ALLDRED, D., RAYNOR, D., HUGHES, C., BARBER, N., CHEN, T., SPOOR, P.: Interventions to optimize prescribing for older people in care homes. The Cochrane Database of Systematic Reviews 2: CD009095 (2013)

20.   DRANOVE, D., FORMAN, C., GOLDFARB, A., GREENSTEIN, S.: The Trillion Dollar Con-
       undrum: Complementarities and Health Information Technology. American Econo-
       mic Journal: Economic Policy 6 (4): 239-270 (2014)
21.   MCCULLOUGH, J., PARENTE, S., TOWN, R.: Health information technology and patient
       outcomes: The role of organizational and informational complementarities. Working
       Paper 18684. Cambridge, National Bureau of Economic Research (2013)
22.   OBERENDER, P., ZERTH, J., ENGELMANN, A.: Wachstumsmarkt Gesundheit (4. kompl.
       überarb. Aufl.). Stuttgart, utb (2016)
23.   SCHULTE, G.: „Ambulant vor stationär" - ein gesundheitspolitischer Grundsatz auf
       dem Prüfstand. In: Ulrich, V., Ried, W. (Hrsg.): Effizienz, Qualität und Nachhaltigkeit
       im Gesundheitswesen. Baden-Baden, Nomos 517-540 (2007)

Anschrift des Verfassers
Prof. Dr. Jürgen Zerth
Wilhelm Löhe Hochschule Fürth
Merkurstr. 41
90763 Fürth

Erfolgreiches „Altern" und Verbleib im Pflegeberuf

B. Vosseler

Einleitung

„Every patient needs a professional nurse" - gesellschaftliche und epidemiologische Entwicklungen stellen den Pflegearbeitsmarkt in Europa und speziell in Deutschland aufgrund der gesetzlichen Bestrebungen der sozialen Pflegeversicherung vor erhebliche Herausforderungen. Erwartet und erwünscht sind eine steigende Nachfrage nach Pflegedienstleistungen und stärkere Fokussierung auf die ambulante Primärversorgung. In der Folge müssen die Gesundheitsversorgungs-, Pflege- und Betreuungsleistungen von immer älter werdenden Mitarbeitenden erbracht werden.

Die strukturellen Rahmenbedingungen im Gesundheitswesen wirken dabei erschwerend und beeinträchtigen die Erweiterung professioneller Kompetenzen. Für den eigentlichen Kern des pflegerischen Handelns, die kurative, betreuende, begleitende und fürsorgende Hilfe und Unterstützung, bleibt im pflegerischen Alltag zu wenig Zeit. Gerade ältere Mitarbeitende stellen trotz der herausfordernden und wenig altersgerechten Arbeitsbedingungen die bestmögliche Versorgung und Unterstützung der Patienten, nach Möglichkeit in deren sozialer Umgebung, engagiert in den Mittelpunkt ihres pflegerischen Handelns. Die sich daraus ergebende Notwendigkeit, ältere Pflegende länger im Arbeitsleben zu halten, erfordert eine Erhaltung und Förderung ihrer körperlichen, aber auch psychischen Gesundheit. Pflegenden ein gesundes Altern im Beruf zu ermöglichen, bedeutet Wertschätzung ihrer täglichen Arbeit.

Zudem trägt die ambulante Pflege zur sozialen Versorgung der Bevölkerung bei. Eine zunehmende soziale Ungleichheit sowie neue Nutzergruppen erfordern zukünftig eine Ausweitung des Leistungsspektrums der ambulanten Pflege [1, S. 497f].

Obwohl eine teilweise Anpassung der Leistungssätze durch die Neuordnung der Pflegeversicherung zum 01.01.2017 stattgefunden hat, erbringen Pflegedienste ihre Leistungen nach wie vor unter einem großen ökonomischen Druck. Dieser führt zu einer erheblichen Arbeitsverdichtung. Infolgedessen sind die Arbeitsbedingungen der Pflegenden durch einen zunehmenden Leistungs- und Zeitdruck gekennzeichnet [2]. Körperliche und psychische Belastungen der Pflegenden finden ihren Ausdruck in der hohen Zahl der Arbeitsunfähigkeitszeiten. Der Gesundheitsreport 2014 der deutschen Angestelltenkrankenkasse bestätigte der Gesundheitsbranche 2013 die höchsten Arbeitsunfähigkeitszeiten unter den Mitgliedern [3]. Die Frühberentungsquote in den Pflegeberufen hat die 40%-Marke überschritten [4].

Auch im Jahr 2012 gab es einen erneuten Anstieg der Rentenzugänge zur Erwerbsunfähigkeitsrente bei Frauen. Dieser Zuwachs ist hauptsächlich der Zunahme psychischer Störungen geschuldet [5]. Die Mehrheit der Pflegenden erreicht das reguläre Renteneintrittsalter ohnehin nur selten [4]. Die seit dem Jahr 2012 gesetzlich verankerte schrittweise Anhebung des Rentenzugangsalters auf 67 Jahre wird zu einer immer größer werdenden Hürde.

Es besteht die Notwendigkeit, ältere Pflegende länger im Beruf zu halten. Trotz einer politischen Verantwortung für eine altersgerechte Arbeitnehmerpolitik ergibt sich auch für die Arbeitgeber dringender Handlungsbedarf, Lösungen hinsichtlich der Optimierung der Arbeitsprozesse und des Arbeitsumfeldes zu entwickeln, da innovative und motivierte Mitarbeiter die wichtigste Ressource der Arbeitgeber sind. Schon jetzt bilden die älteren Pflegenden das „Rückgrat" vieler Pflegeunternehmen [6].

Berufsbild der Pflege im ambulanten Sektor

Der Pflegeberuf erfordert lebenslanges Lernen und Anpassung. Trotz aller Bestrebungen zur Akademisierung ist und bleibt das Berufsbild der Pflege geprägt durch die Aspekte „Beziehung" und „Berührung" vor dem Hintergrund einer fundierten naturwissenschaftlichen Ausbildung. Die Professionalität zeichnet sich durch die Vernetzung der Lern-, Arbeits-, Wissens- und Bildungsprozesse und der Balance zur Wissenschaft auch in transmuralen und interprofessionellen wechselseitigen Lernprozessen aus.

Für die ambulante Pflege wird es zunehmend interessanter, die Anforderung an den Pflegeberuf und mögliche Einflussfaktoren auf die individuelle Arbeitsfähigkeit von Pflegenden zu beleuchten. Die Beteiligung der 55- bis 64-Jährigen am Erwerbsleben hat in den vergangenen Jahren im Vergleich zu den anderen Altersgruppen gravierend zugenommen. Diese Zunahme ist u.a. durch die Veränderung der Altersstruktur aufgrund der demografischen Entwicklung zu erklären. Durch die geburtenstarken Jahrgänge steigt die Zahl der 55- bis 59-jährigen Arbeitnehmer, während die Zahl der 60- bis 64-Jährigen rückläufig ist [7]. Bei der Verteilung des Anteils älterer Arbeitnehmer auf die verschiedenen Berufsgruppen sind deutliche Unterschiede erkennbar. Die Gesundheitsberufe gehören zu der Gruppe, die sich diesbezüglich in den letzten zehn Jahren stark verändert hat. Der Anteil der älteren Arbeitnehmer ist zwischen 2001 und 2011 um 73% angestiegen [8]. Der Zuwachs der Erwerbstätigen in den

Gesundheitsberufen fand im Wesentlichen bei den über 40-Jährigen statt. Hier nimmt die Zahl der über 55-Jährigen seit 2004 zu. Sie ist zwar noch geringer als unter anderen Beschäftigten, könnte sich aber bis 2020 gegenüber 2011 verdoppeln. Prognostiziert könnte das Durchschnittsalter in den Gesundheitsberufen bis zum Jahr 2020 auf 46,5 Jahre ansteigen [6].

In Anbetracht der Entwicklung von Pflegebedürftigkeit und vor dem Hintergrund der demografischen Herausforderung ist zu bedenken, dass bei den höheren Pflegestufen der Anteil der pflegenden Angehörigen deutlich sinkt, da hier eine fachlich anspruchsvolle und arbeitsintensive Versorgung in den Vordergrund rückt [9]. Die Arbeitsverdichtung bringt eine zunehmende körperliche und psychische Belastung mit sich, was zu einem vorzeitigen Berufsausstieg führt. Die NEXT-Studie zeigte schon 2005, dass Pflegekräfte mittleren Alters den Beruf früher verlassen und bei älteren Pflegenden eine höhere Arbeitsunfähigkeitsrate als in anderen Berufsgruppen zu verzeichnen ist [14].

Die steigende Zahl hochaltriger und häufig chronisch und multimorbid erkrankter Menschen wird den Bedarf an professionellen Betreuungsleistungen weiter wachsen lassen. Hinzu kommt, dass im fortgeschrittenen Alter die Wahrscheinlichkeit zunimmt, partnerlos zu leben. Das Potenzial pflegender Angehöriger wird sich durch veränderte Familienstrukturen und die zunehmende Frauenerwerbstätigkeit künftig reduzieren. Die Zunahme der Versorgungsleistungen und die gestiegenen Ansprüche an das Leistungsspektrum der ambulanten Pflege machen eine ausreichenden Bestand gut qualifizierten Personals notwendig. Der Bedarf an Pflegepersonal unterliegt hauptsächlich zwei Aspekten: einerseits der Entwicklung der Pflegebedürftigkeit, andererseits der Versorgungsanteile, die jeweils zwischen den Pflegenden und den pflegenden Angehörigen getragen werden. Somit wird der ambulanten Versorgung perspektivisch eine noch höhere Bedeutung zukommen [10].

Das Berufsbild und der Tätigkeitsbereich der ambulanten Pflege weisen neben der absolut erforderlichen Grundpflege, die als bettnahe Tätigkeit beschrieben wird, einige Besonderheiten auf. Folgende charakteristische Merkmale werden in der Literatur beschrieben [11, 12]:
• Pflege im häuslichen Bereich der Patienten,
• hohes Maß an Selbstständigkeit und Eigenverantwortung der Pflegenden,
• Einzeltätigkeit, mit eingeschränkten Möglichkeiten zum kommunikativen Austausch mit Kollegen und Vorgesetzten,
• fehlende Unterstützungsmöglichkeiten durch Kollegen, vor allem bei körperlich schweren Pflegetätigkeiten,
• hohes Maß an Fahrzeiten,
• zumeist kleine Einrichtungen als Arbeitgeber.

GLASER und HÖGE [11] beschreiben die Tätigkeitsmerkmale in der ambulanten Pflege aus arbeitswissenschaftlicher Sicht - aufgrund der Möglichkeit des eigenverantwortlichen und selbstorganisierten Arbeitens - als positive Grundlage für eine Weiterentwicklung von Kompetenzen der Pflegenden. Demgegenüber steht die hohe körperliche Arbeitsbelastung, die körperliche Beschwerden und Verschleißerscheinungen zur Folge hat. Hinzu kommen charakteristische psychische Belastungsfaktoren wie Zeit- und Leistungsdruck, fehlende Pausen, Rollenkonflikte, die aus der Interaktion mit Angehörigen und Patienten entstehen, Formen von Aggression, verbale, teilweise auch körperliche Gewalt und erlebte Widersprüche zwischen Finanzierbarkeit und tatsächlich erforderlichen pflegerischen Leistungen. Als stärkste negative Veränderung in den letzten Jahren arbeitete der DAK-BGW Gesundheitsreport 2006 die Zunahme des Arbeitstempos, den steigenden Anteil der Arbeitszeit für Dokumentationstätigkeiten und eine Zunahme der Behandlungspflege heraus. Dies wurde als Folge der kürzeren Krankenhausverweildauer interpretiert.

Pflegende bemängelten zudem, dass es an der Zeit für persönliche Gespräche mit den Klienten fehle. Pflege gilt als dialogische Tätigkeit, somit kann die Interaktion mit den Patienten als Kernaufgabe der pflegerischen Tätigkeit verstanden werden. Diese Interaktionsarbeit mit den Klienten gilt als wesentlicher Faktor für die Arbeitszufriedenheit Pflegender [13]. Zudem steht die Zufriedenheit Pflegender mit der Zufriedenheit der Patienten und der Qualität der Pflege in einem positiven Zusammenhang [14]. Als wichtige Ressourcen im ambulanten Bereich gelten ein überwiegend gutes Betriebsklima, eine positive Unternehmenskultur sowie ein von Vertrauen geprägtes Verhältnis zur Führung [12, 15].

Die Versorgung der Patienten in ihrer häuslichen Umgebung, die vorwiegend positive Beziehung zu den Pflegebedürftigen und die von ihnen entgegengebrachte Wertschätzung tragen ebenfalls zur Arbeitszufriedenheit Pflegender bei. Die kurze Aufenthaltsdauer stellt, trotz des engen Zeitfensters für pflegerische Tätigkeiten, ebenfalls eine Ressource dar, da belastende Situationen somit eine zeitliche Begrenzung erfahren [16].

Anforderungen an die Gesunderhaltung der Pflegenden

Trotz der bekannten epidemiologischen Entwicklungen, wie der Zunahme chronischer Erkrankungen, der Entstehung komplexerer Krankheitsbilder bedingt durch Multimorbidität oder der Entwicklung von Demenzen bei vulnerablen Gruppen, führen die moderne Gesundheitsversorgung und das progressive Gesundheitswissen zur Verbesserung der Lebensbedingungen mit einer

Beschleunigung der demografisch bedingten Alterung. In der Folge ist die Lebenserwartung in den letzten 30 Jahren um fünf bis sieben Jahre gestiegen. Schon heute sind ca. 35% der Bevölkerung zwischen 40-65 Jahre alt bei einem Durchschnittslebensalter von 41,9 Jahren [17].

Um dem steigenden Bedarf an individueller Gesundheitsversorgung bei begrenzten Ressourcen gerecht zu werden, sind Gesundheitsdienstleister auf die Partizipation durch Patienten angewiesen. Der „informierte Patient" im Sinne des Gesundheitsverhaltens und der Gesundheitskompetenz bedarf der Förderung, da die Ressourcen der Pflege pro prognostiziertem Pflegebedürftigen nahezu erschöpft sind. Der demografische Wandel trifft das Gesundheitssystem dazu von zwei Seiten: Es kommt zu einer doppelten Überalterung. Leistungen müssen von älter werdenden Mitarbeitenden erbracht werden, was bedeutet, dass ältere Pflegende länger im Arbeitsleben bleiben müssen. Dadurch werden ältere Arbeitnehmer zum Wirtschaftsfaktor, da aufgrund des zunehmenden Mangels an Fachkräften im Gesundheitswesen gerade Langzeitpflegeeinrichtungen und ambulante Pflegedienste nur schwer qualifiziertes Personal finden. Die Probleme und Folgen für den Arbeitsmarkt bei konstanter Zunahme der Pflegebedürftigkeit sind bekannt. Migration führt zu Verschiebungen und löst schon wegen der ethisch nicht vertretbaren Folgen in den Heimatländern der Pflegenden das Problem des auch international größer werdenden Fachkräftemangels nicht. Qualitative und quantitative Bildungsstrategien in den Pflegeberufen greifen erst, wenn der Pflege neue Rollen und erweiterte Kompetenzen gesetzlich zugesprochen werden. Die Arbeitsmarktorientierung ist gerade in der Pflege stark abhängig von der Attraktivität des Arbeitsplatzes und der Möglichkeit, Verantwortung für Pflegesituationen und -arrangements übernehmen zu dürfen. Insgesamt impliziert die Situation im Arbeitsfeld Pflege die verstärkte Notwendigkeit der Gesunderhaltung von älter werdenden Pflegenden. Die Erhaltung und Förderung ihrer körperlichen, sozialen und psychischen Gesundheit sollte gerade bei ambulanten Pflegediensten im Rahmen der Organisations- und Personalentwicklung höchste Priorität haben.

Mit der Einführung der Pflegeversicherung (SGB XI) im Jahr 1995 bekam die häusliche Pflege einen gesetzlichen Vorrang vor der stationären Versorgung. Der Aufbau einer flächendeckenden und ausreichenden Pflegeinfrastruktur wurde somit zu einem wesentlichen Auftrag der Pflegeversicherung. Die Zahl der ambulanten Pflegedienste hat sich seit 2009 um 2,7% bzw. um 300 Einrichtungen erhöht, die Zahl der ambulant Versorgten um 3,8% bzw. 21.000. Im Jahr 2011 lag die Zahl ambulanter Dienste insgesamt bei 12.300, davon befanden sich 63% in privater Trägerschaft. Der Anteil der freigemeinnützigen Träger betrug 36%, der Anteil der öffentlichen Träger nur 1% [18]. Diese Zahlen dokumentieren einen deutlichen Zuwachs: die ambulante Pflege gilt somit als ständig wachsender Versorgungssektor [2]. Im Durchschnitt betreut ein Pflegedienst 47 Pflegebedürftige. Bei den privaten Diensten sind es hingegen 36. Die Pflegedienste in freigemeinnütziger Trägerschaft versorgen etwa 65 Pflegebedürftige pro ambulantem Dienst [18]. Der größte Teil der Pflegeleistungen entspricht dem SGB V und SGB IX. Darüber hinaus werden weitere spezifische Leistungen angeboten, wie haushaltsnahe Dienstleistungen, Essen auf Rädern, Kurse für pflegende Angehörige oder besondere bedürfnisorientierte Betreuungsleistungen. Obwohl der ambulanten Pflege ein vielfältiges Leistungsspektrum bescheinigt wird, ist angesichts der künftigen demografischen und gesellschaftlichen Herausforderungen hier ein Erweiterungsbedarf erforderlich. Für bestimmte Nutzergruppen (z.b. Menschen mit demenziellen oder anderen psychischen Erkrankungen, Menschen in den Spät- und Endphasen chronischer Krankheiten, ältere Menschen mit körperlichen oder geistigen Behinderungen, allein lebende ältere Menschen, pflegebedürftige Menschen mit Migrationshintergrund sowie Menschen mit einem komplexen, oftmals auch technikintensiven Unterstützungsbedarf) gilt das Leistungsspektrum als zu begrenzt und unzureichend [1].

Den Anforderungen in der ambulanten Pflege steht ein sich abzeichnender Fachkräftemangel gegenüber. In den ambulanten Pflegeeinrichtungen ist der Anteil der weiblichen Beschäftigten mit 87,6% sehr hoch [18]. Die Beschäftigungssituation bei ambulanten Pflegediensten ist zudem gekennzeichnet durch eine kurze Verweildauer der Mitarbeiter und zusätzlich hohe Fluktuationsraten [13]. Hinzu kommt der starke Kosten- und Ökonomisierungsdruck, dem die Pflegeanbieter unterliegen, und der eine Verschlechterung der ohnehin belastenden Arbeitsbedingungen begünstigt. Ambulante Pflegedienste stehen bei der Rekrutierung von Arbeitskräftepotenzialen vor der ständigen Herausforderung, dass unter den gegebenen Arbeitsbedingungen und durch den begrenzten Personalschlüssel die Pflegenden ein Höchstmaß an Flexibilität mitbringen müssen. Der Wandel des Berufsbildes verschärft die Situation, da der Marktwert „akademische Pflegekraft" nur in Ansätzen definiert ist und die jüngeren Pflegenden sich in einer Arbeitswelt zurechtfinden müssen, die mit einem Verlust an Empathie und Wertschätzung einhergeht. Die für die ambulante Pflege fehlende gesetzliche Grundlage zur interdisziplinären Gesundheitsversorgung führt zu weiterem Qualitätsverlust in den Schnittstellen Kommunikation und Kooperation.

Einflussfaktoren auf die individuelle Arbeitsfähigkeit in der ambulanten Pflege

Die Einflussfaktoren auf die individuelle Arbeitsfähigkeit von älteren Pflegenden wurden 2015 im Rahmen der Studie „Arbeiten bis zur Rente im Bodenseekreis" erhoben. Ziel war es, die Faktoren zum Erhalt der Arbeitsfähigkeit älterer Pflegender in der ambulanten Pflege zu bestimmen. Für die Studie wurde ein qualitatives, analytisches Forschungsdesign gewählt. Im Zentrum der Untersuchung standen ältere Pflegende und ihre subjektive Sichtweise auf individuelle Einflüsse ihrer Arbeitsfähigkeit. Bei den teilnehmenden Pflegediensten wurden alle in der Pflege tätigen Personen der entsprechenden Einrichtung ab 45 Jahren eingeladen, die über eine mindestens sechsmonatige Erfahrung im Arbeitsfeld der ambulanten Pflege verfügten. Um einen Einblick in kollektive Sichtweisen und Einstellungen zu dem Thema „Faktoren zum Erhalt der Arbeitsfähigkeit älterer Pflegender" zu gewinnen, fanden zur Datenerhebung Gruppendiskussionen statt.

Um Klarheit über das Berufsbild und die Anforderungen in der Pflege zu bekommen sowie die Einflussfaktoren auf die Arbeitsfähigkeit älterer Pflegender zu identifizieren, waren folgende wissenschaftliche Fragestellungen handlungsleitend:
1.   In welchen Bereichen sehen Pflegefachkräfte notwendige altersgerechte Gestaltungsmaßnahmen ihrer Arbeitsbedingungen?
2.   Welche Maßnahmen zur Förderung und zum Erhalt ihrer individuellen Gesundheit wünschen sich Pflegefachkräfte speziell im ambulanten Bereich?
3.   Wo sehen Pflegefachkräfte altersgerecht ihre beruflichen Kompetenzen?

Die Datenauswertung erfolgte mit der qualitativen Inhaltsanalyse nach MAYRING [19]. Diese ermöglicht einen differenzierten und methodisch streng regelgeleiteten und systematischen Umgang mit sprachlichem Material. Die Hauptkategorien dieses Kategoriensystems, die das Ergebnis der Analyse darstellen, werden in Abbildung 1 dargestellt und mit aussagekräftigen Diskussionszitaten als Ankerbeispielen illustriert.

Für ältere Pflegende ergibt sich im Hinblick auf die individuelle Arbeitsfähigkeit ein Spannungsfeld. Sie erleben durch die abnehmende Leistungs- und Belastungsfähigkeit Einschränkungen, welche im Privatleben kompensiert werden, behalten aber trotzdem eine positive Einstellung zu ihrem Beruf. Die wichtigsten Einflussfaktoren, die zur Arbeitsbewältigungsfähigkeit beitragen, lassen sich mit den Kategorien „Freude am Beruf und berufliche Identität" (ausgedrückt in der Zufriedenheit und dem Verantwortungsbewusstsein), „Anerkennung und Wertschätzung" (durch Patienten und Arbeitsgeber), Akzeptanz im „Team" und „Kommunikation" (die sich durch die Unterstützung der Kollegen bemerkbar macht) beschreiben. Dem gegenüber stehen der zunehmende Arbeitsdruck und die persönlich empfundenen und als nicht veränderbar erlebten Rahmenbedingen sowie die Arbeitsbedingungen, die altersgerecht einer Anpassung bedürfen.

Einflussfaktoren auf die individuelle Arbeitsfähigkeit bei Pflegenden in der ambulante Pflege

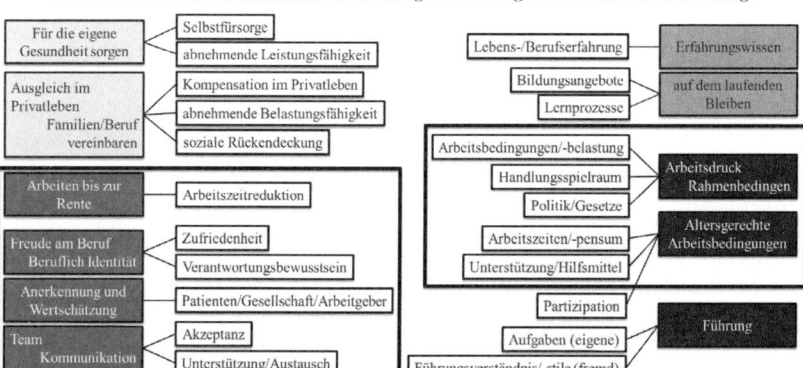

Abb. 1:   Übersicht Kategoriensystem mit Ankerbeispielen

Nach der Vorgehensweise der strukturierenden Inhaltsanalyse, orientiert an KUCKARTZ [20], fand anschließend zur weiteren Abstraktion eine deduktive Entwicklung von vier Zentralkategorien statt. Theoretische Grundlage war das arbeitswissenschaftliche Modell „Haus der Arbeitsfähigkeit" (vgl. Abb. 2). Dieses Konzept der Arbeitsbewältigungsfähigkeit verdeutlicht die Faktoren, die die Arbeitsfähigkeit eines Menschen beeinflussen [21]. Hierzu gehören die Familie, das persönliche Umfeld, die regionale Umgebung, äußere Handlungsträger sowie die politische Ebene [22]. Die Beschreibung der Arbeitsfähigkeit fokussiert Ziele des Arbeitsschutzes, menschlichen Wohlbefindens, der Arbeitsfähigkeit und mögliche Bewältigungsstrategien. Die Arbeitsbewältigungsfähigkeit wird verstärkt durch Partizipation, also die aktive Einbindung in den Prozess der Umgestaltung des Arbeitslebens, da Pflegende Experten ihrer Arbeit und Arbeitsgestaltung sind und Menschen während ihres gesamten Lebens lern-, bildungs- und veränderungsfähig sind. Ergänzend wurde durch die NEXT-Studie ein Zusammenhang zwischen Arbeitszufriedenheit und der Absicht, den Pflegeberuf zu verlassen, deutlich [14].

Abbildung 2 stellt die thematischen Zentralkategorien und ihre Ziele mit den zugeordneten Hauptkategorien dar, wodurch die möglichen Einflussfaktoren der individuellen Arbeitsfähigkeit sichtbar werden. Die deduktive Zuordnung der Kategorien gibt einen Hinweis auf die notwendige Optimierung der Arbeitsprozesse und des Arbeitsumfeldes. Arbeits- und organisationssoziologische wie auch arbeitspsychologische Konzepte beschreiben zudem den Zusammenhang zwischen Arbeit und Gesundheit. Demnach beeinflussen sich Belastungen und Ressourcen wechselseitig [23].

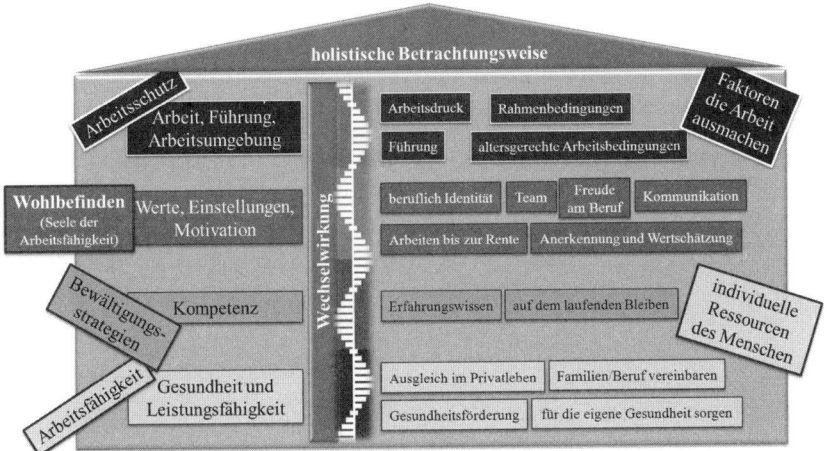

Abb. 2:   **Zuordnung der Hauptkategorien im Haus der Arbeitsfähigkeit**

Weitere theoretische Bezüge für ein erfolgreiches „Altern" und den Verbleib im Pflegeberuf sind mit der Leistungs- und Arbeitsfähigkeit benannt. Nach TEMPEL und ILMARINEN [22] ergibt sich die Leistungsfähigkeit eines Menschen aus der Wechselbeziehung zwischen Anforderungen im Arbeits-/Privatleben und individuellem Potenzial (Stärken/Schwächen). Das Gleichgewicht in der Leistungsfähigkeit bestimmt das Arbeits-/Privatleben. Stabilisierung des Gleichgewichts bedeutet längere Erwerbstätigkeit, besseres Wohlbefinden am Arbeitsplatz und erhöhte Lebensqualität, was dann die Arbeitsfähigkeit ausmacht [21].

Im Denken des Defekt-/Defizitmodells bestand die Annahme, dass die Leistungsfähigkeit des Organismus kontinuierlich nachlässt und sich die psychischen/physischen Leistungen des Menschen mit zunehmendem Alter verschlechtern. Diese defizitäre Sichtweise gilt nach BRANDENBURG und DOMSCHKE [24] als wissenschaftlich widerlegt. Aus arbeits- und organisationspsychologischer Sicht erfüllen Menschen ihre Aufgaben kompetent. Im Kompetenzmodell verändern sich die Leistungsvoraussetzungen qualitativ im Alterungsprozess. Die Geschwindigkeit der Informationsaufnahme nimmt ab, aber die Kommunikationsfähigkeit oder das psychische Durchhaltevermögen bleiben konstant und die Kooperationsfähigkeit und das Pflichtbewusstsein nehmen zu.

Arbeits- und organisationspsychologisch schließen Kompetenzen „(...) fach- und berufsübergreifende sowie persönlichkeitsnahe Leistungsvoraussetzungen mit ein, die Individuen zur Bewältigung von Aufgaben befähigen, für die sie noch keine fertigen und direkt abrufbaren Handlungsprogramme und Wissensvoraussetzungen besitzen. Der Kompetenzbegriff ist somit in einem ganzheitlichen und integrativen Sinne zu verstehen und bezieht, neben fachlich funktionalen, auch soziale, motivationale, volitionale und emotionale Aspekte des menschlichen Arbeitshandelns mit ein." [25, S. 622]. Die berufliche Handlungskompetenz umfasst dabei die Dimensionen Fach-, Personal- und Sozialkompetenz und bildet die Grundlage für die Entwicklung eines weiteren Kompetenzbereiches, den der Methoden- und Lernkompetenz. Diese Kompetenzbereiche werden von TEMPEL und ILMARINEN [22] ebenfalls als Grundlage der beruflichen Handlungskompetenz definiert.

Erfolgreiches „Altern" und Verbleib im Pflegeberuf

Die Arbeitsfähigkeit kann durch die Wechselwirkung von interpersonellen Ressourcen und Arbeitsanforderungen entwickelt und verbessert, aber auch vermindert werden. Um eine nachhaltige Verbesserung der Arbeitsfähigkeit zu erreichen, müssen Defizite im Bereich aller Einflussfaktoren ausfindig gemacht werden und die Maßnahmen einen ganzheitlichen Einbezug aller Faktoren erfahren. Ziel sollte die Entwicklung persönlicher Gesundheitskompetenzen und die Schaffung gesundheitsförderlicher Arbeitsbedingungen sein [26].

Orientiert am Konzept der Arbeitsbewältigungsfähigkeit kann ein erfolgreiches Altern und der Verbleib im Pflegeberuf an den individuellen Ressourcen des Menschen ansetzen. Handlungsmöglichkeiten bestehen dann in den Zentralkategorien „Gesundheit und Leistungsfähigkeit" mit dem Ziel des Erhalts der Arbeitsfähigkeit und „Kompetenz" mit dem Ziel, Bewältigungsstrategien zu entwickeln. Faktoren, die Arbeit ausmachen können in der Zentralkategorie „Arbeit-Führung-Arbeitsumgebung", müssen mit dem Ziel, den Arbeitsschutz zu verbessern, verändert werden. Werte, Einstellungen und Motivationen, welche zum Ziel haben, das Wohlbefinden der Mitarbeiter zu stärken, sind nach ILMARINEN [21] nur indirekt beeinflussbar. Verbesserungen in der Führungsqualität wirken sich unmittelbar auf die Einstellungen der Mitarbeiter aus.

Die „lidA-Langzeitstudie" [27] zeigt Zusammenhänge von Arbeit, Alter, Gesundheit und Erwerbsteilhabe bei den Jahrgängen 1959 und 1965 auf. Gesundheit wird als nur indirekte Größe für den vorzeitigen Erwerbsausstieg beschrieben. Die Motivlage älterer Erwerbstätiger ist vielschichtiger und spiegelt sich vor allem in der finanziellen Lage und familiären Situation wieder und ist abhängig von den arbeitsbezogenen Belastungen und Ressourcen.

Ältere Pflegende im Beruf zu halten, ist eine primäre Aufgabe des jeweiligen Arbeitgebers. Dies bestätigt die Studie „45 plus?" [28]. Die Autorinnen zeigen in ihren Ergebnissen eindeutig auf, dass die befragten Pflegenden „(...) sich Konzepte (erhoffen), die das Ziel haben, das Wissen und die Erfahrung älterer Mitarbeitender zu erhalten und wertzuschätzen (...), um die Qualität der Pflege zu gewährleisten, (...) um den Wissenstransfer zu jüngeren und unerfahreneren Kollegen sicherzustellen." [28, S. 371].

Der Verbleib von älteren Mitarbeitern in der Pflege ist ein komplexes prozessuales Geschehen. Orientierungsrahmen für die Wirkung von präventiven Maßnahmen und Handlungen bieten die Aspekte „Sozialstatus und Lebensstil" sowie „Arbeitsmotivation und Arbeitsfähigkeit" bezogen auf die Arbeitsgestaltung und das Gesundheitsempfinden im Hinblick auf eine neue Integration in die Arbeitsumgebung anstatt Frühpensionierung. Die intrinsische Motivation für den Pflegeberuf und der Wunsch, im Beruf zu bleiben, ist bei älteren Pflegenden hoch. Zudem ist er mit dem Anspruch verbunden, eine professionelle, qualitativ gute und den Bedürfnissen der zu Pflegendenden gerecht werdende Pflege zu leisten. Eine unterstützende Arbeitsumgebung ist hierfür zentral.

Zentralkategorie „Gesundheit und Leistungsfähigkeit"

Die Erhaltung der Arbeitsfähigkeit ist das vorrangige Ziel, damit es älteren Pflegenden möglich ist, in ihrem Beruf zu bleiben. Das setzt voraus, dass die physischen und psychischen Belastungen erfasst, analysiert und verringert werden. Ältere Mitarbeiter und deren potenzielle Einschränkungen oder Erkrankungen sollten gezielt Beachtung finden, um die individuellen Ressourcen des Menschen für ein erfolgreiches Altern im Pflegeberuf nutzbar zu machen. Hierzu gehört die Überprüfung von Arbeitsgestaltung, Abläufen und Schnittstellen durch regelmäßigen Austausch zwischen Führungskräften und Mitarbeitern im Sinne einer gelebten Feedbackkultur und soziale Unterstützung sowie das Bewusstsein und die Sensibilität für gesundheitsförderliches Verhalten im Arbeitsalltag, mit dem Bestreben, arbeitsbezogene Belastungen zu identifizieren und kritisch zu hinterfragen.

Anspruchsvolle Arbeitsaufgaben, die Entscheidungs- und Gestaltungsspielräume ermöglichen, sichern das Hinzulernen neuer Kenntnisse und wirken einem altersbedingten Verlust von Fähigkeiten entgegen. Der jeweiligen Arbeitssituation angepasste Fortbildungen tragen dazu bei, die Motivation von älteren Pflegenden zu erhalten. Pflegedienste sollten sich mit der Frage der angemessenen Aufgaben für unterschiedliche Generationen in der Pflege auseinander setzen.

Stressoren lassen sich im Arbeitsalltag der Pflege nicht vermeiden. BETTEX et al. (2016) beschreiben, dass der Prozess des Älterwerdens bei Pflegenden verbunden ist mit der Erkenntnis, mehr Gelassenheit, innere Ruhe, einen besseren Überblick und ein besseres Urteilsvermögen sowie ein größeres Erfahrungswissen zu haben [28, S. 372]. Ältere Pflegende können ihre Fähigkeiten und Grenzen besser einschätzen. Ein zeitgemäßes Stressbewältigungstraining sollte diese Aspekte berücksichtigen und das Selbstvertrauen und die Widerstandsfähigkeit stärken.

Zentralkategorie „Kompetenzen"

Älteren Pflegenden fällt es schwer, sich mit altersbedingten Einschränkungen auseinanderzusetzen. Ein positives Altersbild wirkt unterstützend auf berufliche Entwicklung und Arbeitsbedingungen. Dadurch können Bewältigungsstrategien entwickelt werden, die der Sorge entgegenwirken, auf Dauer nicht mit den Jüngeren mithalten zu können.

Unterschiede in der Arbeitsweise und -einstellung zwischen den Generationen der Pflegenden beziehen sich zunehmend auf Differenzen im Verantwortungs- und Pflichtbewusstsein. Ältere Pflegende nehmen ihre beruflichen Erfahrungen und ihr Wissen als Ressource für den Pflegedienst wahr und bemängeln zugleich, dass es nicht erkannt und wertgeschätzt wird. Die Unterschiedlichkeit der Generationen sollte nicht als Problem gesehen werden, sondern nutzbar gemacht werden. Eine kontinuierliche Entwicklung des Wissenstransfers zwischen jüngeren und älteren Pflegenden durch Erfahrungsabende, bei denen ältere Mitarbeiter ihr pflegerisches Erfahrungswissen zur Verfügung stellen und jüngere Mitarbeiter ihr aktuelles Fachwissen einbringen, trägt zur Sensibilisierung für gegenseitiges Verständnis bei und fördert die Gestaltung der Arbeitsbewältigung im Team. Durch ein unterstützendes Generationenmanagement wird ein integratives Miteinander gefördert. Studien zeigen, dass sich die Organisation der Arbeitsumgebung, eine entspannte Teamkultur und gegenseitige Unterstützung positiv auf die Zufriedenheit von Pflegenden auswirken [28].

Durch die Zunahme altersbedingter Belastungen besteht ein erheblicher Bedarf an alternativen Einsatzmöglichkeiten im pflegerischen Arbeitsfeld für ältere Pflegende. Dies setzt den Erwerb von Kompetenzen voraus. Eine Anpassung der Laufbahngestaltung muss vorausschauend geplant werden. Berufliche Entwicklungsmöglichkeiten älterer Pflegender sind wesentlich von der Unterstützung der Führungskräfte abhängig. Die persönliche Beratung bezüglich des Qualifizierungsbedarfs durch Führungskräfte fördert die Motivation zu kontinuierlichem Lernen. Die Identifizierung vorhandener Kompetenzen und entsprechende Angebote zur Arbeitsplatzgestaltung, die die Pflegearbeit bei zunehmendem Alter erleichtern, spiegeln die Wertschätzung und Anerkennung der bisher erbrachten Leistungen wider.

Ältere Pflegende möchten auch als solche wahrgenommen und respektiert werden. Altersgerechte betriebliche Gesundheitsförderung und Personalentwicklungsprogramme, die kompetenzfördernde Karrieremodelle bei gleichzeitigem Verbleib in der direkten Pflege zum Ziel haben, sind nur wirksam, wenn Führungskräfte offen für die Anliegen ihrer älteren Pflegenden sind und sich anerkennend und motivierend verhalten. Dadurch kann eine Identifikationsmöglichkeit mit dem Pflegedienst geschaffen werden, die eine Grundlage für eine anhaltende Arbeitsmotivation darstellt.

Zentralkategorie „Arbeit-Führung-Arbeitsumgebung"

Die Möglichkeiten für ein erfolgreiches Altern und Verbleiben im Pflegeberuf sollten gemeinsam von Führungskräften und Pflegenden eruiert und diskutiert werden. Ziel ist es, durch die Gestaltung von altersgerechten Arbeitsbedingungen einen bestmöglichen Arbeitsschutz zu erreichen. Für die Gesundheit und Motivation älterer Mitarbeiter spielt die soziale Umgebung am Arbeitsplatz eine Schlüsselrolle. Adäquate Arbeitsbedingungen und die Zusammenarbeit mit allen Berufsgruppen können eine harmonische Arbeitsumgebung bewirken. Das Führungsverhalten hat einen direkten Einfluss auf den Erhalt oder die Verbesserung der Arbeitsfähigkeit der Mitarbeiter [29]. Gute Führungsqualität zeichnet sich aus durch Kommunikationsfähigkeit mittels klarer Vorgaben und Ziele, Einbeziehung der Mitarbeiter in Entscheidungen sowie Anerkennung der Berufs- und Lebenserfahrung der Mitarbeiter. Ältere Pflegende erwarten von ihren Führungskräften Offenheit, Akzeptanz und Respekt und eine aufgeschlossene Einstellung gegenüber dem Älterwerden. Mitarbeitergespräche müssen das Thema „Arbeiten bis zur Rente" sowie Belastungen und gesundheitliche Einschränkungen integrieren.

Die Einführung von Arbeitszeitkonten zur Flexibilisierung der Arbeitszeit mit dem Ziel, die Arbeitsfähigkeit und Motivation der älterwerdenden Pflegenden zu erhalten, Gesundheit und Lebenszufriedenheit zu fördern und einer Frühpensionierung entgegenzuwirken, ist ein positives Signal der Führungskräfte, die Anliegen ihrer Mitarbeitenden ernst zu nehmen. 50% der zwischen 46- bis 50-Jährigen machen sich Gedanken über den richtigen Zeitpunkt der Pensionierung, wobei 20% über ihre Pension hinaus arbeiten wollen [30]. Neue und geeignete Arbeitsmodelle zur Arbeitsflexibilisierung älterer Pflegender sind Voraussetzung, damit ein erhebliches Ressourcenpotenzial nicht verloren geht. Die altersgerechte Entwicklung von Aufgabenportfolios begünstigt die Bereitschaft bis zur Rente oder sogar darüber hinaus zu arbeiten und ermöglicht es, die Erfahrung (Ressource) von älteren Mitarbeitenden betriebs- und volkswirtschaftlich sinnvoll zu nutzen.

Flexible Arbeitszeitmodelle, die sich an veränderte Lebensbedingungen anpassen, und eine individuelle Arbeitsplanung durch Partizipationsmöglichkeiten an der Dienstplangestaltung dienen dem stressfreien Arbeiten. Aufgrund der Arbeitsanforderungen in der ambulanten Pflege ist die Beratung und Unterstützung durch die Führungskraft hinsichtlich der Arbeitsgestaltung erforderlich. Ältere Pflegende wollen nicht kürzertreten, sondern sinnvollen Aufgaben nachgehen. Zeitmangel und Arbeitsdruck beeinflussen die Pflegequalität und wirken sich bei zunehmenden Alter auf die Arbeitsmotivation und Belastungsfähigkeit aus. Damit das Potenzial älterer Pflegender erhalten bleibt, sollte das Arbeitspensum schrittweise reduziert werden und Führungskräfte ihre Mitarbeiter entsprechend ihrer Stärken und Erfahrungen verwertbar einsetzen. Dieser allmähliche Rückzug trägt zur Sicherung des Erfahrungswissen bei.

Arbeitsbelastung in der Pflege: Wird alles nur noch schlimmer?

Auch wenn die Gesundheit nur einen indirekten Grund für den vorzeitigen Erwerbsausstieg darstellt, sollte es das Ziel eines jeden Arbeitgebers sein, das Wohlbefinden der Mitarbeitenden zu steigern.

Vorwiegend ältere Pflegende wünschen sich eine Einsatzplanung, die ihnen Zeit für den zu pflegenden Menschen lässt. Ein etwas ruhigerer Arbeitsalltag, losgelöst von ökonomischen Zwängen, würde Pflegenden und zu Pflegenden zugutekommen.

Der Zeit- und Leistungsdruck im Pflegedienst nimmt stetig zu. Mit zunehmendem Alter steigt auch die gefühlte Belastung. Altersgerechte Arbeitsbedingungen wie generationenübergreifende Aufgabenportfolios und Arbeitszeitflexibilisierung führen zur Entlastung und tragen zur Förderung sozialer Vernetzung im Pflegeteam bei.

Pflegende möchten sich auch mit zunehmenden Alter noch weiterentwickeln. Die stereotype Stigmatisierung, dass sie schneller überfordert sind, wird als abwertend empfunden [28]. Die Generation älterer Pflegender ab 45 Jahren ist geprägt von einer traditionellen Berufungs- und Diensthaltung, aber sie hat eine hohe berufliche Identität und engagiert sich für den eigenen Anspruch an eine professionelle Pflege. Diese Freude am Beruf darf als Ressource im Arbeitsalltag nicht unterschätzt werden. Ältere Pflegende haben eine positive Einstellung zum Beruf, aber auch den Anspruch auf einen Handlungsspielraum zur Gestaltung der pflegerischen Tätigkeit und zum Umsetzen eigener Berufserwartungen.

In der Pflege unterliegt die Arbeitszufriedenheit verschiedensten Faktoren: Art und Umfang der Arbeit, Arbeitsklima, Qualität der zwischenmenschlichen Beziehungen, Ausmaß an Professionalität und Autonomie bei der Arbeit sowie der Bezahlung [14]. Arbeitszufriedenheit und Bindung an den Pflegedienst stehen in einem engen Zusammenhang. Transparente und empathische Kommunikation zeichnen Führungsqualität aus und fördern die sozial-emotionalen Beziehungen. Autonomie, Anerkennung und wechselseitiges Lernen steigern die Professionalität in der Pflege über verschiedene Generationen hinaus.

Literatur
1.   BÜSCHER, A.: Ambulante Pflege. In: Schaeffer, D., Wingenfeld, K. (Hrsg.): Handbuch Pflegewissenschaft. Weinheim, Juventa Verlag 491-512 (2011)
2.   BÜSCHER, A., HORN, A.: Bestandsaufnahme zur Situation in der ambulanten Pflege. Ergebnisse einer Expertenbefragung. Veröffentlichungsreihe des Instituts für Pflegewissenschaft an der Universität Bielefeld (IPW) (2010)
3.   Deutsche Angestellten-Krankenkasse (DAK) (Hrsg.): DAK-Gesundheitsreport 2014: die Rushhour des Lebens. Gesundheits im Spannungsfeld von Job, Karriere und Familie. Analyse der Arbeitsunfähigkeitsdaten. Hamburg, DAK (2014)
4.   HIEN, W.: Pflegen bis 67? Die gesundheitliche Situation älterer Pflegekräfte. Frankfurt, Mabuse-Verlag (2009)
5.   NÖLLENHEIDT, C., BRENSCHEIDT, S.: Arbeitswelt im Wandel: Zahlen - Daten - Fakten (1. Aufl.). Dortmund, Bundesanstalt für Arbeitsschutz und Arbeitsmedizin (BAuA) (2014)
6.   TIVIG, T., HENSEKE, G., NEUHAUS, J.: Berufe im demografischen Wandel. Alterungstrends und Fachkräfteangebot. Dortmund, Bundesanstalt für Arbeitsschutz und Arbeitsmedizin (BAuA) (2013), (05.02.2017) http://www.inqa.de/SharedDocs/PDFs/ DE/Publikationen/berufe-im-demografischen-wandel.pdf?__blob = publicationFile
7.   Statistisches Bundesamt (Hrsg.): Frauen und Männer auf dem Arbeitsmarkt. Deutschland und Europa. Wiesbaden, Statistisches Bundesamt (2012)
8.   HASSELHORN, H.M., EBENER, M.: (2014): Gesundheit, Arbeitsfähigkeit und Motivation bei älter werdenden Belegschaften. In: Badura, B., Ducki, A., Schröder, H., Klose, J., Meyer, M. (Hrsg.): Fehlzeiten-Report 2014: Erfolgreiche Unternehmen von morgen - gesunde Zukunft heute gestalten. Berlin, Springer-Verlag 75-83 (2014)

9.   POHL, C.: Demografischer Wandel und der Arbeitsmarkt für Pflege in Deutschland: Modellrechnungen bis zum Jahr 2030. Pflege & Gesellschaft 16 (1): 36-51 (2011)

10.   NOWOSSADECK, S.: Demografischer Wandel, Pflegebedürftige und der künftige Bedarf an Pflegekräften. Eine Übersicht. Bundesgesundheitsblatt 56 (8): 1040-1047 (2013)

11.   GLASER, J., HÖGE, T.: (2005): Probleme und Lösungen in der Pflege aus Sicht der Arbeits- und Gesundheitswissenschaften. Dortmund, Bundesanstalt für Arbeitsschutz und Arbeitsmedizin (BAuA) (2005), (05.02.2017) http://www.baua.de/de/Publikationen/Fachbeitraege/Gd18.pdf?__blob = publicationFile&v = 6

12.   GREGERSEN, S.: Gesundheitsrisiken in ambulanten Pflegediensten. In: Badura, B. (Hrsg.): Fehlzeitenreport 2004. Gesundheitsmanagement in Krankenhäusern und Pflegeeinrichtungen. Berlin, Springer-Verlag 183-201 (2005)

13.   BECKE, G., BLESES, P.: Interaktion und Koordination: Befunde zur Arbeitssituation in ambulanten Pflegeunternehmen. In: Becke, G., Behrens, M., Bleses, P., Jahns, K., Pöser, S., Ritter, W. (Hrsg.): Nachhaltige Beschäftigungsfähigkeit in der ambulanten Pflege. Zwischenbericht des Projekts Zukunft Pflege. Forschungszentrum Nachhaltigkeit, Universität Bremen, artec-paper 33-56 (2013)

14.   HASSELHORN, H.-M., MÜLLER, B.H., TACKENBERG, P., KÜMMERLING, A., SIMON, M.: Berufsausstieg bei Pflegepersonal. Arbeitsbedingungen und beabsichtigter Berufsausstieg bei Pflegepersonal in Deutschland und Europa. Bremerhaven, Wirtschaftsverlag NW, Verlag für neue Wissenschaft (2005), (05.02.2017) http://www.baua.de/de/Publikationen/Schriftenreihe/Uebersetzungen/Ue15.pdf?__blob = publicationFile&v = 8

15.   GRABBE, Y., NOLTING, H.-D., LOOS, S., KRÄMER, K.: DAK-BGW Gesundheitsreport 2006 - Ambulante Pflege. Arbeitsbedingungen und Gesundheit in ambulanten Pflegediensten. Hamburg, DAK (2006)

16.   BLESES, P., JAHN, K., BEHRENS, M.: „Zufrieden, kompetent und gesund arbeiten" - Ressourcen und Herausforderungen nachhaltiger Beschäftigungsfähigkeit in der ambulanten Pflege. In: Becke, G., Behrens, M., Bleses, P., Jahns, K., Pöser, S., Ritter, W. (Hrsg.): Nachhaltige Beschäftigungsfähigkeit in der ambulanten Pflege. Zwischenbericht des Projekts Zukunft Pflege. Forschungszentrum Nachhaltigkeit, Universität Bremen, artec-paper 57-82 (2013)

17.   AFENTAKIS, A., MAIER, T.: Projektionen des Personalbedarfs und -angebots in Pflegeberufen bis 2025. Wirtschaft und Statistik 11: 990-1002 (2010)

18.   Statistisches Bundesamt (Hrsg.): Pflegestatistik 2011. Pflege im Rahmen der Pflegeversicherung. Deutschlandergebnisse. Wiesbaden, Statistisches Bundesamt (2013), (05.02.2017) https://www.destatis.de/DE/Publikationen/Thematisch/Gesundheit/Pflege/PflegeDeutschlandergebnisse5224001119004.pdf?__blob = publicationFile

19.   MAYRING, P.: Qualitative Inhaltsanalyse (11. aktual. u. überarb. Aufl.). Weinheim, Beltz Verlag (2010)

20.   KUCKARTZ, U.: Qualitative Inhaltsanalyse. Methoden, Praxis, Computerunterstützung. Weinheim, Juventas Verlag (2012)

21.   ILMARINEN, J.: Arbeitsfähig in die Zukunft In: Giesert, M. (Hrsg.): Arbeitsfähig in die Zukunft. Willkommen im Haus der Arbeitsfähigkeit. Hamburg, VSA Verlag 20-29 (2011)

22.   TEMPEL, J., ILMARINEN, J.: Arbeitsleben 2025. Das Haus der Arbeitsfähigkeit im Unternehmen bauen. Hamburg, VSA Verlag (2013)

23.   SCHWARTZ, F.W., WALTER, U., SIEGRIST, J., KOLIP, P., LEIDL, R., DIERKS, M.-L., BUSSE, R., SCHNEIDER, N.: Public Health. Gesundheit und Gesundheitswesen (3. völlig neu bearb. u. erw. Aufl.). München, Elsevier Urban & Fischer GmbH (2011)

24.	BRANDENBURG, U., DOMSCHKE, J.-P.: Die Zukunft sieht alt aus. Herausforderungen des demografischen Wandels für das Personalmanagement. Wiesbaden, GWW Fachverlage GmbH (2007)

25.	NERDINGER, F.W.: Arbeitsmotivation und Arbeitszufriedenheit. In: Nerdinger, F.W., Blickle, G., Schaper N. (Hrsg.): Arbeits- und Organisationspsychologie (3. vollst. überarb. Aufl.). Berlin, Springer-Verlag 419-438 (2014)

26.	PRÜMPER, J., RICHENHAGEN, G.: Von der Arbeitsunfähigkeit zum Haus der Arbeitsfähigkeit: Der Work Ability Index und seine Anwendung. In: Seyfried, B. (Hrsg.): Ältere Beschäftigte: Zu jung, um alt zu sein. Bielefeld, W. Bertelsmann Verlag 135-145 (2011)

27.	PETER, R., HASSELHORN, H.-M.: Arbeit, Alter, Gesundheit und Erwerbsteilhabe. Ein Modell. Bundesgesundheitsblatt 56: 415-421 (2013)

28.	BETTEX, D., KARDE, C., SPIRIG, R.: 45 plus? „Wir sind doch die Zukunft!" Erleben des Arbeitsalltags von Pflegenden auf der Intensivstation: eine qualitative Studie. Pflege & Gesellschaft 4: 362-376 (2016)

29.	ILMARINEN, J., TEMPEL, J.: Arbeitsfähigkeit 2010 - Was können wir tun, damit Sie gesund bleiben? Hamburg, VSA Verlag (2002)

30.	FHS St. Gallen: Flexible Arbeitsmodelle als Antwort auf den Fachkräftemangel. Forschungsprojekt der FHS St. Gallen (o.J.)

Anschrift der Verfasserin
Prof. Dr. Birgit Vosseler
Fachhochschule St. Gallen, Hochschule für Angewandte Wissenschaften
Fachbereichsleitung Gesundheit
Rosenbergstr. 59
CH - 9001 St. Gallen

Mutterschutz im Gesundheitsdienst - Das neue Mutterschutzgesetz

D. Köster

Das derzeitige Mutterschutzgesetz (MuSchG) stammt aus dem Jahr 1952. Seit seinem erstmaligem Inkrafttreten haben sich die gesellschaftlichen Rahmenbedingungen jedoch grundlegend verändert. Zusätzlich zum MuSchG wurde 1997 die EU-Richtlinie 92/85/EWG mit der Verordnung zum Schutze der Mütter am Arbeitsplatz in deutsches Recht umgesetzt. Da viele Regelungen der bestehenden Gesetze nicht mehr zeitgemäß sind, hat die derzeitige Bundesregierung eine Reform des MuSchG beschlossen. Der Bundesrat hat zugestimmt. Das Gesetz soll 2017 in Kraft treten. In das neue MuSchG wird die Verordnung zum Schutze der Mütter am Arbeitsplatz (MuSchArbV) integriert. Der neue Name heißt „Gesetz zum Schutz von Müttern bei der Arbeit, in der Ausbildung und im Studium". Für den Gesundheitsdienst wurden viele einschneidende Neuerungen beschlossen, so dass es sinnvoll ist, die bestehenden Regelungen in den betreuten Einrichtungen zu überprüfen und gegebenenfalls anzupassen.

Das MuSchG wurde neu gegliedert und enthält die Abschnitte:
* Allgemeine Vorschriften,
* Gesundheitsschutz,
* Kündigungsschutz,
* Leistungen,
* Durchführung des Gesetzes,
* Bußgeld- und Strafvorschriften,
* Schlussvorschriften.

Im Folgenden soll auf die Neuregelungen im Vergleich zum derzeit gültigen Gesetz eingegangen werden.

Allgemeine Vorschriften

Der Anwendungsbereich (§ 1) wurde deutlich erweitert, denn neben Frauen in einer Beschäftigung sind jetzt auch
* Frauen in betrieblicher Berufsbildung und Praktikantinnen,
* Frauen mit Behinderung in Werkstätten für Behinderte,
* Entwicklungshelferinnen,
* Frauen im Jugend- oder Bundesfreiwilligendienst,
* Frauen einer geistlichen Genossenschaft,

82

- Frauen die wegen ihrer wirtschaftlichen Unselbstständigkeit als arbeitnehmerähnliche Personen anzusehen sind und
- Schülerinnen und Studentinnen

einbezogen. Wer Arbeitgeber dieser Frauen ist, wird in § 2 definiert.

Für den Gesundheitsdienst ergibt sich damit die Notwendigkeit zu prüfen, welche Frauen in der jeweiligen Einrichtung zusätzlich unter den Schutz des Gesetzes fallen. Das können beispielsweise Frauen im Praktischen Jahr (PJ), Freiwilligen Sozialen Jahr (FSJ) oder sonstige Praktikantinnen sein. Wie der Arbeitgeber dieser Frauen und die Beschäftigungsstelle zusammenarbeiten, ist im Gesetz nicht geregelt. Es gilt weiterhin nicht für Beamtinnen; für diese gelten die gleichen Regelungen durch das Bundesbeamtengesetz.

Die Schutzfristen (§ 2) vor und nach der Entbindung sind gleich geblieben, neu ist nur eine Verlängerung der Schutzfrist auf 12 Wochen nach der Entbindung bei Kindern mit Behinderung auf Antrag der Frau. Schülerinnen und Studentinnen dürfen auf Antrag auf die Schutzfrist nach der Geburt verzichten, können dies aber jederzeit widerrufen.

Gesundheitsschutz

Bei den Arbeitszeiten (§ 3) haben sich Veränderungen ergeben. Ausnahmen, die bisher im MuSchuG § 8 (3) und (4) geregelt waren, wurden aufgehoben. Eine Beschäftigung zwischen 20.00 und 22.00 Uhr ist möglich,
- wenn sich die Frau dazu ausdrücklich bereit erklärt,
- ein ärztliches Unbedenklichkeitszeugnis vorliegt,
- keine Alleinarbeit stattfindet und
- die betroffene Frau ihre Erklärung jederzeit widerrufen kann.

Eine Beschäftigung an Sonn- und Feiertagen ist ebenfalls möglich,
- wenn sich die Frau dazu ausdrücklich bereit erklärt,
- keine Alleinarbeit stattfindet und
- die betroffene Frau ihre Erklärung jederzeit widerrufen kann.

Die Ausnahme vom allgemeinen Verbot der Arbeit an Sonn- und Feiertagen muss zugelassen sein. Für Einrichtungen im Gesundheitsdienst bedeutet das, dass schwangere Frauen im Dienstplan für die Sonn- und Feiertage nicht mehr automatisch berücksichtigt werden können. Wenn eine Frau sich bereit erklärt, in der Spätschicht bis 22.00 Uhr oder an Sonn- und Feiertagen zu arbeiten, muss der Arbeitgeber die zuständige Aufsichtsbehörde informieren (§ 25). Die

Aufsichtsbehörde kann verbieten, dass schwangere oder stillende Frauen bis 22.00 Uhr oder an Sonn- und Feiertagen arbeiten (§ 26).

Bei der Freistellung (§ 6) für Untersuchungen und zum Stillen hat es sich dahingehend geändert, dass die Stillzeitzeit nur noch 12 Monate nach der Entbindung gewährt werden muss.

Bei der Gestaltung der Arbeitsbedingungen (§ 8) haben sich weitreichende Neuerungen ergeben. Ein Diskriminierungsverbot wird ausdrücklich genannt. Soweit verantwortbar, soll die Fortführung der bisherigen Tätigkeit ermöglicht werden.

Der Begriff der „unverantwortbaren Gefährdung" wurde neu in das Gesetz eingefügt. „Eine Gefährdung ist unverantwortbar, wenn die Eintrittswahrscheinlichkeit einer Gesundheitsbeeinträchtigung angesichts des möglichen Gesundheitsschadens nicht hinnehmbar ist. Eine unverantwortbare Gefährdung gilt als ausgeschlossen, wenn der Arbeitgeber alle Vorgaben einhält, die aller Wahrscheinlichkeit dazu führen, dass die Gesundheit einer schwangeren und stillenden Frau oder ihres Kindes nicht beeinträchtigt wird."

Dieser neue Begriff wird kritisiert. Beispielhaft soll hier die Stellungnahme des Bundesrates erwähnt werden: „Der Bundesrat sieht jedoch die im Gesetzentwurf in § 8 vorgenommene Abweichung zur Regelungssystematik im Arbeitsschutzgesetz durch Einführung einer Risikobetrachtung, verbunden mit der neuen Begrifflichkeit einer ‚unverantwortbaren' Gefährdung, kritisch. Der im Arbeitsschutzgesetz (ArbSchG) für alle Beschäftigten verankerte allgemeine Grundsatz, wonach Gefährdungen möglichst vermieden und verbleibende Gefährdungen möglichst gering gehalten werden, darf nicht unterlaufen werden."

Der Arbeitgeber hat sicherzustellen, dass schwangere und stillende Frauen ihre Tätigkeit kurz unterbrechen können. Er muss dafür sorgen, dass sich die Frauen während der Pausen und Arbeitsunterbrechungen unter geeigneten Bedingungen hinlegen, hinsetzen und ausruhen können.

Alle Maßnahmen des Arbeitgebers müssen dem Stand der Technik, der Arbeitsmedizin und der Hygiene sowie den sonstigen gesicherten wissenschaftlichen Erkenntnissen entsprechen. Der Arbeitgeber hat bei seinen Maßnahmen die vom Ausschuss für Mutterschutz ermittelten Regeln und Erkenntnisse zu berücksichtigen.

Der Arbeitgeber kann zuverlässige und fachkundige Personen schriftlich damit beauftragen, ihm obliegende Aufgaben nach diesem Unterabschnitt in eigener

Verantwortung wahrzunehmen. Der Bundesrat bemerkt in seiner Stellungnahme dazu: Im Entwurf des Mutterschutzgesetzes fehlt in § 9 der Hinweis, dass die Gefährdungsbeurteilung nur von fachkundigen Personen durchgeführt werden darf und der Arbeitgeber sich z.b. durch einen Betriebsarzt oder eine Fachkraft für Arbeitssicherheit beraten lassen kann, sofern er nicht selbst über entsprechende Kenntnisse verfügt. In der Begründung zu § 8 Abs. 5 MuSchG wird fehlerhaft ausgeführt, dass z.b. die entsprechenden Unternehmerpflichten von Betriebsärzten oder Fachkräften für Arbeitssicherheit wahrgenommen werden können. § 8 Abs. 5 MuSchG ist nahezu wortgleich zum § 13 Abs. 2 ArbSchG. Hier geht es um die Übertragung der Arbeitsschutzpflichten auf zuverlässige und fachkundige Personen zur Wahrnehmung in eigener (öffentlich-rechtlicher) Verantwortung und nicht auf Betriebsärzte und Fachkräfte.

Die Gefährdungsbeurteilung nach § 5 ArbSchG wird erweitert: Für jede Tätigkeit muss die Gefährdung nach Art, Ausmaß und Dauer beurteilt werden, denen eine schwangere oder stillende Frau oder ihr Kind ausgesetzt sein kann (§ 9).

Dabei ist zu ermitteln, ob
• keine Schutzmaßnahmen erforderlich sein werden,
• die Umgestaltung der Arbeitsbedingungen erforderlich sein wird und
• eine Fortführung der Tätigkeit an diesem Arbeitsplatz nicht möglich sein wird.

Bei Inkrafttreten des neuen MuSchG muss also die bestehende Gefährdungsbeurteilung entsprechend erweitert sein und das auch für Arbeitsplätze, an denen nur Männer beschäftigt werden. Ohne die Gefährdungsbeurteilung darf eine schwangere oder stillende Frau nicht beschäftigt werden. Über diese Gefährdungsbeurteilung müssen alle Beschäftigten unterrichtet werden (§ 13). Die Gefährdungsbeurteilung muss bei aktuellem Anlass konkretisiert werden, die betroffene Frau ist zu informieren, aber nicht zu beteiligen.

In § 10 findet sich eine umfassende Aufstellung unzulässiger Gefährdungen für schwangere Frauen, in § 11 für stillende Frauen. Das sind - wie bereits bisher - der Umgang mit kanzerogenen, mutagenen und reproduktionstoxischen (CRM-) Stoffen, plazentagängigen Gefahrstoffen, toxischen Stoffen, Biostoffen der Risikogruppen 2 und 3 - außer die Frau ist immun - und Biostoffen der Risikogruppe 4.

Bei den physikalischen Einwirkungen gelten dieselben Einschränkungen wie bisher, allerdings lässt der Gesetzestext es offen, ab welcher Schwelle die

Einwirkung eine unverantwortbare Gefährdung darstellt. Hinweise auf entsprechende Verordnungen fehlen.

Bei den Arbeitsbedingungen gibt es einige Veränderungen:
- bei Tätigkeiten mit ständigem Stehen ist „bewegungsarm" eingefügt;
- der Einsatz auf Beförderungsmitteln ist während der gesamten Schwangerschaft nicht erlaubt, wenn dies für die Frau oder ihr Kind eine unverantwortbare Gefährdung darstellt - im Umkehrschluss ist es möglich, wenn dabei keine Gefährdung festgestellt wird;
- wenn bei der Tätigkeit Tätlichkeiten zu befürchten sind, darf eine schwangere Frau nicht eingesetzt werden;
- das Tragen von Schutzausrüstung ist nicht erlaubt, wenn das Tragen eine Belastung darstellt;
- generell ist Fließarbeit oder getaktete Arbeit mit vorgeschriebenem Tempo verboten. Die Behörde kann allerdings Ausnahmen zulassen.

Für stillende Frauen ist der Umgang mit reproduktionstoxischen Gefahrstoffen oder mit Stoffen mit Wirkung auf die Laktation, der Umgang mit Biostoffen wie bei schwangeren Frauen, der Umgang mit ionisierender und nicht ionisierender Strahlung und Fließarbeit oder getaktete Arbeit mit vorgeschriebenem Tempo nicht erlaubt.

Die Rangfolge der Schutzmaßnahmen wird in § 12 erläutert. Werden Gefährdungen festgestellt,
- müssen die Arbeitsbedingungen umgestaltet werden;
- andernfalls ist die Frau an einem anderen Arbeitsplatz einzusetzen;
- ist beides nicht möglich, darf die schwangere oder stillende Frau nicht weiter beschäftigt werden.

In den Erläuterungen zum Entwurf des neuen MuSchuG steht, dass ein von einem Betriebsarzt im Auftrag des Arbeitgebers erlassenes Beschäftigungsverbot als betriebliches Beschäftigungsverbot einzuordnen ist. Das ist so nicht korrekt, da der Betriebsarzt nur Beratungsfunktionen hat. Arbeitgeberpflichten können nicht auf ihn übertragen werden.

Die Dokumentations- und Informationspflichten durch den Arbeitgeber wurden erweitert:
- schriftliche Dokumentation der durchgeführten Gefährdungsbeurteilung im Hinblick auf schwangere und stillende Frauen,
- Dokumentation der Konkretisierung bei Eintreten des Mutterschutzfalls,
- Information aller Beschäftigten über das Ergebnis der Gefährdungsbeurteilung,

• Information der schwangeren oder stillenden Frau über die konkretisierte Gefährdungsbeurteilung.

Das ärztliche Beschäftigungsverbot steht in § 15 - es ist gleich geblieben.

Kündigungsschutz und Leistungen

Der Kündigungsschutz (§ 16) wurde erweitert - er gilt auch für Fehlgeburten nach der zwölften Schwangerschaftswoche. An den Leistungen während der Schutzfristen hat sich nichts geändert.

Durchführung des Gesetzes

Die Mitteilungs- und Aufbewahrungspflichten des Arbeitgebers wurden erweitert,

• die unverzügliche Benachrichtigung der Behörde nach Mitteilung der Schwangerschaft ist wie bisher vorzunehmen.

• Falls eine Frau stillt, deren Schwangerschaft bisher nicht angezeigt wurde, ist auch das anzeigepflichtig.

• Der Arbeitgeber muss der Behörde mitteilen, wenn Frauen zwischen 20.00 und 22.00 Uhr und an Sonn- und Feiertagen beschäftigt werden.

Alle anderen Angaben muss der Arbeitgeber nur auf Verlangen der Behörde machen.

Auch die Zuständigkeiten und Befugnisse der Behörden wurden erweitert:

• Eine Ausnahme vom Verbot der Mehr- und Nachtarbeit kann in besonders begründeten Fällen bewilligt werden.

• Es kann ein Verbot der Arbeit nach 20.00 Uhr und an Sonn- und Feiertagen ausgesprochen werden.

• Eine Ausnahme vom Verbot der taktgebundenen Arbeit kann ebenfalls ausgesprochen werden.

Schlussvorschriften

Neu gebildet wird ein Ausschuss für Mutterschutz, in § 27 sind dazu Einzelheiten aufgeführt. Zu den Aufgaben gehören

• Art, Ausmaß und Dauer der möglichen unverantwortbaren Gefährdung nach wissenschaftlichen Erkenntnissen zu ermitteln und zu begründen,

- sicherheitstechnische, arbeitsmedizinische und arbeitshygienische Regeln zum Schutz der schwangeren oder stillenden Frau und ihres Kindes aufzustellen,
- das Bundesministerium für Familien, Senioren, Frauen und Jugend (BMFSFJ) in allen mutterschutzbezogenen Fragen zu beraten.

Über die Auswirkung des Gesetzes soll zum 01.01.2021 ein Evaluationsbericht vorgelegt werden (§ 31).

Für die Einrichtungen des Gesundheitsdienstes ergibt sich im Hinblick auf die neue Gesetzgebung die Notwendigkeit, die bestehende Gefährdungsbeurteilung zu erweitern und die Information aller Beschäftigten sicherzustellen. Auf der Website „Operieren in der Schwangerschaft" (http://www.opids.de) gibt es dazu umfangreiches Material, das ständig erweitert wird. Durch die Einschränkung der Möglichkeit zur Sonn- und Feiertagsarbeit muss überprüft werden, wie die Dienstplangestaltung zu erfolgen hat, wenn eine Frau ihre Schwangerschaft meldet. Auf der anderen Seite müssen aber Diskriminierungen vermieden und den Frauen, wann immer es verantwortbar ist, die Fortführung ihrer bisherigen Tätigkeit ermöglicht werden. Wenn der Arbeitgeber Betriebsärzten Aufgaben nach § 8 (5) überträgt, ist das mit einem erhöhten Zeitaufwand verbunden. Betriebsärzte sollten daher überprüfen, ob ihre Einsatzzeit dafür ausreicht und gegebenenfalls eine Erhöhung verlangen.

Literatur
1.   Deutscher Bundestag, 18. Wahlperiode: Gesetzentwurf der Bundesregierung: Entwurf eines Gesetzes zur Neuregelung des Mutterschutzrechts. Drucksache 18/8963 (2016)
2.   Deutscher Bundesrat: Stellungnahme des Bundesrates zum Entwurf eines Gesetzes zur Neuregelung des Mutterschutzgesetzes. Drucksache 230/16 (2016)
3.   Mutterschutzgesetz in der Fassung der Bekanntmachung vom 20.06.2002 (BGBl. I S. 2318), das zuletzt durch Artikel 6 des Gesetzes vom 23.10.2012 (BGBl. I S. 2246) geändert worden ist
4.   Verordnung zum Schutze der Mütter am Arbeitsplatz vom 15.04.1997 (BGBl. I S. 782), die zuletzt durch Artikel 5 Absatz 8 der Verordnung vom 26.11.2010 (BGBl. I S. 1643) geändert worden ist
5.   Deutsche Gesellschaft für Orthopädie und Unfallchirurgie (DGOU) e.V. - Junges Forum: Operieren in der Schwangerschaft - http://www.opids.de (27.11.2016)

Anschrift der Verfasserin
Dr. Dorothea Köster
Breitensteinstr. 50
72574 Bad Urach

II. Infektiologische Probleme

Impfgegner und Inhaltsstoffe

W. Maurer

Impfstoffe sind biologische Arzneimittel, die aus Wirkstoffen (active ingredients) und Hilfsstoffen (excipiens, non-active ingredients) bestehen (s. Tafel 1). Als komplexe Arzneimittel sind Impfstoffe weder Generika noch Biosimilars. Jeder Impfstoff steht daher für sich alleine, mit eigenem Wirksamkeits- und Nebenwirkungsprofil [1].

Aktive Wirkstoffe
- Antigen(e)

Nicht aktive Wirkstoffe = Hilfsstoffe = excipiens
- Adjuvans, Wirkverstärker (Aluminiumhydroxid, Aluminiumphospate, Squalene)
- Stabilisatoren (Dextran, humanes Serum Albumin, Gelatine)
- Konservierungsmittel (Thiomersal, 2-Phenoxyethanol, Phenol)
- Inaktivierungsmittel (Formaldehyd, ?-Propiolacton, Thiomersal*)
- Produktionsverunreinigungen("egg proteins", cell culture proteins, DNA, residues from fermentation media, residues from production etc.)
- Puffer (PBS, Kochsalzlösung etc.)
- Water for Injection (Wfl), pyrogenfrei

*   Thiomersal als Produktionsrückstand z.B. in Hepatitis B-Impfstoffen bis zum zweiten Quartal 2008; Menge maximal 1 µg; Kinderimpfstoffe seit ca. 2000 frei von Thiomersal als Konservierungsmittel; früher Menge von 0,01 % ≙ 100 µg

---

Tafel 1:   Inhaltsstoffe von Vakzinen: active ingredients - non active ingredients

In medialer Kritik stehen bei Impfgegnern oft die Hilfsstoffe, nicht so sehr die tatsächlich wirksamen Antigene. Manche dieser Argumente erscheinen mitunter nicht unlogisch. So kann das Argument „Formaldehyd ist in Pressspanplatten verboten, in Impfstoffen aber erlaubt - aber bitte nicht bei meinem Kind" durchaus einleuchtend sein. Formaldehyd (HCHO) ist jedoch ein normales, lebensnotwendiges Stoffwechselprodukt von Pflanze und Tier, körpereigener Formaldehyd kann daher gar nicht verboten werden. Lediglich Kleber, die Formaldehyd ausgasen, sind in der Herstellung von Pressspanplatten verboten. Formaldehyd ist seit 2010 als Karzinogen anerkannt, wenn es als Gas sinonasal aufgenommen wird. Erwachsene produzieren und metabolisieren 50 g Formaldehyd pro Tag. Die intrazelluläre Produktion von Purin und Thymidin als Bausteine von Nukleinsäuren benötigt Formaldehyd. In Impfstoffen sind maximal 100 µg/0,5 ml Dosis enthalten, eine Menge, die im

Freien täglich durch Atmung (in Ballungsgebieten 10-20 µg/m^3 Luft) aufgenommen wird (in Räumen bis 1.000 µg/m^3 Luft). Mit der Nahrung wird täglich zwischen 1.500 und 14.000 µg Formaldehyd aufgenommen. Die Leber kann 1,3 g Formaldehyd pro Stunde zu Ameisensäure bzw. weiter zu CO_2 und H_2O metabolisieren. Formaldehyd wird auch bei jeder unvollständigen Verbrennung (Autoabgase, Zigarettenrauch) produziert. Bei einer FSME-Impfung (Istwert 1 µg/Dosis) wird der körpereigene physiologische Formaldehydgehalt des Muskels verdünnt. Dieses Defizit wird jedoch durch die kurze Halbwertszeit (1,5 min) rasch ausgeglichen. Die Schweizer Impfgegnerin Anita PETEK-DIMMER behauptete [2], dass Impfbefürworter hinsichtlich der Unschädlichkeit von Formaldehyd nicht beachten, „dass es sich beim Menschen um ein natürlich entstandenes Produkt handelt, wohingegen Formaldehyd im Impfstoff chemisch hergestellt wurde". Bei genauer Betrachtung ist dieses Argument richtig, da körpereigener Formaldehyd noch die natürlichen radioaktiven Isotope C^{14} und H^3 enthält, während bei aus Erdöl hergestelltem Formaldehyd die Radioaktivität längst abgeklungen ist.

Seit Jahren versuchen Impfgegner, häufig im Internet, Impfwillige - meist Eltern - zu verunsichern. So wird oft noch behauptet, dass das Konservierungsmittel Thiomersal auch heute noch in Impfstoffen enthalten sei. Impfstoffe (mit Ausnahme pandemischer Mehrdosenbehältnisse) enthalten jedoch seit mehr als 15 Jahren keine quecksilberhaltigen Konservierungsmittel. Hierbei war jedoch zu beachten, dass Thiomersal (bis ca. 2008) auch als Inaktivierungsmittel in Restmengen von ca. 1 µg verwendet wurde - also 1% der Menge, die als Konservierungsmittel verwendet wurde.

Thiomersal als Konservierungsmittel wurde in Mengen von 100 µg/ml verwendet. Konservierungsmittel wie Thiomersal sind in Eindosisbehältnissen (Fertigspritzen) technologisch überflüssig. Die Beifügung eines Konservierungsmittels darf auch kein Ersatz für „good manufacturing practice" (GMP) sein. Bei Thiomersal ergibt sich noch das Problem, dass es chemisch instabil ist und bereits bei Zugabe während der Produktion zu Ethylquecksilberchlorid und Thiosalizylsäure zerfällt (Abb. 1). Daraus ergibt sich ein Deklarationsproblem, weil die Angabe „enthält Thiomersal 0,01%" unzutreffend ist. Die Zerfallsprodukte von Thiomersal sind gute Haptene und können zu einer hohen Sensibilisierungsrate beitragen. Nachdem eine Sensibilisierung gegen einen Inhaltsstoff von Vakzinen immer als Kontraindikation angeführt wird, könnten daher bei Sensibilisierungsraten von mehr als 20% keine hohen Durchimpfungsraten mehr erreicht werden [3]. Hinsichtlich einer potenziellen Neurotoxizität von Thiomersal hat die Europäische Arzneimittelagentur (EMA) 2004 erklärt, dass kein Zusammenhang zwischen neurologischen Entwicklungsstörungen und Thiomersal besteht [4].

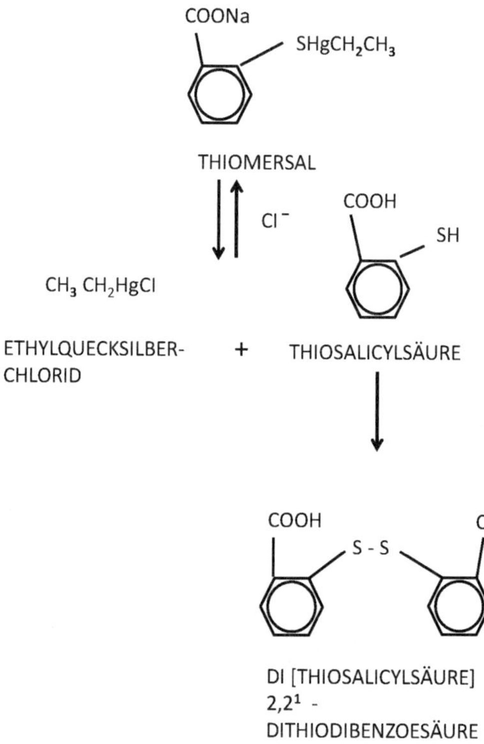

COONa

SHgCH$_2$CH$_3$

THIOMERSAL

Cl$^-$ COOH

SH

CH$_3$ CH$_2$HgCl

ETHYLQUECKSILBER-   +   THIOSALICYLSÄURE
CHLORID

COOH   COOH
S - S

DI [THIOSALICYLSÄURE]
2,2^1 -
DITHIODIBENZOESÄURE

Abb. 1:   Zerfall von Tiomersal bereits während der Produktion (Katalysator Cl$^-$ / Problem I: Deklaration des Inhaltsstoffes / Problem II: alle Zerfallprodukte sind Haptene, Sensibilisierungspotenzial ca. 20%) [3]

Ein weiterer Hilfsstoff in inaktivierten Impfstoffen sind Aluminiumverbindungen. Diese werden seit mehr als 80 Jahren zur Verstärkung der Wirksamkeit (Adjuvans) verwendet - meist in Form von Al(OH)$_3$ oder Al(PO$_4$). Diese Adjuvanzien sind generell schwer löslich, ein Teil wird schnell über die Nieren ausgeschieden, ein weiterer Teil aber verbleibt sehr lange im Muskel am Injektionsort. Von der europäischen Pharmakopoeia wurde ein Maximalgehalt von 1,25 mg/Dosis (gerechnet als Aluminium) festgesetzt [5]. Frst in letzter Zeit wurde über lästige, juckende Knötchen durch aluminiumhaltige Adjuvanzien berichtet, besonders bei subkutaner Applikation. Daher müssen aluminiumhaltige Impfstoffe immer intramuskulär appliziert werden. In einer prospektiven Studie [6] mit 4.558 Kindern wurden bei 38 Kindern (0,83%) solche juckenden Granulome diagnostiziert. In einer weiterführenden Studie [7] wurde aber von derselben Arbeitsgruppe bei der Nachtestung festgestellt, dass diese Kontaktallergie zum großen Teil verschwunden oder die Schwere der Reaktion stark zurückgegangen ist. Es ist bislang aber unklar, ob diese Reaktion bei allen Herstellern von Adjuvanzien gleich häufig ist oder herstellerabhängig ist.

In den letzten Jahren wurden aluminiumhaltige Adjuvanzien medial (Internet, Zeitungen, TV) als gefährlich und toxisch bezeichnet. Es wurde auch ein Film produziert, der in etlichen deutschsprachigen TV-Kanälen lief und auch ins Englische übersetzt wurde. Gezeigt wurde der Film u.a. auf arte, im ORF und ZDF [8]. Als Hauptakteur gilt hier der österreichische Medizinjournalist Bert EHGARTNER, der auch mit Büchern über die angebliche Gefahr von Aluminium bzw. dessen Salzen in Antitranspiranzien, Lebensmitteln, Haushaltsartikeln und besonders in Impfstoffen „informiert". Durchgehend wird dabei behauptet, dass der Mensch mit bioverfügbarem Aluminium erst seit etwa 100 Jahren konfrontiert sei. Dies wäre daher evolutionär neu und auch generell toxisch. Eine Abwägung der Toxizität nach Dosis wird dabei nicht durchgeführt. Diese Argumentation ist grundfalsch. Aluminium (als Al^{3+}) ist in der Natur seit dem ersten Auftreten der primitivsten Lebensformen bioverfügbar. Vulkanismus hat es schon vor der Entstehung der ersten Organismen gegeben. Vulkanismus emmitiert auch heute noch elementares Aluminium, das durch Chlor und Schwefel - ebenfalls in Eruptionsmaterial vorhanden - gelöst werden kann, und als Niederschlag auf den Boden gelangt. Pflanzen haben Mechanismen entwickelt, um sich vor löslichem Aluminium (Al^{3+}) im (sauren) Boden zu schützen. Eine große Zahl von Pflanzen kann aber Aluminium sogar in den Blättern akkumulieren, vorwiegend als Al-Oxalat. Als Al-Akkumulierer werden generell Pflanzen bezeichnet, die mindestens 1.000 mg/kg in ihren Blättern speichern [9]. Die so genannten Hyperakkumulierer speichern bis zu zehnmal so viel Aluminium. Häufig sind deren Blüten oder Früchte blau - beispielsweise bei Hortensien. Aluminium ist für Schachtelhalme (mit die ältesten Pflanzen) essenziell.

Wir Menschen nehmen Aluminiumverbindungen mit der Nahrung auf, und zwar zwischen 1,6 bis 13 mg/Tag. Aluminium aus der Nahrung wird nur zu einem sehr geringen Teil ($< 1\%$) resorbiert und zum überwiegenden Teil über Harn und Schweiß wieder ausgeschieden. Interessanterweise wird auch heute noch (Stand: November 2016) vom Filmverfasser behauptet [8], dass „Aluminium das wohl eigenartigste und potenziell gefährlichste Element unserer Erde" sei. Vom kleinsten Bakterium bis zum Menschen sei kein einziger biochemischer Mechanismus bekannt, für den Aluminium gebraucht würde. Bevor wir vor etwa 120 Jahren damit begonnen hätten, das Leichtmetall mit enormem Einsatz von Chemikalien und Energie zu gewinnen, sei es für das Leben nicht verfügbar gewesen. Heute sei es allgegenwärtig und erst langsam erkenne die Wissenschaft, welchen hyperaktiven „Alien" wir da aus dem Boden geholt hätten. Gleichzeitig hat derselbe in einem Elternforum [10] bereits vor einem Jahr klargestellt, dass für Pflanzen Aluminium kein „Alien" sei, sondern eine konkrete Gefahr, mit der sie gelernt haben umzugehen (oder eben auf sauren Böden eingehen). In diesem größten deutschsprachigen Elternforum fällt EHGARTNER mit extrem fachfernen Formulierungen als Impfgegner auf. Hier sei nur ein Beispiel angeführt [11]: „Ich denke, dass es sich bei Hep B um eine Vergiftung der Leber handelt, die dann eine virale Besiedelung nach sich zieht. Dass Hep B Viren eine gesunde Leber befallen und dauerhaft schädigen, ist sehr selten und wenig wahrscheinlich. Hierzu gibt es zudem kaum verlässliche Informationen."

Mit solchen Formulierungen, die in maximalem Abstand zu feststehenden Fakten der wissenschaftlichen Medizin stehen, wundert es auch nicht, dass EHGARTNER von anderen Journalisten in der Zeitschrift „Der Spiegel" scharf angegriffen wird [12]: „Macht Aluminium in Impfstoffen krank? Trotz fehlender wissenschaftlicher Belege zieht ein Medizinjournalist durchs Land - und macht aus der Angst vor dem Metall ein Geschäft."

Zu dem Film gibt es auch eine Website [13]. Auf dieser wird nochmals behauptet „Life on Earth evolved in the absence of bioavailable aluminum". Auffällig ist, dass auf dieser Website andere bekannte Impfgegner wie Dr. Joseph MERCOLA und auch die Dwoskin Family Foundation mit ihrem Children's Medical Safety Research Institute (CMSRI) erscheinen. Claire DWOSKIN behauptet, keine Impfgegnerin zu sein, sondern nur noch sichere Impfstoffe haben zu wollen. Diese Behauptung wird aber durch Aussagen wie „Vaccines are a holocaust of poison on our children's brains and immune systems. Shame on you all." konterkariert [14].

Über Aluminium und seine Salze publiziert hauptsächlich Chris EXLEY, der auch die Hypothese aufgebracht hat, dass Aluminiumsalze in Antitranspiranzien Brustkrebs verursachen [15]. In dieser Publikation findet er mit einer Entfettungsmethode in den lateralen Quadranten von Brustkrebspatientinnen signifikant mehr Aluminium als in den medialen - und folgert aufgrund der Nähe zur Achsel, wo Antitranspiranzien aufgebracht werden, dass die Aluminiumsalze die Ursache von Brustkrebs seien. Diese Publikation wurde medial stark verbreitet und hat viele Frauen massiv verunsichert. Eine weitere Publikation von EXLEY [16] findet jedoch mit einer anderen Methode (microwave digestion) keine signifikant unterschiedlichen Aluminium-Konzentrationen in allen vier Quadranten der weiblichen Brust. Damit kann die Hypothese, dass aluminiumhaltige Antitranspiranzien Brustkrebs verursachen, nicht mehr aufrecht erhalten werden. Diese Publikation wurde jedoch nicht weiter medial verbreitet. In beiden Arbeiten vermisst man die Verwendung internationaler

Aluminium-Standards. Generell weisen Publikationen über Aluminiummessungen bis weit in die 1980er Jahre widersprüchliche Ergebnisse auf. Aluminium ist überall (8% der Erdkruste), daher ist die Kontaminationsgefahr im Labor groß. Glaseprouvetten waren oft aus Borsilikatglas, das zur Erhöhung der Bruchfestigkeit 3% Al_2O_3 enthielt. Wenn die Probe im sauren pH-Bereich lag, konnte sich dann Al^{3+} aus dem Glas lösen und die Probe kontaminieren. Auch heute müsste bei Verwendung von Plastikeprouvetten eine Spezifikation über Aluminium vorliegen. Auch müssten international erhältliche Al^{3+}-Standards sowie interne Kontrollen verwendet werden. Auch eine optimierte Reinraumtechnologie könnte die Qualität der Ergebnisse verbessern. Eine Validierung der Methode ist unerlässlich.

Die akute Toxizität des Adjuvans $Al(PO_4)$ ist gering. Bei subchronischen und chronischen Toxizitätsstudien (Ratte, Maus, Hund) ergab sich ein „No observed (adverse) effect level" [NO(A)EL] - das ist eine Dosis ohne Wirkung von > 100 mg/kgKG/Tag. Aluminiumverbindungen zeigten auch keine mutagenen oder kanzerogenen Eigenschaften. Es bestehen auch keine Hinweise dafür, dass Arbeitnehmer in Aluminiumhütten irgendwelche Gesundheitsbeeinträchtigungen haben könnten [17]. Die Toxizität von Aluminiumverbindungen ist stark von der Löslichkeit abhängig. So ist das leicht lösliche Al-Citrat gut bioverfügbar, das Adjuvans $Al(OH)_3$ schwer löslich/unlöslich und schlecht bioverfügbar. In einer Studie unter GLP-Bedingungen bei Ratten [18] ergab sich ein NOAEL für Al-Citrat von ca 30 mg/kg/Tag. Da die Bioverfügbarkeit von $Al(OH)_3$ schlecht ist, läge hier der NOAEL weit höher. In einer weiteren Studie [19] ergab sich bei der Fütterung schwangerer Ratten mit Mengen von $Al(OH)_3$ von bis zu 768 mg/kgKG/Tag keine signifikante maternale oder Entwicklungstoxizität.

In einer weiteren Studie [20] wurden jedoch motorische Defizite bei Mäusen bei Schwimmversuchen ermittelt. Die Zahl der Mäuse in den Gruppen war gering (n = 9-10). Die Autoren geben an, Aluminium-Mengen, wie sie bei Impfungen gegeben werden, auf das Gewicht der Mäuse heruntergerechnet zu haben. Bei näherer Betrachtung wurde die Aluminium-Menge aber in weiter verdünnter Lösung im Mäusenacken appliziert. Umgerechnet auf einen Menschen mit einem Körpergewicht von 70 kg, würde das Injektionsvolumen aber zwischen 400 ml und 2,4 l entsprechen - es ist anzunehmen, dass bei solchen Volumina im Nacken auch Menschen schlecht schwimmen. Der Erstautor C.A. SHAW ist ein bekannter Impfgegner - auch gesponsert von der wissenschaftsfeindlichen Dwoskin Family Foundation (s.o.). Auch die Hypothese, dass Alzheimer durch Aluminium verursacht wäre, wird durch Studien nicht unterstützt [21]. Dabei wurden 89 beruflich Exponierte mit möglicher Alzheimer Erkrankung verglichen mit einer Kontrollgruppe. Im Ergebnis ergab sich kein

Zusammenhang zwischen Alzheimer und irgendeiner beruflichen Aluminium-Exposition.

Das deutsche Paul-Ehrlich-Institut hat daher in einer Sicherheitsbewertung von Aluminium in Impfstoffen festgestellt [22], dass „(...) keine wissenschaftlichen Analysen bekannt (sind), die eine Gefährdung von Kindern oder Erwachsenen durch Impfungen mit aluminiumhaltigen Adjuvanzien zeigen". Auch die U.S. Food & Drug Administration (FDA) hat festgestellt [23], dass mit der Aluminium-Belastung durch Impfstoffe im ersten Lebensjahr ein extrem geringes Risiko verbunden ist. Dabei muss klar sein, dass der präventive Nutzen von Impfungen bei weitem jedes Risiko überwiegt.

Bei Berichten über angebliche Risiken von Impfstoffen (nicht nur durch aluminiumhaltige Totimpfstoffe) fällt seit einigen Jahren auf, dass etliche Publikationen auch in peer reviewten Journalen veröffentlicht wurden. Die Autoren erklärten regelmäßig „to have no conflict of interest", bedankten sich aber auch für die Finanzierung durch die Dwoskin Family Foundation - diese ist jedoch eine wissenschaftsfeindliche Stiftung, die Impfgegner unterstützt. Es besteht also ein klarer „conflict of interest", dieser wird aber regelmäßig nicht angegeben - ein klarer und schwerer Verstoß gegen wissenschaftliche Prinzipien.

Eine zentrale Veranstaltung dieser Aktivitäten war offenbar die so genannte „Vaccine Safety Conference" [24] in einem Luxusressort in der Karibik im Januar 2011 - hochgesponsert von der Dwoskin Family Foundation. Den Eingangsvortrag hielt Barbara L. FISHER, die Gründerin und Präsidentin des National Vaccine Information Center (NVIC), der klassischen Impfgegnervereinigung der USA. Weitere Sprecher waren C.A. SHAW („Aluminium is a neurotoxin"), C. EXLEY („Aluminium is an antigen") aber auch A. WAKEFIELD mit seiner Autismus-Hypothese. Viele der Vorträge sind auch als youtube-Videos verfügbar. Aber es waren auch hier nicht genannte Impfgegner wie B. CLASSEN mit einem Vortrag über „Vaccine induced epidemics of type 1 diabetes and type 2" oder auch L. PALEVSKY mit seinem Beitrag „Rethinking the germ theory" anwesend.

Inzwischen werden auch internationale Kongresse von der Dwoskin Family Foundation gesponsert, beispielsweise der 10th International Congress on Autoimmunity vom 06. bis10.04.2016 in Leipzig [25]. Bei diesem Kongress gab es auch ein 4th International Symposium on Vaccines (ohne Anmeldegebühr) unter dem Vorsitz von C. DWOSKIN und C. EXLEY. Im Rahmen dieses Nachmittags gab es auch eine Diskussionsrunde. Zwei Punkte, die dort diskutiert wurden, waren „What is the objective evidence that HPV vaccination is not justified?" sowie „Why do you think that the authorities are trying to hide the truth?" - also klassische Verschwörungstheorien, ohne die Impfgegner nicht auskommen. A. WAKEFIELD, dem die Approbation entzogen worden ist, war mit seiner Hypothese „MMR-Impfung verursacht Autismus" (übrigens frei von Aluminium) nicht vertreten - möglicherweise, weil er zeitgleich beim 11. Stuttgarter Impfsymposium des umtriebigsten deutschen Impfgegners Hans TOLZIN (Milchwirt) als Ehrenvortragender eingeladen war.

Conflict of interest: es liegt kein conflict of interest vor.

Literatur

1. Committee for Medicinal Products for Human Use (CHMP): Guideline on similar biological medicinal products. London, European Medicines Agency (EMA) (2005), (03.12.2016) http://www.ema.europa.eu/docs/en_GB/document_library/Scientific_guideline/2009/09/WC500003517.pdf
2. PETEK-DIMMER, A.: Kritische Analyse der Impfproblematik, Bd. 2: Ein Kompendium über die wahre Natur der Impfungen, ihre Pathogenität und Wirkungslosigkeit. Littau, AEGIS-Verlag (2005), S. 418
3. MÖLLER, H.: Merthiolate allergy: a nationwide iatrogenic sensitization. Acta Dermato-Venereologica 57 (6): 509-517 (1977)
4. The European Agency for the Evaluation of Medicinal Products (EMEA): EMEA Public Statement on Thiomersal in vaccines for human - recent evidence supports safety of Thiomersal-cantaining vaccines. London, EMEA (2004), (03.12.2016) http://www.ema.europa.eu/docs/en_GB/document_library/Scientific_guideline/2009/09/WC500003904.pdf
5. European Pharmacopoeia Commission: Vaccines for human use, Monograph 01/2009: 0153
6. BERGFORS, E., HERMANNSSON, G., NYSTRÖM KRONANDER, U., FALK, L., VALTER, L., TROLLFORS, B.: How common are long-lasting, intensely itching vaccination granulomas and contact allergy to aluminium induced by currently used pediatric vaccines? A prospective cohort study. European Journal of Pediatrics 173 (10): 1297-1307 (2014)
7. GENTE-LIDHOLM, A., BERGFORS, E., INEROT, A., BLOMGREN, U., GILLSTEDT, M., TROLLFORS, B.: Unexpected loss of contact allergy to aluminium induced by vaccine. Contact Dermatitis 68 (5): 286-292 (2013)
8. Die Akte Aluminium / The Age of Aluminium - Ein Film von Bert Ehgartner (2014), (03.12.2016) http://www.dieaktealuminium.com/
9. JANSEN, S., WATANABE, T., SMETS, E.: Aluminium Accumulation in Leaves of 127 Species in Melastomataceae, with Comments on the Order Myrtales. Annals of Botany 90 (1): 53-64 (2002)
10. EHGARTNER, B.: Kommentar im Internet-Elternforum „Parents & more", Schutzimpfungen für Kinder vom 22.09.2015, (03.12.2016) http://www.parents.at/forum/showpost.php?p = 14462193
11. EHGARTNER, B.: Kommentar im Internet-Elternforum „Parents & more", Schutzimpfungen für Kinder vom 24.12.2011, (03.12.2016) http://www.parents.at/forum/showpost.php?p = 12921214

12.   DUWE, S.: Das Geschäft mit der Aluminium-Angst. Spiegel Online 16.03.2015, (03.12.2016) http://www.spiegel.de/gesundheit/diagnose/aluminium-in-impfstoffen-das-geschaeft-mit-der-angst-a-1022792.html

13.   The age of aluminium. Don't be foiled. Know the risks, (03.12.2016) http://www.ageofaluminum.com/news.html

14.   CAREY, M.: CNN: The money behind the vaccine skeptics. Autism Science, News and Opinions since 2003, 06.02.2015, (03.12.2016) https://leftbrainrightbrain.co.uk/2015/02/06/cnn-the-money-behind-the-vaccine-skeptics

15.   EXLEY, C., CHARLES, L.M., BARR, L., MARTIN, C., POLWART, A., DARBRE, P.D.: Aluminium in human breast tissue. Journal of Inorganic Biochemistry 101 (9):1344-1346 (2007)

16.   HOUSE, E., POLWART, A., DARBRE, P., BARR, L., METAXAS, G., EXLEY, C.: The aluminium content of breast tissue taken from women with breast cancer. Journal of Trace Elements in Medicine and Biology 27 (4): 257-266 (2013)

17.   SCHLATTER, C., STEINEGGER, A., RICKENBACHER, U., HANS, C., LENGEYL, A.: Aluminiumspiegel im Blutplasma bei Arbeitern in der Aluminiumindustrie.Sozial- und Präventivmedizin 31 (2): 125-129 (1986)

18.   POIRIER, J., SEMPLE, H., DAVIES, J., LAPOINTE, R., DZIWENKA, M., HILTZ, M., MUJIBI, D.: Double-blind, vehicle-controlled randomized twelve-month neurodevelopmental toxicity study of common Aluminium salts in the rat. Neuroscience 193: 338-362 (2011)

19.   GOMEZ, M., BOSQUE, M.A., DOMINGO, J.L., LLOBET, J.M., CORBELLA, J.: Evaluation of maternal and developmental toxicity of aluminium from high doses of aluminium hydroxide in rats. Veterinary and Human Toxicology 32 (6): 545-548 (1990)

20.   SHAW, C.A., PETRIK, M.S.:.Aluminium hydroxide injections lead to motor deficits and motor neuron damage Journal of Inorganic Biochemistry 103 (11): 1555-1562 (2009)

21.   Graves, B.A., Rosner, D., ECHEVERRIA, D., MORTIMER, J.A., LARSON, E.B.: Occupational exposures to solvents and aluminium and estimated risk of Alzheimer's. Occupational and Environmental Medicine 55 (9): 627-633 (1998)

22.   WEISSER, K., HEYMANS, L., KELLER-STANISLAWSKI, B.: Sicherheitsbewertung von Aluminium in Impfstoffen. Bulletin für Arzneimittelsicherheit, Ausgabe 3, 7-10 (2015)

23.   U.S. Food & Drug Administration: Study Reports Aluminum in Vaccines Poses Extremely Low Risk to Infants, (08.11.2016) http://www.fda.gov/BiologicsBlood-Vaccines/ScienceResearch/ucm284520.htm

24.   Vaccine Safety Conference, Evaluating the Science Conference 03.-08.01.2011, Tryall Club, Jamaica, West Indies, (03.12.2016) http://vaccinesafetyconference.com

25.   4th International Symposium on Vaccines am 06.04.2016 im Rahmen des 10th International Congress on Autoimmunity, 06.-10.04.2016, Leipzig, (03.12.2016) http://autoimmunity.kenes.com/scientific-information/4th-international-symposium-on-vaccines#.WCHLHCTA-yE

Anschrift des Verfassers
Dr. Wolfgang Maurer MD, PhD
Medizinische Universität Wien
Zentrum für Public Health
Kinderspitalgasse 15 / 1. Stock
A - 1090 Wien

Schnittstelle Krankenhaushygiene und Arbeitsmedizin - wo stehen wir?

S. Schulz-Stübner

Zahlreiche Aspekte der Infektionsprävention werden in Einrichtungen des Gesundheitsdienstes sowohl von krankenhaushygienischer als auch von arbeitsmedizinischer Seite im Sinne einer Risiko- bzw. Gefährdungsanalyse bewertet.

Die übergeordneten Ziele der Krankenhaushygiene fokussieren dabei auf die unmittelbare Infektionsprävention beim Patienten (z.b. Verhinderung der Verbreitung von Infektionskrankheiten innerhalb der Klinik, Vermeidung postoperativer Wundinfektionen, device-assoziierter Infektionen etc.), die Verhinderung von Transmission bestimmter Erreger (z.b. solcher mit besonderen Resistenzen im Sinne einer „Kolonisationsprävention") und die Reduktion allgemeiner Infektionsrisiken im Krankenhaus (z.b. Lebensmittelhygiene, Wasserhygiene etc.).

Der Fokus des Arbeitsschutzes liegt in der Prävention von Infektionskrankheiten beim Personal (z.b. durch die richtige Verwendung persönlicher Schutzausrüstung, Impfungen etc.).

Für die Compliance mit den empfohlenen Maßnahmen ist eine enge Abstimmung zwischen Krankenhaushygiene und Arbeitsmedizin entscheidend, da widersprüchliche Aussagen zu Verunsicherung und Anwendungsfehlern führen. Gemeinsame Fort- und Weiterbildungen des Personals, gemeinsame Begehungen und Abstimmung in den einschlägigen Gremien (Hygienekommission, Arbeitssicherheitsausschuss) erweisen sich hier als hilfreich.

Besonders wichtig ist diese Abstimmung bei der Auswahl und den Indikationen für persönliche Schutzausrüstung (z.B. wann wird welcher Atemschutz eingesetzt, wann werden welche Handschuhe eingesetzt, wann dürfen Einmalhandschuhe unter besonderen Umständen desinfiziert werden etc.).

Das S-T-O-P- Prinzip besagt, dass die Gefahren am Arbeitsplatz immer zuerst an der Quelle in Form der Substitution (S) oder technisch (T) beseitigt werden müssen und erst bei einer nicht-zielführenden Präventionsmaßnahme weitere organisatorische (O) und in letzter Instanz persönliche (P) Schutz- und Präventionsmaßnahmen in Erwägung zu ziehen sind.

Diese Forderung geht aus § 4 des Arbeitsschutzgesetzes (ArbSchG) hervor und ergibt sich aus der Tatsache, dass die persönlichen Präventionsmaßnahmen mit der geringsten Effizienz und Reichweite bezüglich der Nachhaltigkeit einhergehen (beispielsweise falsche Anwendung, mangelnde Compliance).

In komplexen Arbeitssystemen finden sich meist Kombinationen aus Substitution, technisch-organisatorischen und persönlichen Schutzmaßnahmen. Dennoch sind alle Maßnahmen nach der S-T-O-P-Hierarchie zu hinterfragen. Abbildung 1 gibt eine Übersicht mit einigen Praxisbeispielen über die Anwendung des S-T-O-P-Prinzips an der Schnittstelle Arbeitsschutz-Krankenhaushygiene.

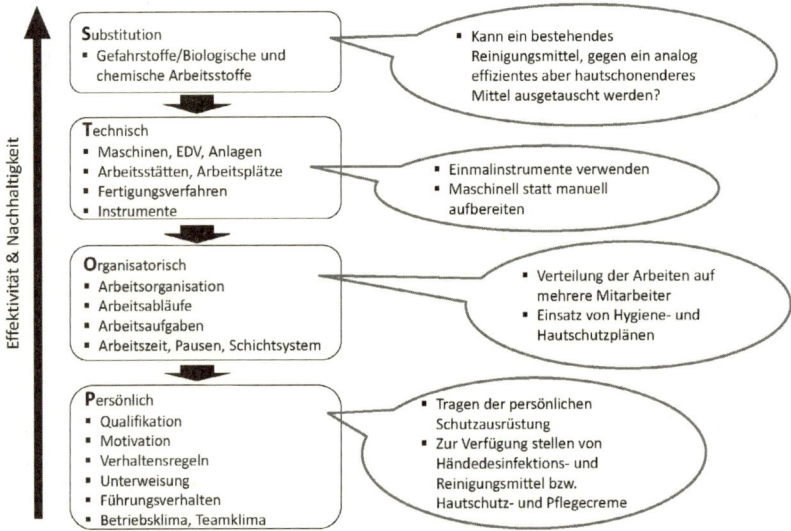

Abb. 1:   **Umsetzung des S-T-O-P-Prinzips an der Schnittstelle Arbeitsschutz-Krankenhaushygiene (Grafik: Markus Reska, mit freundlicher Genehmigung des Deutschen Beratungszentrums für Hygiene)**

Sowohl für die Gefährdungsbeurteilung des Arbeitsschutzes als auch für die krankenhaushygienische Risikoanalyse zur Prävention der Übertragung von Infektionen auf andere Patienten sind die Übertragungswege der verschiedenen Krankheitserreger von entscheidender Bedeutung:

- Kontaktübertragung: Übertragung von Erregern durch direkten Kontakt zwischen zwei Personen, vor allem über die Hände; oder durch direkten Kontakt mit einer kontaminierten Oberfläche. Auf diese Weise werden z.B. Staphylokokken und viele Erreger von Darminfektionen übertragen.

- Tröpfchenübertragung: Übertragung von erregerhaltigen Tröpfchen zwischen zwei Personen beim Husten oder Sprechen. Dies ist der klassische Übertragungsweg z.b. für Meningokokken und die Erreger vieler Atemwegsinfektionen.

- Luftübertragung (aerogene Übertragung): Übertragung über Tröpfchenkerne (< 5 μm), die längere Zeit in der Luft schweben, so dass eine Infektion auch möglich ist, wenn die erkrankte Person nicht mehr in der Nähe ist. Eine rein aerogene Übertragung ist selten und betrifft in der klinischen Praxis vor allem die offene Lungentuberkulose.

- Parenterale Übertragung: Übertragung durch Körperflüssigkeiten wie Blut, Sperma oder ähnlichem - im Krankenhaus vor allem durch Stich- und Schnittverletzungen. Hepatitis B- und C-Viren sowie HIV sind wichtige Erreger, die auf diese Weise übertragen werden.

Welche persönliche Schutzausrüstung wann und wo erforderlich ist, richtet sich dann neben dem Übertragungsweg (z.b. Kontakt) vor allem nach dem so genannten Streupotenzial des Patienten (z.b. Husten, Durchfall), der Art der eigentlichen Tätigkeit (z.b. Blutabnahme, invasive Maßnahmen) und den damit verbundenen, spezifischen Risiken aber auch nach der persönlichen Verfassung (physischer und psychischer Zustand) von Patient und Mitarbeiter.

Aus krankenhaushygienischer Sicht sind dabei weniger Fehler beim Anlegen der Schutzkleidung problematisch, als vielmehr eine möglicherweise erhöhte Fehlerrate und damit steigende Infektionsgefahr für den Patienten durch eingeschränkte Arbeitsbedingungen bei unnötigem Tragen von Schutzkleidung (fehlende Indikation) und Fehler beim Ausziehen der Schutzkleidung. Letztes wurde besonders im Zuge des Ebola-Ausbruches und den damit verbundenen Infektionen beim behandelnden Personal in Spanien und den USA deutlich [1], kann aber auch schon im Kleinen z.b. bei Noroviren-Ausbrüchen mit Personalbeteiligung beobachtet werden [2].

Gemeinsam von der Betriebsmedizin und der Krankenhaushygiene erstellte einrichtungsspezifische Anleitungen zum An- und Ausziehen von Schutzkleidung (Beispiel Tab. 2a und 2b) können helfen, dieses Problem anzugehen.

	Anziehen der Schutzkleidung vor dem Patientenzimmer
1. Schritt	Schutzkittel • nur frische Schutzkittel verwenden • Anlegen bei direktem Patientenkontakt und Kontakt mit patienten- nahen Flächen oder potenziell infektiösen Materialien
2. Schritt	Atemschutz (FFP 1) • Anlegen zum Schutz vor großen Tröpfchen • bei bestimmten Erregern kann höherwertiger Atemschutz, d.h. FFP 2- oder FFP 3-Masken erforderlich sein
3. Schritt	Schutzbrille • Anlegen des Augenschutzes zum Schutz vor Tröpfchen/Spritzern • als Alternative gibt es auch Atemschutz-(FFP 1-)Masken mit inte- griertem Visier
4. Schritt	Schutzhandschuhe • Anlegen bei direktem Patientenkontakt und Kontakt mit patienten- nahen Flächen oder potenziell infektiösen Materialien • Schutzhandschuhe immer über die Ärmelbündchen ziehen

Tab. 2a: Anziehen von Schutzkleidung

	Ausziehen der Schutzkleidung im Patientenzimmer
1. Schritt	Zuerst Handschuhe ausziehen, da diese am stärksten kontaminiert sind • abwerfen
2. Schritt	Schutzbrille an beiden Bügeln anfassen und nach vorne wegziehen • die Schutzbrille ablegen, später wischdesinfizieren bzw. Einmal- material entsorgen
3. Schritt	Schutzkittel ablegen • zuerst die Ärmel herausziehen • die Außenseite nach innen falten • abwerfen
4. Schritt	Hygienische Händedesinfektion durchführen, da es auch beim sorgfälti- gen Ausziehen der Schutzkleidung unbemerkt zur Kontamination der Hände gekommen sein kann
5. Schritt	Mund-Nasenschutz abnehmen • abschließend eine erneute hygienische Händedesinfektion durch- führen

Tab. 2b: Ausziehen von Schutzkleidung

Literatur
1. SCHMIEDEL, S., KREUELS, B.: Ebolafieber in Westafrika und in Deutschland. Bundes- gesundheitsblatt - Gesundheitsforschung - Gesundheitsschutz 58 (7): 679-685 (2015)

2.   SCHULZ-STÜBNER, S., RESKA, M., HAUER, T., SCHAUMANN, R.: Infektions- und Kolonisa-
      tionsausbrüche: Was können wir verbessern? Erste Ergebnisse eines Qualitätssiche-
      rungsprojektes mit Ausbruchsregister beim Deutschen Beratungszentrum für Hygie-
      ne. Deutsche Medizinische Wochenschrift 141 (6):e47-52 (2016)

Anschrift des Verfassers
PD Dr. Sebastian Schulz-Stübner
Deutsches Beratungszentrum für Hygiene
Schnewlinstr. 10
79098 Freiburg

Sicheres Arbeiten in der Flüchtlingsbetreuung

F. Neveling

Einleitung

Die Stadt Remscheid ist eine kreisfreie Kommune im Bergischen Land mit ca. 110.000 Einwohnern. Im Jahr 2015 kamen innerhalb weniger Monate über 2.000 Flüchtlinge in das Stadtgebiet, die aufgrund ihrer Flucht aus den Krisenregionen kurzfristig in Gemeinschafts- und Sammelunterkünften aufgenommen wurden. Erstmalig mussten innerhalb weniger Tage Erstaufnahmeeinrichtungen in Betrieb genommen werden, um die ankommenden Flüchtlinge zu erfassen, zu untersuchen und medizinisch zu versorgen.

Die Organisation der ärztlichen Erstuntersuchung nach § 62 Abs. 1 Asylverfahrensgesetz, die Koordinierung der medizinischen Betreuung und die Durchführung der Impfmaßnahmen wurden über viele Monate über das Gesundheitsamt der Stadt Remscheid durchgeführt.

Innerhalb weniger Wochen wurden insgesamt zwei weitere Erstaufnahmeeinrichtungen in Betrieb genommen, die eine kurzfristige Unterbringung und Versorgung von über 600 Personen im Stadtgebiet möglich machten.

Trotz der schwierigen Rahmenbedingungen und der kurzfristigen Terminsetzung konnte innerhalb einer kurzen Zeit ein gut funktionierendes System für die Unterbringung, die Versorgung und die Betreuung der Menschen etabliert werden.

Die Betreuung in den Einrichtungen vor Ort wurde durch Hilfsorganisationen, Sicherheitsdienste und zahlreiche ehrenamtlich tätige Bürger sichergestellt.

Die hohe Zahl der innerhalb der kurzen Zeit aufgenommenen Flüchtlinge, die beengten Unterbringungseinrichtungen, die Lieferengpässe für Impfstoffe und die sprachlich bedingten Verständigungsprobleme führten gerade in der Anfangszeit zu zahlreichen Problemen.

Durch regelmäßige Hygieneschulungen und eine arbeitsmedizinische Betreuung der Einsatzkräfte und der ehrenamtlich tätigen Bürger vor Ort sowie durch die Organisation einer bedarfsgerechten medizinischen Versorgung mit dem Schließen von Impflücken und dem Umsetzen eines konsequenten Hygienemanagements konnten größere Infektionsausbrüche in den Sammelunterkünften durch das Gesundheitsamt vermieden werden.

Aufgrund der großen Hilfsbereitschaft der Bevölkerung konnte durch den ehrenamtlichen Einsatz vieler Ärzte, die zum Teil bereits im Ruhestand waren, eine bedarfsgerechte zeitnahe Erstuntersuchung aller Flüchtlinge, die Durchführung der Impfungen und der medizinischen Versorgung in den drei Übergangseinrichtungen kurzfristig sichergestellt werden.

Organisation der Erstuntersuchungen und der Impfungen in den Erstaufnahmeeinrichtungen

Da die geringen Personalressourcen des Gesundheitsamtes nicht ausreichten, wurden unter Zuhilfenahme der ehrenamtlich tätigen Ärzte und weiterer Hilfskräfte des Deutschen Roten Kreuzes Remscheid mehrere Untersuchungs- und Impfteams gebildet.

Ein Team setzte sich zusammen aus einem Arzt und zwei Arzthelfern, die zunächst vier Stunden pro Team im Einsatz waren. Aufgrund der hohen Belastung sollten Einsatzzeiten von vier Stunden pro Einsatzteam nicht überschritten werden.

Die Aufgabe des Teams war die Erfassung der Personalien, die Sichtung der vorhandenen Untersuchungs- und Impfdokumente (in der Regel waren keine Vorbefunde bzw. Impfpässe und Ausweisdokumente vorhanden), die Durchführung der Anamnese (nach Möglichkeit mit Dolmetschern) und die Durchführung/Dokumentation der körperlichen Untersuchung.

Im Anschluss an die körperliche Untersuchung wurde die Röntgen-Thorax- bzw. IGRA-Diagnostik zum Ausschluss einer Tuberkulose eingeleitet und fehlende Impfungen nachgeholt.

Da alle Flüchtlinge, die im Stadtgebiet angekommen waren, zunächst mit einem Armband versehen wurden, das eine Kennzeichnung der zuständigen Erstaufnahmeeinrichtung und eine Nummer beinhaltete, konnte eine zweifelsfreie Zuordnung der eingehenden Befunde zu den untersuchten Personen sichergestellt werden.

Der Ablauf der Untersuchung in den einzelnen Teams war standardisiert. Für alle Abläufe wurden eigene Vordrucke entwickelt.

Für die Durchführung der Impfungen waren mehrsprachige Impfaufklärungsbögen vorhanden, die vorher an die Bewohner der Sammelunterkünfte verteilt wurden.

Schaffung von Therapie- und Isoliermöglichkeiten

Auf Drängen des Gesundheitsamtes wurden in allen Erstaufnahmeeinrichtungen geeignete Isolier- und Behandlungsräume geschaffen, um eine angemessene medizinische Behandlung von erkrankten Personen möglich zu machen.

Parasitäre Erkrankungen (Kopfläuse, Krätze) wurden umgehend unter Einbindung eines Dermatologen und eines ambulanten Pflegedienstes vor Ort behandelt, da ansonsten eine erfolgreiche Therapie nicht sicher möglich gewesen wäre.

Die sofortige Isolierung und Therapie zeigte sich als wirkungsvolles Instrumentarium, um eine Weiterverbreitung der parasitären Erkrankungen in den Gemeinschaftsunterkünften zu vermeiden.

Zusätzlich wurde eine tägliche hausärztliche Sprechstunde vor Ort in den Einrichtungen etabliert.

Patienten mit einer akut behandlungsbedürftigen Erkrankung wurden unter Einbindung des Rettungsdienstes und der Hilfsorganisationen umgehend in ein geeignetes Krankenhaus transportiert.

Für die Durchführung der Krankentransporte, der stationären Einweisungen und die Einleitung einer fachärztlichen Diagnostik/Therapie wurden eigene Vordrucke entwickelt.

Durch die gute Netzwerkarbeit und die frühzeitige Entwicklung der Standards gab es keine Probleme hinsichtlich der medizinischen Untersuchung und Versorgung der Flüchtlinge.

Sicherstellung der Hygiene und der Arbeitssicherheit in den Erstaufnahmeeinrichtungen

Das Gesundheitsamt der Stadt Remscheid erstellte für die Erstaufnahmeeinrichtung verbindliche Hygienepläne.

In den Hygieneplänen wurden insbesondere die Reinigungs- und Desinfektionsintervalle der infektionsträchtigen Bereiche (z.B. Sanitärräume) und der Einsatz von geeigneten und ausreichend wirksamen Reinigungs- und Desinfektionsmitteln festgelegt.

Darüber hinaus wurden mehrere Hygieneunterweisungen und Schulungen der vor Ort tätigen Einsatzkräfte, Wachdienste und ehrenamtlich tätigen Bürger durchgeführt.

Allen Einsatzkräften wurden, unter Einbindung der für die Einsatzkräfte zuständigen arbeitsmedizinischen Dienste, eine Sichtung der Impfpässe, eine Impfberatung und eine Schließung der Impflücken angeboten.

Im Rahmen der Begehungen und Schulungen wurden die Betreiber der Sammelunterkünfte darauf hingewiesen, eine ausreichende Menge von persönlicher Schutzausrüstung für alle Mitarbeiter vor Ort vorzuhalten.

Dies umfasste insbesondere die bedarfsgerechte Bevorratung von Handschuhen, Schutzkleidung, Mundschutz und geeigneten Desinfektions- und Hautschutzmitteln.

Probleme bei der Umsetzung

Aufgrund der großen europaweiten Nachfrage nach Impfstoffen gab es erhebliche Lieferengpässe mit der Impfstoffversorgung. Durch eine frühzeitige Bestellung der empfohlenen Impfstoffe durch das Gesundheitsamt gab es jedoch in Remscheid keine Engpässe hinsichtlich der Impfung der Flüchtlinge und der Einsatzkräfte. Problematisch war eine bedarfsgerechte Unterstützung durch Dolmetscher.

In einigen Fällen musste auf eine Impfung mit Masern-Mumps-Röteln-Impfstoff bei Frauen verzichtet werden, da aufgrund fehlender Dolmetscher eine angemessene Impfaufklärung und die Frage nach einer möglicherweise bestehenden Schwangerschaft nicht möglich war.

Festgestellte Krankheitsbilder

Folgende Erkrankungen wurden im Rahmen der Erstaufnahmeuntersuchungen festgestellt:
*   Parasitosen (Krätze- und Kopflausbefall),
*   Infektionen der oberen Atemwege,
*   Scharlach,
*   Windpocken,
*   Lungen-Tuberkulose,
*   Mykosen.

Bei allen festgestellten Erkrankungen wurden umgehend eine Diagnostik und Therapie eingeleitet.

Tuberkulose

Bei der Tuberkulose (Tbc) handelt es sich um eine gemäß Infektionsschutzgesetz (IfSG) meldepflichtige Krankheit, die die Durchführung einer Umgebungsuntersuchung mit Information der betroffenen Kontaktpersonen erforderlich macht.

In den Jahren 2011 bis 2013 wurden im Stadtgebiet jeweils drei bis vier Tbc-Fälle festgestellt. 2014 kam es bereits zu einem Anstieg auf sechs Fälle, 2015 auf sieben Fälle und 2016 auf neun Fälle.

Der deutliche Anstieg der Tbc-Fälle deckt sich mit Beobachtungen aus anderen Kommunen und anderen Aufnahmeeinrichtungen. Insbesondere Patienten, die aus Zentralafrika einreisten, waren in Remscheid betroffen.

Im Rahmen einer Wuppertaler Studie konnte ein vergleichbarer Anstieg der Tbc-Inzidenz im Rahmen der Fluchtbewegung durch den Jugoslawienkrieg Anfang der 1990er Jahre festgestellt werden. 1990 bis 1995 kam es in Wuppertal zu einem Tbc-Anstieg von 40%. Im Rahmen einer Studienerhebung von 1990 bis 1995 konnte ein vergleichbarer Anstieg einer Tbc-Inzidenz im Rahmen des Jugoslawienkrieges festgestellt werden.

Die stationäre Behandlung und poststationäre Therapie zeigte sich bei allen Tuberkulosepatienten unproblematisch.

Im Rahmen der Umfeld-Untersuchung der betroffenen Kontaktpersonen wird in erster Linie ein Serotest (IGRA) durchgeführt. Bei positivem IGRA-Test oder bei Auftreten einer verdächtigen Beschwerdesymptomatik ist jedoch eine umgehend eingeleitete weitergehende Diagnostik mit Durchführung einer Röntgen-Thorax-Untersuchung erforderlich. Dies sollte möglichst in einer Tbc-erfahrenen Klinik, die über geeignete Isolationsräume verfügt, erfolgen.

Die Infektion mit einer Tbc macht in der Regel einen engen Kontakt erforderlich. Theoretisch ist jedoch im Rahmen der Tröpfcheninfektion durch Anhusten eine Übertragung der Erreger über mehrere Meter möglich. Lediglich 5-10% der Infizierten erkranken.

Hinsichtlich der möglichen Inkubationszeit ist jedoch zu bedenken, dass einige Infizierte auch ein Jahr nach der Infektion noch erkranken können. Schmierinfektionen treten nur in Ausnahmefällen auf. Im Anfangsstadium fehlen die typischen Symptome einer Tbc-Infektion häufig. Ein Erythema nodosum wird nur in seltenen Fällen diagnostiziert.

Erst ein anhaltender Husten, die zunehmende körperliche Schwäche mit Gewichtsverlust und das Auftreten von Hämoptysen führt dann zum Arztkontakt und zur Diagnose. Bei Auftreten einer Hämoptyse ist häufig von einer Infektionsgefährdung auszugehen.

In ca. 15% der Fälle findet sich eine extrapulmonale Tbc, z.B. mit Befall der Lymphknoten, des Urogenitalsystems, der Knochen und des Darmes.

Eine Tbc-Meningitis kommt glücklicherweise nur sehr selten vor.

Dass eine konsequente Umgebungsuntersuchung sinnvoll ist, lässt sich anhand von zwei dokumentierten Kasuistiken belegen.

Im Rahmen einer Tbc-Umfelduntersuchung in einem Wuppertaler Pflegeheim in den 1990er-Jahren wurden 140 Kontaktpersonen untersucht, wobei sechs weitere Tbc-Fälle (Beschäftigte und Bewohner) sowie ein Bronchialkarzinom festgestellt wurden.

Ein Tbc-Ausbruch in einem texanischen Krankenhaus dokumentiert die Tbc-Infektion von insgesamt zehn Kontaktpersonen (Tuberkulinkonversionen) nach kurzem Kontakt zu einer jungen, an einer ausgeprägten Lungentuberkulose-erkrankten Patientin (insgesamt 29 ermittelte Kontaktpersonen). Drei der zehn Patienten erkrankten im Verlauf der Beobachtungszeit.

Die Tbc-Therapie erfordert eine hohe Compliance. Beim Auftreten von Compliance-Problemen und fehlender Therapieeinsicht ist eine engmaschige ordnungsbehördliche Überwachung der Patienten sowie ggf. die Durchführung einer DOT (directly observed therapy) erforderlich.

In Remscheid wird hierbei in der Regel ein ambulanter Pflegedienst eingesetzt, der im Rahmen der Behandlungspflege die regelmäßige Medikamenteneinnahme sicherstellt.

Parasitosen

Krätze (Skabies)

Die Krätze wird durch Krätzemilben hervorgerufen. Die Übertragung findet durch direkten körperlichen Kontakt statt. Außerhalb des Körpers sind die Krätzemilben nur wenige Stunden bis Tage infektiös. Im Rahmen der Übertragung bilden die weiblichen Krätzemilben tunnelförmige Gänge in der Haut und legen dort ihre Eier ab. Nach etwa zwei bis drei Wochen entwickeln sich aus den schlüpfenden Larven geschlechtsreife Milben. Die Zeit zwischen Infektion und Auftreten erster verdächtiger Symptome kann daher bei Erstbefall mehrere Wochen betragen und führt häufig zu einer späten Diagnosestellung.

Eine späte Diagnosestellung, beengte räumliche Verhältnisse, wie z.B. in Massenunterkünften, Altenpflege- und Gemeinschaftseinrichtungen, können zu einer schnellen Weiterverbreitung der Krankheit führen.

Insbesondere beim Auftreten einer Scabies crustosa, früher Scabies norvegica, bei Patienten mit geschwächtem Immunsystem kann es zu einer massiven Vermehrung der Milben und einer hohen Ansteckungsfähigkeit kommen. Im Rahmen einer Reinfektion können ekzematöse Hautveränderungen und verdächtige Beschwerden aufgrund der bestehenden Sensibilisierung bereits nach wenigen Tagen auftreten.

Die Skabies-Therapie sollte von erfahrenen Ärzten/Fachärzten überwacht werden und erfordert eine hohe Therapie-Compliance des Patienten.

Seit einigen Monaten ist ein orales Präparat für die systemische Therapie in Deutschland zugelassen. Hierbei kommt der Wirkstoff Ivermectin zum Einsatz.

Leiter von Gemeinschaftseinrichtungen haben gemäß § 34 Abs. 6 IfSG das zuständige Gesundheitsamt unverzüglich über das Auftreten der Krätze-Erkrankung zu benachrichtigen. Gemeinsam mit dem zuständigen Gesundheitsamt werden die erforderlichen Hygienemaßnahmen und die Durchführung einer ordnungsgemäßen Therapie koordiniert, um eine Weiterverbreitung der Erkrankung frühzeitig zu vermeiden.

Gemäß § 23 und § 36 IfSG unterliegen bestimmte Einrichtungen der infektionshygienischen Überwachung durch das Gesundheitsamt und sind verpflichtet, in Hygieneplänen ihre innerbetrieblichen Verfahrensweisen zur Infektionshygiene festzulegen. Es wird empfohlen, den Umgang mit Krätze im Hygieneplan der Einrichtungen zu regeln. Dies gilt insbesondere für Gemeinschaftseinrichtungen gemäß § 33 IfSG sowie für stationäre Einrichtungen, in denen besonders vulnerable Personen betreut werden (z.B. Kindertagesein-richtungen und Sammelunterkünfte).

Gemäß §34 Abs. 1 IfSG dürfen Personen, die an Krätze erkrankt oder dessen verdächtigt sind, die Gemeinschaftseinrichtung nicht besuchen sowie keine Tätigkeiten ausüben, bei denen sie Kontakt zu den dort Betreuten haben, bis nach ärztlichem Urteil eine Weiterverbreitung der Erkrankung durch sie nicht mehr zu befürchten ist (Attest erforderlich). Informationsmaterial für Patienten und Betriebe können über die Bundeszentrale für gesundheitliche Aufklärung (BZgA) auch mehrsprachig beschafft werden.

In innerbetrieblichen Anweisungen und im Rahmen der Unterweisung sind Mitarbeiter, die Patienten mit einer Krätze-Erkrankung versorgen bzw. mit ihnen Umgang haben, durch das Tragen einer geeigneten Schutzkleidung zu schützen (Handschuhe, Kittel).

Kopfläuse

Seit vielen Jahren, insbesondere in der kalten Jahreszeit, kommt es gehäuft zum Auftreten von Kopflausbefall. Gemeinschaftseinrichtungen wie Kinderta-gesstätten, Schulen und Obdachlosenunterkünfte sind häufig betroffen. Ähn-lich wie bei der Krätze vergehen zwischen Kopflausbesiedelung und dem Auf-treten der ersten Symptome in der Regel einige Wochen. Eine geschlechtsreife weibliche Kopflaus legt hierbei täglich etwa vier bis zehn Eier (Nissen). Ähn-lich wie bei der Krätze ist die Kopflaus auf einen Wirt angewiesen. Außerhalb des menschlichen Körpers stirbt die Laus relativ schnell ab.

Die Feststellung des Kopflausbefalles macht zum Schutz der Kontaktpersonen eine sofortige Behandlung, insbesondere in Gemeinschaftseinrichtungen, er-forderlich. Betroffene Personen mit Kopflausbefall dürfen eine Gemeinschafts-einrichtung nicht besuchen.

Erst nach Bestätigung einer erfolgreichen Behandlung durch die Eltern ist der Besuch des Kindes in der Gemeinschaftseinrichtung möglich. Bei wiederhol-tem Befall des Kindes, insbesondere bei Problemfällen und Auftreten eines Ausbruchs, kann die Vorlage eines ärztlichen Attestes erforderlich sein.

Da der Kopflausbefall in Gemeinschaftseinrichtungen meldepflichtig ist, wer-den die erforderlichen Hygienemaßnahmen mit dem zuständigen Gesund-heitsamt abgestimmt.

Hier ist eine unverzügliche Information der betroffenen Kontaktpersonen mit dem Ziel einer schnellen Untersuchung und Behandlung erforderlich.

Bezüglich der Behandlung stehen verschiedene Kopflauspräparate zur Verfügung. Eine konsequente Anwendung gemäß Herstellervorgaben sowie eine Zweitbehandlung, um später geschlüpfte Larven abtöten zu können, ist hierbei dringend erforderlich. Der Kopflausbefall erfordert ein hohes Maß an Sorgfalt mit der Durchführung regelmäßiger Kontrolluntersuchungen des Kopfes und ein nasses Auskämmen der Haare. Häufigste Probleme bei der Behandlung sind Anwendungsfehler, fehlende Sorgfalt, eine Nichtbehandlung von engen Kontaktpersonen und eine fehlende Wohnraumhygiene. Im Rahmen der Wohnraumhygiene sollten z.b. Kleidungsstücke (u.a. Mützen), Plüschtiere und die Bettwäsche beachtet werden.

Wichtig ist eine Information der betroffenen Kontaktpersonen. Eine Information der Kontaktpersonen findet aus falscher Scham leider häufig nicht statt.

Infektiöse Darmerkrankungen
Aufgrund der hohen Infektionsgefährdung in Gemeinschaftseinrichtungen spielen infektiöse Magen-Darm-Erkrankungen, insbesondere im Winter, eine große Rolle.

Seit vielen Jahren lässt sich, insbesondere in den Wintermonaten, ein gehäuftes Auftreten von Norovirus-Infektionen feststellen. Da die Noroviren nicht nur über eine Schmierinfektion übertragbar sind, sondern auch als Tröpfcheninfektion zur Weiterverbreitung führen können, sind größere Ausbrüche in Gemeinschaftseinrichtungen und Kantinen keine Seltenheit.

Eine frühzeitige Meldung des Ausbruchs und des Erregers an das zuständige Gesundheitsamt ist daher zum Eindämmen einer Weiterverbreitung des Ausbruches dringend erforderlich. Gemeinsam mit dem Gesundheitsamt werden die Hygienemaßnahmen und der Einsatz geeigneter Desinfektionsmittel abgestimmt.

Das Auftreten einer Norovirus-Gruppeninfektion führt in Remscheid jedes Jahr zur Schließung von ein bis zwei Gemeinschaftseinrichtungen (in der Regel Kindertagesstätten), wenn eine Eindämmung des Ausbruches durch die üblichen Hygienemaßnahmen nicht erreicht werden kann.

Beim Einsatz von Desinfektionsmitteln ist darauf zu achten, dass geeignete Norovirus-wirksame Desinfektionsmittel eingesetzt werden. Die eingesetzten Desinfektionsmittel sollten im Hygieneplan erfasst werden.

Eine regelmäßige Unterweisung der betroffenen Mitarbeiter und der Reinigungskräfte wird häufig vergessen und sollte daher durch den Arbeitgeber regelmäßig mit schriftlicher Dokumentation erfolgen.

Die Wirksamkeit der Desinfektionsmittel kann beim Hersteller abgefragt oder in veröffentlichten Listen eingesehen werden (Desinfektionsmittel-Liste des Verbunds für Angewandte Hygiene, Robert Koch-Institut).

Anschrift des Verfassers
Dr. Frank Neveling
Leiter des Gesundheitsamts der Stadt Remscheid
Hastener Str. 15
42853 Remscheid

Tollwut in Deutschland - neue Aspekte zur Prävention humaner Tollwutvirus-Infektionen

B. Lisiak, C. Schröder, M. Dulon, A. Nienhaus

Hintergrund

Deutschland gilt laut Weltgesundheitsorganisation (WHO) seit Ende September 2008 als „frei von terrestrischer Tollwut". Der Status „tollwutfrei" wird anerkannt, wenn innerhalb der letzten zwei Jahre kein Tollwutfall bei Tier und Mensch aufgetreten ist (Ausnahme: Fledermäuse). Aktuell stellen Fledermäuse in Deutschland das Hauptreservoir für Tollwutviren dar (s. Abb, 1). Da sich die epidemiologische Situation hinsichtlich der „klassischen" Tollwut in Deutschland geändert hat, hat die Ständige Impfkommission (STIKO) 2010 ihre Empfehlungen für die präexpositionelle Prophylaxe bedarfsentsprechend angepasst [1]. Der vorliegende Beitrag soll zu einer rational begründeten nachvollziehbaren Gefährdungsbeurteilung beitragen.

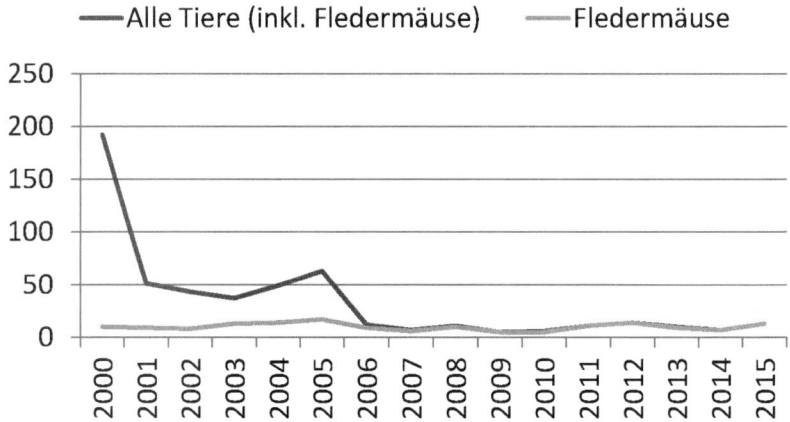

Abb. 1:   Tollwutfälle bei Tieren insgesamt und bei Fledermäusen in Deutschland (2000-2015) [2]

Methode

Die Daten zur Epidemiologie von Tollwut in Deutschland, zu Verdachtsmeldungen auf beruflich bedingte Tollwut sowie zu den aktuellen Impfempfehlungen wurden zusammengetragen. Als Quelle dienten Statistiken der WHO, der Deutschen Gesetzlichen Unfallversicherung (DGUV), der Sozialversicherung für Landwirtschaft, Forsten und Gartenbau (SVLFG) sowie die Empfehlungen der STIKO am Robert Koch-Institut.

Ergebnisse

Eine präexpositionelle Immunisierung gegen Tollwut ist indiziert, wenn sich aus einer Gefährdungsbeurteilung gemäß Arbeitsschutzgesetz (ArbSchG), Biostoffverordnung (BioStoffV) bzw. Verordnung zur arbeitsmedizinischen Vorsorge (ArbMedVV) ein erhöhtes berufliches Expositions- und Infektionsrisikos ableitet. Dies kann für folgende Berufsgruppen gelten [3]:

* Beschäftigte in Tierarztpraxen, Jäger, Forstpersonal und andere Personen mit Umgang mit Tieren in Gebieten mit neu aufgetretener Wildtiertollwut,
* Personen mit beruflichem Kontakt zu Fledermäusen,
* Laborpersonal mit Expositionsrisiko gegenüber Tollwutviren.

Des Weiteren gilt es für Reisende in Endemiegebiete.

Die Infektionsgefährdung durch Tiere stellt sich wie folgt dar: Von Kontakten zu Tieren geht, abgesehen von Fledermäusen, in Deutschland oder anderen tollwutfreien Ländern Europas aktuell keine Gefährdung aus [4]. Das Vorkommen von Fledermaustollwut kann derzeit aufgrund der geringen Überwachungsintensität nirgendwo ausgeschlossen werden. Deshalb sollten Fledermäuse (lebendig, flugunfähig oder tot) nur mit Handschuhen angefasst werden, die sicher bissfest sind [4]. Hat trotzdem ein Haut- oder Schleimhautkontakt zu einer lebenden oder toten Fledermaus stattgefunden, sollte umgehend mit der postexpositionellen Prophylaxe (PEP) begonnen werden, auch wenn keine Verletzung erkennbar ist [4].

Tollwutgefahr geht auch von Hunden oder Katzen aus, die kürzlich aus einem Tollwut-Endemiegebiet nach Deutschland (wieder-)eingebracht wurden. Nach einer Bissverletzung durch ein Wildtier (auch Füchse, Kleinsäuger oder Hasenartige) ist in Deutschland derzeit keine PEP erforderlich. Ob in einem Gebiet aktuell die Wildtiertollwut neu aufgetreten ist, lässt sich im Zweifel bei der zuständigen Veterinärbehörde erfragen.

Berufskrankheiten und Arbeitsunfälle

Bei der DGUV wurde in den letzten 15 Jahren in fünf Fällen der Verdacht auf eine beruflich erworbene Tollwut bestätigt [5]. Bei der SVLFG wurde seit 2010

115

in einem Fall der BK-Verdacht auf Tollwut bestätigt (Stand: Oktober 2016) [6]. Eine vergleichbare Auswertung von Arbeitsunfällen im Zusammenhang mit Biss- oder Kratzverletzungen durch tollwutverdächtige Tiere ist auf Basis der Arbeitsunfallstatistik der DGUV nicht möglich, da diese keinen Schlüssel für Tollwut aufweist.

Eine Auswertung der Datenbank der Berufsgenossenschaft für Gesundheitsdienst und Wohlfahrtspflege (BGW) zeigt, dass ein Missverhältnis zwischen der Zahl der Verdachtsmeldungen durch D-Ärzte, Betriebsärzte oder Unternehmen bei der BGW und dem real vorhandenen Risiko besteht. Zwischen 2008 und 2014 waren es 245 meldepflichtige Unfallmeldungen und acht BK-Verdachtsanzeigen [6].

Schlussfolgerungen

Das Meldeverhalten zeigt, dass Bissverletzungen durch Haus- und Wildtiere aktuell noch überschätzt werden. Die Verletzungen durch Fledermausbisse werden dagegen nach unserer Einschätzung noch nicht ausreichend in der Risikoabschätzung berücksichtig. Die Impfberatung sollte das individuelle Infektionsrisiko im Einzelfall verstärkt mit einbeziehen.

Literatur
1.   Robert Koch-Institut (RKI): Neuerungen in den aktuellen Empfehlungen der Ständigen Impfkommission (STIKO) am RKI vom Juli 2010. Epidemiologisches Bulletin 33: 331-334 (2010)
2.   WHO: Rabies Information System of the WHO Collaboration Centre for Rabies Surveillance and Research (2015), (22.04.2016) http://www.who-rabies-bulletin.org/Queries/Surveillance.aspx
3.   Robert Koch-Institut (RKI): Empfehlungen der Ständigen Impfkommission (STIKO) am Robert Koch Institut/Stand: August 2015. Epidemiologisches Bulletin 34: 327-362 (2015)
4.   Robert Koch-Institut: Tollwut in Deutschland: Gelöstes Problem oder versteckte Gefahr? Epidemiologisches Bulletin 8: 57-61 (2011)
5.   Deutsche Gesetzliche Unfallversicherung (DGUV): Referat Statistik. Persönliche Mitteilung (2016)
6.   Sozialversicherung für Landwirtschaft, Forsten und Gartenbau (SVLFG): Bereich Leistung. Persönliche Mitteilung (2016)
7.   Berufsgenossenschaft für Gesundheitsdienst und Wohlfahrtspflege (BGW): Interne Auswertungen. Abteilung Reha-Koordination. Bereich Statistik (2015)

Anschrift für die Verfasser
Dr. Birgitte Lisiak
BGW - Berufsgenossenschaft für Gesundheitsdienst und Wohlfahrtspflege
Zentrale Präventionsdienste
Pappelallee 35-37
22089 Hamburg

Norovirus-Gastroenteritis - Eine unterschätzte Infektionskrankheit? Überlegungen zur Qualität institutioneller Daten

F. Hofmann, M. Michaelis, U. Stößel

Noroviren (NV) sind für einen Großteil der nicht bakteriell bedingten Gastroenteritiden bei Kindern und mehr noch bei Erwachsenen verantwortlich. Kinder unter fünf Jahren und ältere Menschen über 70 Jahre (hier vor allem durch Hypovolämie und Hypokaliämie im Rahmen der wässrigen Diarrhoe) stellen besonders gefährdete Gruppen in der Bevölkerung dar. Dies vor allem deshalb, weil die Wahrscheinlichkeit, an einer akuten NV-Gastroenteritis zu erkranken schon bei einer sehr niedrigen Viruslast (10% bei einer Infektion mit 1.000 Viruskopien pro ml, 70% bei einer Infektionsdosis von 10^8 Viruskopien [1]) gegeben ist. Gerade die genannten Personengruppen, bei denen NV-Infektionen als sehr kritisch anzusehen sind, sind es, die für die relativ hohe Mortalität (geschätzte 700 Millionen Erkrankungen mit 200.000 Todesfällen weltweit pro Jahr [2]) verantwortlich zu machen sind. Von arbeitsmedizinischer Relevanz ist zudem die Frage, inwieweit Personal in Gemeinschaftseinrichtungen wie Kindergärten, Schulen, Pflegeheimen oder Krankenhäusern ebenfalls eine besonders gefährdete Gruppe darstellt.

Die Übertragung erfolgt mit einer Inkubationszeit von zehn Stunden bis zu vier Tagen
*   fäkal-oral,
*   über Aerosole,
*   durch den Kontakt mit Infizierten bzw. deren Ausscheidungen (Stuhl, Erbrochenes),
*   durch den Kontakt mit kontaminierten Lebensmitteln (etwa beim größten bislang in Deutschland objektivierten NV-Ausbruch mit mehr als 11.000 Betroffenen durch chinesische Erdbeeren [3] sowie
*   durch den Kontakt mit kontaminierten Flächen.

Virologische Merkmale

Die zur Familie der Caliciviridae zählenden (unbehüllten und deshalb nur schwierig zu inaktivierenden [4]) NV wurden 1972 erstmals von Albert KAPIKIAN und Mitarbeitern beschrieben [5]. Derzeit sind sieben Genogruppen (davon die Gruppen I, II und IV humanpathogen) mit mehr als 30 Genotypen [6] bekannt. Das von KAPIKIAN verwendete Virus stammte aus einer Stuhlprobe, die 1968 bei einem Ausbruch an einer Schule im US-amerikanischen Norwalk gewonnen worden war [7].

118

Mittlerweile weiß man, dass es bei einer NV-Infektion zum Befall reifer Entero-zyten (die für die Aufnahme von Kohlenhydraten, Aminosäuren, Fettsäuren, Fetten und Vitaminen verantwortlich sind) im Darm und zu deren Zerstörung kommt. Ähnlich wie bei einer Reihe anderer Viren (z.b. Influenzaviren) ändert sich die Zusammensetzung der zirkulierenden Viren ebenso wie deren Struktur ständig, wobei neue Driftvarianten entstehen können, die ältere Varianten relativ schnell verdrängen können. Auch die Rekombination innerhalb eines Genotyps oder zwischen verschiedenen Genotypen führt dazu, dass neuartige Virustypen gebildet werden [8], die in der Lage sind, eine evtl. bestehende Immunität zu unterlaufen. Die genannten Tatsachen sind u.a. auch dafür verant-wortlich, dass es bislang keine spezifische antivirale Therapie gibt und wohl auf absehbare Zeit auch nicht geben wird. Deshalb ruht die derzeit einzige Hoffnung für eine wirksame Kontrolle der NV-Gastroenteritis auf der Her-stellung einer Vakzine, deren Einsatz glücklicherweise bereits erste ermutigen-de Resultate bei der Testung an einer Reihe von Versuchspersonen geliefert hat [2].

Als kritisch hinsichtlich der Eigenschaften von NV muss auch die Tatsache ge-wertet werden, dass die Virusausscheidung bis zu acht Wochen dauern kann. Wie lang der Schutz nach einer NV-Infektion dauert, ist bislang nicht ab-schließend geklärt. Bekannt ist allerdings, dass es offensichtlich Individuen gibt, die aufgrund einer Mutation im Gen für die Alpha (1,2) Fucosyltransfera-se eine vollständige NV-Resistenz gegenüber bestimmten NV [vermutlich Ge-notyp I (1), II (3) und II (4)] aufweisen, jedoch durchaus an Infektionen der Ge-notypen I (3) und II (2) erkranken können.

Epidemiologie

Gewöhnlich greift man in Deutschland zur epidemiologischen Beschreibung des Ausmaßes dieser Erkrankung auf die amtlichen Zahlen des Robert Koch-In-stituts (RKI) in Berlin zurück, das auf der Basis des Infektionsschutzgesetzes zeitnah über das Auftreten dieser Erkrankung berichtet [9, 10]. Das RKI hält sich dabei an eine Referenzdefinition der Erkrankung, die ein laborbestätigtes Vorliegen des Virus, die Meldung im Gesundheitsamt und die Übermittlung in der ausgewiesenen Meldewoche an das RKI einschließt. Die Datenstände des laufenden Jahres können, so ein Hinweis in einem Merkblatt für Ärzte [3], mit einem dreiwöchigen Verzug im Epidemiologischen Bulletin und auf der inter-aktiven Internetseite des RKI zur webbasierten Abfrage der Meldedaten (Surv-Stat@RKI 2.0, https://survstat.rki.de) abgerufen werden [12].

119

Die vom RKI im Epidemiologischen Bulletin publizierten Fallzahlen folgen dabei einer Systematik, die die neu gemeldeten Fälle einer Kalenderwoche und
die Kumulativfälle des laufenden Jahres (bis zur zuletzt erfassten Meldewoche)
im Vergleich zum Vorjahr - getrennt nach Bundesländern - darstellt. In den infektionsepidemiologischen Jahrbüchern werden zudem größere Zeitreihen abgebildet.

Einen Einschnitt in der Darstellung gab es, seit ab dem Jahr 2011 die laborbestätigten Fälle (RT-PCR, Antigen-EIA und elektronenmikroskopischer Nachweis
von Viruspartikeln bei fehlender Bedeutung der Serodiagnostik) gemeldet wurden, nicht mehr jedoch Fälle mit klinisch-epidemiologischem Krankheitsbild
ohne diagnostischen Nachweis.

Seit 2011 zeigt sich eine tendenzielle Abnahme der laborbestätigten NV-Fälle,
aus der vielleicht zu schnell gefolgert wird, dass das Infektionsgeschehen an
Bedeutung verloren habe (vgl. Abb. 1).

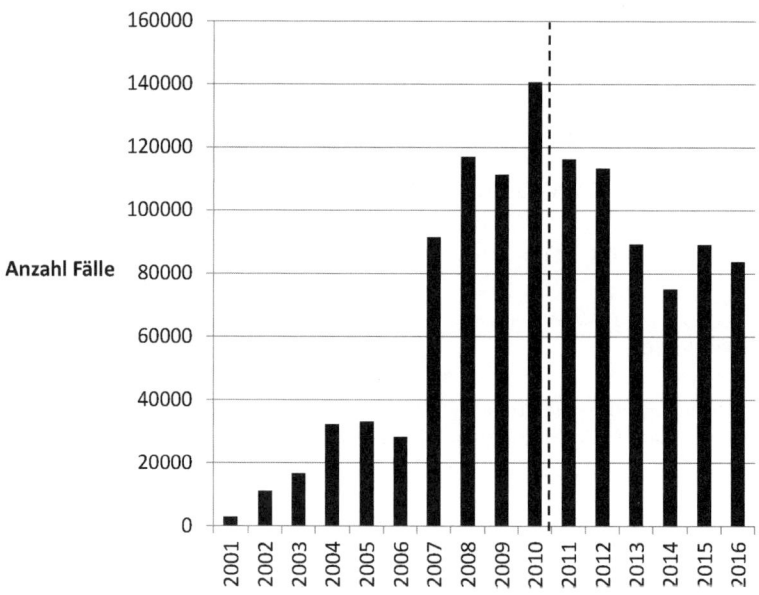

Abb. 1:   **Zeitreihe der beim Robert Koch-Institut gemäß Referenzdefinition statistisch erfassten NV-Gastroenteritis-Fälle für die Jahre 2001 bis 2016 (Quelle:
https://survstat.rki.de/Content/Query/Create.aspx vom 12.01.2017)**

Auf der anderen Seite wurde im Dezember 2016 im Epidemiologischen Bulletin [10] über einen unerwartet frühen und starken Beginn der NV-Saison
2016/17 berichtet: im November wurden bundesweit 14.519 Fälle (gegenüber

im Median 7.810 Fällen in den Jahren 2011 bis 2015) gemeldet. Das RKI wirft dabei die Frage auf, ob es einen Zusammenhang mit dem Erscheinen eines neuen NV-Genotyps geben könnte, weil in kürzlich untersuchten Proben (wie schon früher in Vierjahreszyklen) erstmals eine neue NV-Rekombinante entdeckt worden sei.

Infektionsepidemiologische Herausforderungen

Nicht nur das mögliche Auftreten immer neuer Genotypen stellt die infektionsepidemiologische Betrachtung des Erkrankungsgeschehens vor besondere Herausforderungen. Auch die Zuverlässigkeit des Meldeverfahrens hängt u.a. davon ab, dass alle potenziell berührten Instanzen einschließlich der betroffenen Erkrankten einen Abklärungsalgorithmus durchlaufen, an dessen Ende die Labor-(Nicht-)Bestätigung stehen müsste. Eine Einschränkung für die Qualität der epidemiologischen Meldeergebnisse können hervorgerufen werden von „weichen" Faktoren wie z.B.
- der Symptomtoleranz von Patienten, also der Stärke des Gefühls, durch die Krankheit gesundheitlich bedroht zu sein,
- der entsprechenden Symptomtoleranz bei untersuchenden Haus- und Kinderärzten,
- der Implementationstreue der untersuchenden niedergelassenen Ärzte, d.h. die Meldeverpflichtungen aus dem Infektionsschutzgesetz einzuhalten (sowie fehlende Sanktionen bei nicht erfolgter Meldung),
- der Kodierqualität gemäß ICD-10 bei niedergelassenen Ärzten und deren Folgeprobleme oder
- dem diagnostischen Abklärungsvorgehen der Gesundheitsämter bei Ausbrüchen.

Auf der Ebene der GKV-Leistungsdaten kommen weitere Faktoren hinzu, die die Qualität der Einschätzung des epidemiologischen Geschehens beeinträchtigen können, z.B.
- die bisher fehlende Auswertung der Daten zum labormedizinischen Leistungsgeschehen,
- die nur in Sonderauswertungen (vierstellige ICD) erfassbaren Entlassdiagnosen stationär behandelter Patienten (gemäß G'DRG),
- nicht erfolgter Abgleich von Meldestatistiken in den Länderberichtssystemen bzw. beim Bund/RKI mit den GKV-Routinedaten.

Die infektionsepidemiologischen Herausforderungen bei der Bestimmung der „wahren" Inzidenz bzw. Prävalenz haben also sehr viel mit der validen Erfassung des Krankheitsgeschehens zu tun. Die subjektiv variierende „Meldekultur" stellt dabei ein Problemfeld dar. Ein anderes Problemfeld sind sicherlich die Public Health-Strukturen in Deutschland, die anders als in anderen Ländern häufig durch Schnittstellenprobleme bei der Kommunikation und Kooperation zwischen ambulantem und stationären Sektor, zwischen ambulantem bzw. stationärem Sektor und öffentlichem Gesundheitsdienst sowie zwischen einrichtungsinternen Diensten (z.B. Krankenhaushygiene und Arbeitsmedizin) zu vermuten sind. Eine Studie von HALL et al. [13] in den Vereinigten Staaten aus dem Jahr 2013 zeigt einen Weg, wie man mit statistischen Regressionsmodellen möglicherweise eine Annäherung an die mutmaßliche Inzidenzberechnung schaffen kann. In ihrem Modell, das sich auf einen Zeitraum von 1996 bis 2009 bezieht, werden die Daten aus Ambulanzbesuchen, Besuchen einer notfallmedizinischen Ambulanz, Krankenhausaufenthalten und Mortalitätsdaten NV-assoziierter Todesfälle genutzt (vgl. Abb. 2).

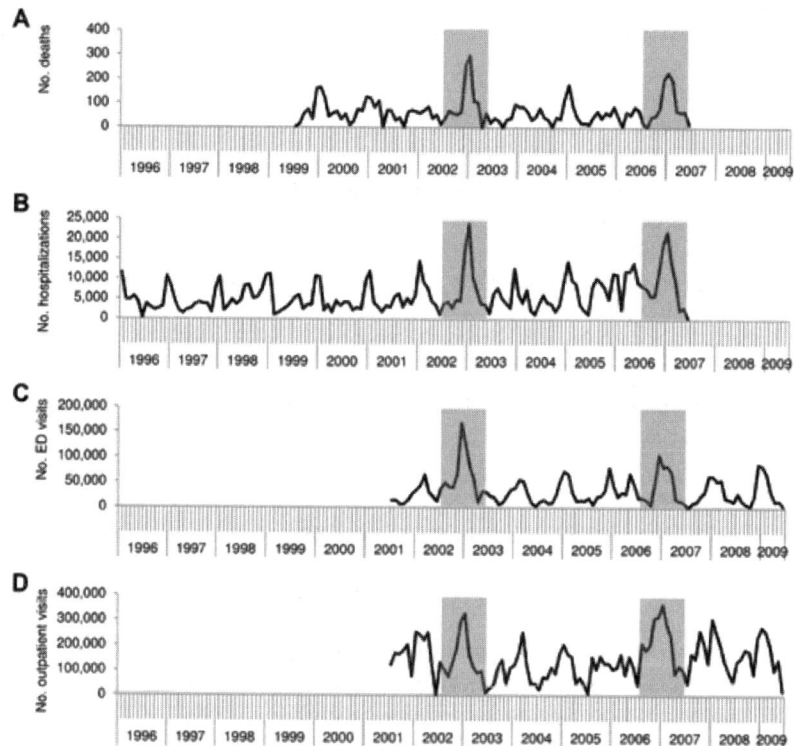

Abb. 2:   NV-assoziierte Ambulanzbesuche, Inanspruchnahmen einer notfallmedizinischen Einrichtung, Krankenhausaufenthalte und NV-assoziierte Todesfälle 1996 bis 2009; graue Schatten stehen für Pandemiestämme (Quelle: HALL et al. [13])

Forschungsansätze für die schätzungsweise Annäherung an die „wahre" Inzidenz von NV-Erkrankungen

Seit Jahren wird in der Literatur die Untererfassung von NV-Krankheiten konstatiert [14, 15]. Die Dunkelziffer, deren Höhe sehr unterschiedlich vermutet wird, ist seit 2011 noch weniger abschätzbar geworden und dürfte eher größer als kleiner geworden sein.

U.a. mit einem seit November 2016 von TAKEDA geförderten Projekt „Norovirus disease in Germany - A method-mix study to assess epidemiology and action processes" (Acronym „NoroEpi") wollen wir die Dunkelziffer über verschiedene analytische Zugänge aufhellen, um zu einer besseren Abschätzung der Erkrankungshäufigkeit beizutragen.

Das Projekt sieht neben einer Literaturanalyse zum Status quo eine Zusammenstellung von Informationen über Infektionsausbrüche in Krankenhäusern und Gemeinschaftseinrichtungen - auch unter arbeitsmedizinischer Perspektive - vor. Daneben sind Erhebungen bei Vertretern des Öffentlichen Gesundheitsdiensts und Betriebsärzten geplant. Des Weiteren soll eine umfassende Betrachtung epidemiologischer Sekundärdaten und Statistiken der Kranken- und Unfallversicherungen, des RKI, des Statistischen Bundesamtes sowie Leistungsstatistiken der ärztlichen Körperschaften erfolgen [16]. Hinsichtlich des letzten Punktes scheinen uns hierzu u.a. die folgenden Ansätze zielführend:

- **Genauere Abklärung der Symptomtoleranz gegenüber Infektionskrankheiten bei Patienten**
Hierzu bedarf es der näheren Beleuchtung von Aspekten wie der subjektiven Wahrnehmung von Krankheitssymptomen, der Selbstabklärung einer möglichen Erkrankung/Selbstmedikation, der Verfügbarkeit von Informationen über mögliche Ansteckungswege und das eigene Hygieneverhalten, der erlebten Krankheitslast, einer möglichen Arbeitsunfähigkeit, der Inanspruchnahme professioneller Hilfe, der Information von Verantwortlichen einer Einrichtung einschließlich des Betriebsarztes und Hygieneverantwortlichen. Zu denken wäre hier an eine Sekundäranalyse von Ergebnissen einschlägiger empirischer Untersuchungen z.B. aus Gesundheitssurveys und ggf. ergänzend an qualitative Interviews mit einer kleinen Zufallsstichprobe Erwachsener. In der bisher größten Bevölkerungsstudie für Deutschland, der so genannten Nationalen (HELMHOLTZ-)Kohorte sollen neben Herz-Kreislaufkrankheiten, Krebs, Diabetes, Lungenerkrankungen, Demenz und Depressionen u.a. auch Nieren- oder Magen-Darm-Erkrankungen bei einer Stichprobe von 200.000 Probanden erfasst werden [17]. Wie ertragreich ein solches Vorgehen sein kann, ist angesichts der noch frühen Phase der HELMHOLTZ-Kohortenstudie noch nicht genau bestimmbar.

• **Genauere Abklärung der Symptomtoleranz von untersuchenden Haus- und Kinderärzten**

Haus- und Kinderärzte sehen im Regelfall nur NV-Erkrankte, die von sich aus zu ihnen kommen. Die Zahl behandelter NV-Patienten ist nicht gleichzusetzen mit der Zahl der tatsächlich Erkrankten. Ob letztendlich in der amtlichen Statistik eine laborbestätigte NV-Gastroenteritis gemeldet wird, hängt darüber hinaus von verschiedenen Voraussetzungen im hausärztlichen Setting ab. Dazu zählen u.a. neben einer adäquaten Kodierung des Leistungsgeschehens auch das Interesse und die zeitliche Verfügbarkeit für eine ausführliche (Familien-) Anamnese und die Abklärung des möglichen Infektionskontextes/Ausbruchsgeschehens einschließlich einer evtl. Einschaltung des Gesundheitsamtes. Auch budgetäre Erwägungen bei der Veranlassung von labormedizinischen Untersuchungen, für die es jetzt eigene Abrechnungszuständigkeiten der Labormediziner gibt, könnten eine Rolle spielen.

Zur näheren Abklärung dieser möglichen und nur beispielhaft aufgeführten Einflussfaktoren auf die „wahre" Inzidenz müsste abgewogen werden, ob ein qualitativer Zugang mittels Interviews in Hausarztpraxen besser geeignet ist als eine standardisierte Erhebung mittels standardisiertem Fragebogen.

In jedem Fall müsste dann auch eruiert werden, wie verbindlich die Vorgaben des Infektionsschutzgesetzes umgesetzt werden (Implementationstreue) und welche Ausweichkodierung möglicherweise praktiziert wird. Es ist nicht auszuschließen, dass niedergelassene Ärzte zur Vermeidung eines erhöhten Abklärungsaufwands oder aus budgetären Gründen keine labormedizinische Abklärung beauftragen sowie statt der Kodierung A 08.1 („Akute Gastroenteritis durch Norovirus") auf die Kodierung A 08.4 („Virusbedingte Darminfektion, nicht näher bezeichnet") ausweichen. Die so gewonnenen Erkenntnisse müssen sodann an der GKV-Leistungsstatistik zu den Diagnoseziffern A08 und ihren Untergruppen gespiegelt werden. Dabei sollte unter Umständen auch die ICD 10-Ziffer E86 („Volumenmangel") mitberücksichtigt werden. Inwieweit das einschlägige Leistungsgeschehen auch im Versorgungsatlas des Zentralinstituts für die kassenärztliche Versorgung in Berlin (ZI) seinen Niederschlag finden kann, bedarf noch einer Klärung mit dem Zentralinstitut [18].

• **Analyse des labormedizinischen Leistungsgeschehens**

Nach der kassenärztlichen Bundesvereinigung handelt es sich bei den speziellen Laborleistungen des Kapitels 32.3 des Einheitlichen Bewertungsmaßstabs (EBM) in der Regel um überwiesene Auftragsleistungen [19]. Die vollständige und konkrete Auftragserteilung durch den Überweiser stellt somit einen wichtigen Baustein dar, um medizinisch sinnvoll und gleichsam wirtschaftlich Laborleistungen im vertragsärztlichen Bereich durchzuführen. Nach dem Bundesmantelvertrag (Ärzte) § 13 (4) können Ärzte für Labormedizin, Mikrobiologie und Infektionsepidemiologie nur auf Überweisung hin in Anspruch genommen werden. Die entsprechende Leistungsziffer für diese Ärztegruppe nach der Gebührenordnung (GOZ) im EBM ist:

GOZ Ziffer 32838 Nukleinsäurenachweis von Norovirus im Stuhl bei Endemieverdacht oder in besonders begründeten Dringlichkeitsfällen

(Bei Nachweis mittels Nukleinsäureamplifikationstechniken (NAT) ist die GOP 32859 zusätzlich berechnungsfähig. Der Zusatz „bei sonst negativem Nachweis" wurde fallen gelassen, damit der Test auch in besonderen Dringlichkeitsfällen ohne vorheriges alternatives Ausschlussverfahren unter Angabe der Begründung berechnet werden kann.)

Nach einer Veröffentlichung des ZI aus dem Jahr 2013 fällt die GOZ 32838 nicht unter die 20 umsatzstärksten Abrechnungspositionen der Labormedizin. Im Abrechnungsdatenträger (ADT)-Panel des ZI des Jahres 2015 (und der Vorjahre), in dem anonymisierte Behandlungsdaten von Patients verarbeitet werden, werden labormedizinische Leistungen leider nicht erfasst [20].

Zur genaueren Bestimmung der unter dieser Leistungsziffer abgerechneten Leistungen sowohl bei Haus- und Kinderärzten wie auch bei Laborärzten bedarf es des noch zu klärenden Zugriffs auf Daten zur GKV-Frequenzstatistik, wie sie z.B. im System LISA (Leistungs-Informations-System Ärzte) vom Wissenschaftlichen Institut der Allgemeinen Ortskrankenkassen (WIDO) vorgehalten wurden [21]. Deswegen ist zu erwägen, eine Stichprobenauswertung von regional vorgehaltenen GKV-Daten vorzunehmen.

Eine Abfrage entsprechender Daten über das Informationssystem Versorgungsdaten beim Deutschen Institut für Medizinische Dokumentation und Information (DIMDI) würde nach Erfahrungen anderer Antragsteller wohl erst nach Beendigung des Projekts zu verfügbaren Daten führen.

- **Daten zum stationären Leistungsgeschehen**

Die vom Statistischen Bundesamt öffentlich verfügbar gemachten Daten zu Krankenhauspatienten mit einer ICD-10-Hauptdiagnose A08 bei der Entlassung liegen lediglich für den dreistelligen Schlüsselbereich vor [22].

Eine weitere Untergliederung des statistischen Materials (hier für die Ziffer A 08.1) kann vermutlich nur durch Sonderauswertungen auf Anfrage ermittelt werden. Insgesamt wurden 2014 vollstationär 50.310 Patienten aller Altersgruppen mit der Hauptdiagnose A08 („Virusbedingte und sonstige näher be-

zeichnete Darminfektionen") behandelt. Hier bedarf es also einer weiter diffe-
renzierenden Abklärung der behandelten NV-Krankheiten. Auch gilt es abzu-
gleichen, wie diese Daten Eingang in die vom RKI geführten Statistiken finden.

• **Abgleich von Meldestatistiken bei den Ländern und beim Bund/Robert
Koch-Institut**
Die Abbildung des Meldegeschehens bei NV - je nach gewählter Datenquelle
- in den Bundesländern oder beim RKI in Berlin weist zum Teil auf auffällige
Unterschiede in den Meldezahlen hin, die je nach Bundesland mit einer unterschiedlich praktizierten Überwachung (Surveillance) zusammenhängen können.

In Tabelle 1 wird - im Unterschied zur wöchentlichen Berichterstattung durch
das RKI im Epidemiologischen Bulletin - das heterogene Bild der Länderbe-
richterstattung deutlich. Dies kann auf verschiedene Ursachen zurückgeführt
werden. In der Regel liegen die von einigen Bundesländern in eigener Berichterstattung veröffentlichten Zahlen über denen des RKI, weil letztere Einrichtung die Erfüllung der Referenzdefinition überprüft und ggf. die Meldezahlen
der Bundesländer korrigiert. Eine genauere Rückverfolgung ist allerdings nur
für die wenigsten Bundesländer möglich, weshalb hier als Vorbild das Sur-
veillance-Modell aus Nordrhein-Westfalen (NRW) kurz vorgestellt werden soll.

Auf einer interaktiv gestalteten Webseite [23] werden die Meldungen in Tabel-
lenform als Berichte pro Krankheit, regionale Berichte, Wochenberichte, ku-
mulierte Werte für Berichtswochen des aktuellen und des Vorläuferjahres aus-
gewiesen. Die Aufstellungen erlauben, Inzidenzen (Fälle pro 100.000 Einwohner), Fälle (bis auf Stadt- und Kreisebene), Zeitverläufe und Trends auch in
grafischen Abbildungen darzustellen. Zudem macht dieses System möglich,
alle ans RKI übermittelten Fälle gemeldeter Erkrankungen oder Erregernach-
weise abzurufen oder nur die Fallmeldungen abzurufen, die die Referenzdefinition des RKI erfüllen, bei denen validierte Angaben zum klinischen Bild,
zum labordiagnostischen Nachweis oder zur epidemiologischen Bestätigung
vorliegen. Setzt man beide Meldezahlen in Tabelle 1 für NRW ins Verhältnis,
so wurden z.B. 2015 von allen 18.542 dem RKI gemeldeten Fälle etwa 94%
auch vom RKI in seinen infektionsepidemiologischen Daten für 2015 berücksichtigt (n = 17.558). Wie groß diese Unterschiede bei anderen Ländermeldun-
gen ausfallen, muss noch einer genaueren Analyse unterzogen werden.

	RKI Epidemiologisches Bulletin			Landesberichte			Anmerkungen
	2016		2015	2016		2015	
Bundesland	49. KW	1.-49. KW	1.-49. KW	49. KW	1.-49. KW	1.-49. KW	
Baden-Württemberg	404	4.692	6.242	646	8.241	9.714	
Bayern	614	7.342	9.204	520	6.992	*9.514	* = 1.-51. KW 2015 kumulativ
Berlin	146	3.260	2.720				k.A. für 2015 u. 2016
Brandenburg	232	3.985	3.867				k.A. für 2014, 2015 u. 2016
Bremen	19	361	466			*398	* = 1.-52. KW kumulativ
Hamburg	95	1.962	1.873	118	*1.980	*1.935	* = 1.-50. KW kumulativ
Hessen	203	3.075	4.596	417	5.712	*7.839	* = 1.-51. KW kumulativ
Mecklenburg-Vorpommern	173	3.392	3.641	558	6.765	7.819	
Niedersachsen	314	4.930	5.806	*630			* = 50. KW
Nordrhein-Westfalen	889	13.516	17.558	989	14.552	18.542	
Rheinland-Pfalz	228	3.480	4.961			*5.204	* = Kalenderjahr 2015
Saarland	44	923	1.446				
Sachsen	375	7.838	9.113	375	8.160	9.174	
Sachsen-Anhalt	275	4.738	5.183	*538	9.370	9.034	* = 50. KW
Schleswig-Holstein	188	1.887	2.043	844			
Thüringen	234	4.124	4.331				
Deutschland	**4.442**	**69.562**	**83.072**				

Tab. 1:   Vergleich der gemeldeten NV-Fälle beim RKI und in den Bundesländern für die 49. KW bzw. die kumulativen Werte für die 1. bis 49. KW in den Jahren 2015 und 2016 (Landesberichte auf der Basis der im Internet verfügbaren Datenangaben, eigene Zusammenstellung)

127

Vorläufige Schlussfolgerungen

Die infektionsepidemiologischen Herausforderungen bei der Annäherung an die „wahre" Inzidenz sind, wie unsere Ausführungen deutlich machen sollten, nicht gering.

Angesichts der föderalen Zuständigkeitsregelungen in unserem Gesundheitssystem sind Schnittstellenprobleme bei der Erfassung von Ausbrüchen eigentlich vorprogrammiert. Weitere Fehlanreize auf der Ebene der Leistungsabrechnung bei niedergelassenen (Allgemein-)Ärzten können zu Fehlkodierungen im Leistungsgeschehen und damit zu Datenverzerrungen führen.

Zu solchen Verzerrungen kann aber auch in erheblichem Maße die Symptomtoleranz betroffener Patienten und untersuchender Haus- und Kinderärzte und nicht zuletzt das Meldeverhalten von Gemeinschaftseinrichtungen bei NV-Ausbrüchen beitragen. Dieses sollte gleichermaßen beleuchtet werden und wird z.b. anhand der Kasuistik aus der Sicht eines Gesundheitsamtes von unserer Arbeitsgruppe auf dem 67. wissenschaftlichen Kongress des Bundesverbandes der Ärztinnen und Ärzte des öffentlichen Gesundheitsdienstes (BVÖG-D) im Mai 2017 vorgestellt [24].

Danksagung

Wir danken der Firma TAKEDA Vaccines Inc. für die finanzielle Unterstützung bei der Durchführung des Projekts.

Literatur
1.   TEUNIS, P.F., MOE, C.L., LIUI, P. et al.: Norwalk virus: How infectious is it? Journal of Medical Virology 80 (8): 1468-1476 (2008)
2.   FLYNN, D.: Takeda's norovirus vaccine first to reach human trials. Food Safeety News June 24th 2016
3.   Robert Koch-Institut (RKI): Darstellung und Bewertung der epidemiologischen Erkenntnisse im Ausbruch von Norovirus-Gastroenteritis in Einrichtungen mit Gemeinschaftsverpflegung, Ostdeutschland, September - Oktober 2012. Berlin, Robert Koch-Institut (2012), (09.01.2017) https://edoc.rki.de/docviews/abstract.php?lang=ger&id=2807
4.   Robert Koch-Institut (RKI): Desinfektion bei Noroviren - Erläuterungen zur Prüfung und Deklaration der Wirksamkeit von Desinfektionsmitteln. Epidemiologisches Bulletin 32: 289-290 (2014)
5.   KAPIKIAN, A.Z., WYATT, R.G., DOLIN, R., THORNHILL, T.S. et al.: Visualization by immune electron microscopy of a 27-nm particle associated with acute infectious nonbacterial gastroen-teritis. Journal of Virology 10 (5): 1075-1081 (1972)

6.   KRONEMAN, A., VEGA, E., VENNEMA, H. et al.: Proposal for a unified norovirus nomen-clature and genotyping. Archives of Virology 158 (10): 2059-2068 (2013)

7.   ADLER, J.L., ZICKL, R.: Winter vomiting disease. Journal of Infectious Diseases 119 (6): 668-673 (1969)

8.   VINJÉ, J.: Advances in laboratory methods for detection and typing of norovirus. Journal of Clinical Microbiology 53 (2): 373-381 (2015)

9.   Robert Koch-Institut (RKI): Norovirus-Ausbruch im Landkreis Amberg-Sulzbach, Bayern, September 2016. Epidemiologisches Bulletin 48: 531-534 (2016)

10. Robert Koch-Institut (RKI): Unerwartet früher und starker Beginn der Norovirus-Saison 2016. Epidemiologisches Bulletin 50: 560 (2016)

11. RKI (Hg.) Norovirus-Gastroenteritis - RKI-Ratgeber für Ärzte (2008), (09.01.2017) http://www.rki.de/DE/Content/Infekt/EpidBull/Merkblaetter/Ratgeber_Noroviren.html

12. Robert Koch-Institut (RKI): SurvStat@RKI - Abfrage der Meldedaten nach Infektions-schutzgesetz (IfSG) über das Web, (09.01.2017) http://www.rki.de/DE/Content/Infekt/SurvStat/survstat_node.html

13. HALL, A., LOPMAN, B.A., PAYNE, D.C. et al.: Norovirusdisease in the Unites States. Emerging Infectious Diseases 19 (8): 1198-1205 (2013)

14. BERNARD, H., WERBER, D., HÖHLE, M.: Estimating the under-reporting of norovirus illness in Germany utilizing enhanced awareness of diarrhoea during a large out-break of Shigatoxin-producing E. coli O104:H4 in 2011 - a time series analysis. BMC Infectious Diseases 14: 116 (2014)

15. Karsten, C., Baumgarte, S., Friedrich, A.W. et al.: Incidence and risk factors for community-acquired acute gastroenteritis in north-west Germany in 2004. European Journal of Clinical Microbiology and Infectious Diseases 28 (8): 935-943 (2009)

16. HOFMANN, F., MICHAELIS, M., NÜBLING, M., STÖßEL, U.: Norovirus-Gastroenteritis: Wie hoch ist die Dunkelziffer? Studiendesign einer Methodenmix-Studie (Beitrag P166). 56. Wissenschaftliche Jahrestagung der Deutschen Gesellschaft für Arbeits-medizin und Umweltmedizin (DGAUM), 9.-11.03.2016, München 156-157 (2016), (09.01.2017) http://www.dgaum.de/fileadmin/PDF/Jahrestagungen/2016/DGAUM-Jahrestagung_2016_150dpi__1_.pdf

17. Nationale Kohorte e.V.: NAKO Gesundheitsstudie, (09.01.2017) http://nako.de/stu-dienteilnehmer/das-untersuchungsprogramm/level-1/

18. Zentralinstitut für die kassenärztliche Versorgung in der Bundesrepublik Deutschland (ZI): Versorgungsatlas, (09.01.2017) http://www.versorgungsatlas.de

19. Kassenärztliche Bundesvereinigung: Einheitlicher Bewertungsmaßstab (EBM) Arztgruppen-EBM - Labormediziner (2017), (09.01.2017) http://www.kbv.de/media/sp/EBM_Laborarzt_20170101_V1.pdf

20. Zentralinstitut für die kassenärztliche Versorgung in Deutschland: Die 50 häufigsten ICD-Nummern nach Fachgruppen aus dem ADT Panel des Zentralinstituts für das Jahr 2015 (2016), (09.01.2017) http://www.zi.de/cms/fileadmin/images/content/PDFs_alle/Die_50_h%C3%A4ufigsten_ICD-2015.pdf

21. DRÄTHER, H., GUTSCH, A., PREUß, W.: LISA: Leistungs-Informations-System-Ärzte. Vertragsärztliches Versorgungsgeschehen 2009 (2010), (09.01.2017) http://www.wido.de/fileadmin/wido/downloads/pdf_ambulaten_versorg/wido_amb_lisabericht2009_0210.pdf

22. Statistisches Bundesamt: Gesundheit - Diagnosedaten der Patienten und Patientinnen in Krankenhäusern (einschl. Sterbe- und Stundenfälle). Fachserie 12, Reihe 6.2, Wiesbaden 2015

23. Landeszentrum Gesundheit Nordrhein-Westfalen: Wöchentliche Infektionsberichte, (09.01.2017) https://www.lzg.nrw.de/inf_schutz/meldewesen/infektionsberichte/index.html

24. HOFMANN, F., MICHAELIS, M., STÖßEL, U.: Norovirus-Gastroenteritis in Altenpflegeheimen und Kindertagesstätten: Erkenntnisse aus der Statistik eines Gesundheitsamts. Vortrag angenommen auf dem 67. Wissenschaftlichen Kongress des Bundesverbandes der Ärztinnen und Ärzte des öffentlichen Gesundheitsdienstes (BVÖGD) und des Bundesverbandes der Zahnärzte des öffentlichen Gesundheitsdienstes (BZÖG), 03.-05.05.2017 in München, (09.01.2017) http://www.lgl.bayern.de/aus_fort_weiterbildung/veranstaltungen/kongresse_veranstaltungen/2017_oegd_kongress.htm

Anschrift für die Verfasser
Dr. Ulrich Stößel
FFAS - Freiburger Forschungsstelle Arbeits- und Sozialmedizin
Bertoldstr. 63
79098 Freiburg

30 Jahre Hepatitis-Therapie - wo stehen wir?

J. Rasenack

Es sind heute fünf Viren bekannt, die zu einer Hepatitis führen können: Hepatitis A (HAV), Hepatitis B (HBV), Hepatitis C (HCV), Hepatitis D (HDV) und Hepatitis E (HEV). Hepatitis A und E, die beide fäkal-oral übertragen werden, verlaufen akut und selbstlimitierend, während es bei Hepatitis B ($< 5\%$) und besonders bei Hepatitis D und C ($\sim 80\%$) zu einer chronischen Infektion kommt. HAV-, HCV-, HDV- und HEV-Infektionen werden durch den Nachweis spezifischer Antikörper diagnostiziert und die HBV-Infektion durch den Nachweis von HBsAg. Zur weiteren Abklärung kommen bei letzterer Anti-HBc, Anti-HBe, HBeAg und HBV-DNA hinzu. Bei der HDV-Infektion werden HDV-RNA und bei der HCV-Infektion Genotyp und Virustiter bestimmt.

Für die **Hepatitis B** stehen heute zwei Behandlungsmodalitäten zur Verfügung:
* Zum einen eine immunmodulatorische Therapie mit Interferon über ein Jahr,
* zum anderen verschiedene oral einzunehmende Nukleos(t)idanaolga, die die Virussynthese direkt hemmen und die über Jahre eingenommen werden müssen.

Im Februar 2014 wurde
* Sofosbuvir als erstes direkt wirkendes orales antivirales Medikament gegen die Hepatitis C in Deutschland zugelassen, dass ohne eine Kombination mit Interferon wirksam ist.

Es folgten weitere Substanzen, und zwar
* Simeprevir,
* Daclatasvir,
* Ledipasvir,
* Velpatasvir,
* Elbasvir,
* Grazoprevir,
* Paritaprevir,
* Ritonavir,
* Ombitasvir und
* Dasabuvir, die verschiedene HCV-RNA kodierte Proteine inhibieren, die für die Replikation des Hepatitis C-Virus erforderlich sind . Mit der Kombination verschiedener Substanzen werden Dauererfolge von $> 95\%$ erreicht.

Die **Hepatitis D** wird mit pegyliertem Interferon behandelt. Etwa ein Viertel der Patienten ist ein halbes Jahr nach Therapieende noch HDV-RNA negativ.

Auch auf den klinischen Verlauf hat die Therapie der Hepatitis B, Hepatitis C und Hepatitis D einen günstigen Einfluss.

Hepatitis B

Weltweit ist die Infektion mit dem HBV die häufigste Ursache der Virushepatitis. In Ländern der Dritten Welt kommt der größte Teil der chronischen Virusträger vor (350 bis 400 Millionen), die die Infektion meist vertikal oder sexuell erworben haben. In Deutschland beträgt die Inzidenz der Neuinfektionen 35 pro 100.000 Einwohner und Jahr. In der Vergangenheit waren Bluttransfusionen die häufigste Ursache, jetzt beträgt das Risiko pro transfundierter Einheit 1:350.000. Neuinfektionen werden vor allen Dingen bei Risikogruppen (Drogenabusus, Promiskuität) beobachtet. Die Hepatitis B-Infektion ist eine Geschlechtsverkehr-assoziierte Infektion. Dieser Übertragungsweg ist in Ländern mit hoher Promiskuität der häufigste. Die Inkubationsdauer beträgt vier Wochen bis sechs Monate. Schon geringste Blutmengen (< 1 µl) können aufgrund der sehr hohen Viruskonzentration (bis zu 1.013/ml) für eine Übertragung ausreichend sein [1].

Das Hepatitis B-Virus ist ein DNA-Virus, das zu den Hepadnaviren gehört. Es hat einen Durchmesser von 42 nm. Die Hülle des Virus besteht aus den drei verschiedenen S(urface)-Antigenen. Das Nukleokapsidprotein ist mit der DNA und dem Produkt des P-Gens assoziiert (Schema). Das HBe-Antigen ist sequenzhomolog zu großen Teilen des HBcAg. Die DNA ist je nach Subtyp 3.200 Basen lang und liegt in einer zirkulären, partiell doppelsträngigen Form vor. Die Sequenz ist aufgeklärt. Das Genom kodiert vier Gene, die sich zum Teil überlappen. Die S-Region codiert drei unterschiedliche Hüllproteine, je nachdem wie weit Prä-S1- und Prä-S2-Region mit transkribiert werden. Das C-Gen kodiert das Core-Protein, das im Kern mit der DNA assoziiert ist und nicht sezerniert wird sowie das e-Antigen, das im Blut nachzuweisen ist. Von der P-Region wird ein Protein mit unterschiedlichen Aktivitäten kodiert: reverse Transkriptase, DNA-Polymerase und RNAseH, außerdem das 3'-terminale Protein des Minus-Stranges. Die X-Region ist für die Replikation des Virus von Bedeutung. Es können acht Genotypen unterschieden werden (A-H), deren Verteilung in verschiedenen Regionen der Welt unterschiedlich ist [1].

Diagnostik

Antigennachweis: Das HBsAg wird zwei bis acht Wochen (meist sechs Wochen) post infectionem positiv und ist in den meisten Fällen vier Monate post infectionem im Serum nicht mehr nachzuweisen. Bei der chronischen Hepatitis B soll der Abfall des HBsAg-Titers in den ersten Behandlungsmonaten der Interferontherapie von prognostischer Bedeutung sein. Das e-Antigen findet sich bei der akuten Hepatitis nur kurze Zeit im Serum. Bei chronischen Hepatitiden oder Leberzirrhose zeigt es ein Fortbestehen einer ausgeprägten Virusreplikation an.

Antikörper: Anti-HBs-Antikörper treten normalerweise nach dem Verschwinden des HBsAg aus dem Serum auf. Die Untersuchung auf Anti-HBc-Antikörper der IgM-Klasse erlaubt meist die Differenzierung zwischen akutem und zurückliegendem Infekt. Die Bestimmung von Anti-HBe ist für den Nachweis der Serokonversion für HBeAg wichtig.

HBV-DNA: Der Nachweis von DNA im Serum ist indiziert, wenn es um die Frage einer noch vorhandenen Infektiosität geht. Dies ist bei Patienten von Bedeutung, die HBsAg-positiv, HBeAg-negativ und sowohl Anti-HBc- als auch Anti-HBe-positiv sind und deren Transaminasen normal oder erhöht sein können. Es handelt sich hierbei um die Infektion mit e-minus-Mutanten. Mit der Polymerasekettenreaktion ist HBV-DNA in geringsten Mengen (Sensitivität 5-10 IU/ml) nachzuweisen. Die Sequenzierung im S-Antigen erlaubt die Unterscheidung von bisher acht unterschiedlichen Genotypen (A-H). Die Quantifizierung erfolgt mit der Polymerasekettenreaktion. Für die Therapieindikation ist die Quantifizierung erforderlich [1].

Klinik
Nach größeren Verlaufsuntersuchungen heilen mehr als 90% der Hepatitis-B-Virus-Infektionen spontan und folgenlos aus. Bei weniger als 1% der Infizierten kommt es zur fulminanten Hepatitis. In < 10% geht die Erkrankung in eine chronische Form über mit einer spontanen HBeAg-Serokonversionsrate von 10-15% pro Jahr [2, 3]. Eine Leberzirrhose entwickelt sich bei weniger als 1% der Infizierten. Chinesischen Studien zufolge steigt das Zirrhoserisiko bei einem Titer > 100.000 Kopien/ml signifikant an [4, 5]. Das primäre Leberzellkarzinom wird vor allen Dingen bei Patienten mit Zirrhose beobachtet, insbesondere wenn ein zusätzlicher schädigender Faktor hinzukommt, wie z.B. eine Koinfektion mit dem Hepatitis C-Virus oder Alkoholabusus. Auch hier zeigen chinesische Studien, dass ein Virustiter > 100.000 Kopien/ml zu einem höheren HCC-Risiko führt [5, 6].

Therapie
Die akute Hepatitis B stellt keine Indikation zur Therapie mit Interferon-a oder Nukleos(t)idanaloga dar. Die Indikation zur Therapie der chronischen Hepatitis B hat sich geändert. Lange wurden Patienten mit deutlich erhöhter ALT (> zweifacher oberer Normwert) behandelt. Jetzt bestimmen Klinik, Stadium

der Erkrankung (Histologie) und Virustiter (> 2.000 IE/ml) die Indikation, um ein Voranschreiten zur Leberzirrhose und zum Leberzellkarzinom zu verhindern. Die chronische Hepatitis B kann mit pegyliertem Interferon behandelt werden. Damit werden ca. 35% der Patienten mit einer 52-wöchigen Therapie HBeAg-negativ, die Serokonversionsrate beträgt 29%, HBV-DNA lässt sich bei 7% nicht mehr nachweisen (< 400 Kopien/ml) [7].

Alternativ können oral Nukleosid- oder Nukleotidanaloga eingesetzt werden. Es stehen fünf Medikamente zur Verfügung: Adefovir (10 mg/Tag), Entecavir (0,5 mg bzw. 1,0 mg/Tag), Lamivudin (100 mg/Tag), Telbivudin (600 mg/Tag) und Tenofovir (245 mg/Tag) [8].

Lamivudin (100 mg/Tag) führt beim größten Teil der Patienten zur Normalisierung der Transaminasen, die Langzeitdaten über die Viruselimination sind widersprüchlich, da es bei längerer Behandlung bei einem großen Teil der Patienten zum Auftreten von Lamivudin-resistenten HBV-Mutanten kommt (70% nach fünf Jahren). **Adefovir** (10 mg/Tag) führt nach 48 Wochen bei 51% der HBeAg-negativen und 21% der HBeAg-positiven Patienten zu nicht mehr nachweisbarer HBV-DNA (< 400 Kopien/ml). Resistenzen gegen **Adefovir** nehmen bis auf 29% nach fünf Jahren Therapie zu, sodass der Einsatz dieses Medikaments nicht mehr empfohlen wird. Bei HBeAg-positiven Patienten ist HBV-DNA nach 52 Wochen Therapie mit **Telbivudin** (600 mg/Tag) bei 60% nicht mehr nachweisbar sowie bei 88% der HBeAg-negativen Patienten. Eine Resistenzentwicklung ist bei 2-5% nach einem Jahr zu erwarten und bei 17% nach zwei Jahren. In seltenen Fällen wird eine Myopathie beobachtet. Deswegen sollte die Kreatinkinase regelmäßig kontrolliert werden. **Entecavir** (0,5 mg/Tag) führt nach 52 Wochen bei 68% der HBeAg-positiven Patienten zu nicht nachweisbarer HBV-DNA im Serum und bei 90% der HBeAg-negativen Patienten. Resistenzen gegen Entecavir sind bei unvorbehandelten Patienten während der ersten fünf Jahre selten (< 1,5%), bei Lamivudin-vorbehandelten Patienten kommt es bei 39% innerhalb von vier Jahren zum Wiederauftreten von HBV. Nach einer 48-wöchigen **Tenofovir**-Therapie (245 mg/Tag) ist bei 76% der HBeAg-positiven Patienten keine HBV-DNA mehr nachweisbar und bei 93% der HBeAg-negativen Patienten. Resistenzen gegen Tenofovir sind die Ausnahme. Unter Tenofovir kann es allerdings zu einer Nierenfunktionseinschränkung kommen (Tab. 1, 2).

	Pegyliertes Interferon-a	Adefovir	Entecavir	Lamivudin	Telbivudin	Tenofovir
HBV-DNS Titerbefall* (log)	4,1	3,9	5,0	4,2-4,7	5,2	4,6
HBV-DNA <400 IU (%)	19%	51-63	90	60-73	88	93
HbsAg negativ nach 1 Jahr (%)	4%	0	<1	<1	<1	0
nach >1 Jahr (%)	8%	5	nv	nv	nv	nv
ALT normal nach 1 Jahr (%)	38-59	72,77	78	71-79	74	76

Tab. 1:   Therapieerfolg bei HBeAg-negativen Patienten (nv: Daten nicht vorhanden) [1, 8]

	Pegyliertes Interferon-a	Adefovir	Entecavir	Lamivudin	Telbivudin	Tenofovir
HBV-DNA Titerbefall* (log)	4,5	3,5	6,9	5,5	6,4	6,2
HBV-DNA <60-80 IU (%)	7-14	13-21	67	36-44	60	76
HbsAg negativ nach 1 Jahr (%)	3-7	0	2	0-1	0,5	3
Anti-Habe-Serokonversion (%)	29-32	12-18	21	16-18	22	21
ALT normal nach 1 Jahr (%)	32-41	48-61	68	41-75	77	68

Tab. 2:   Therapieerfolg bei HBeAg-positiven Patienten [1]

135

Jahre	1	2	3	4	5
Adefovir	0	3	11	18	29
Entecavir	0,2	0,5	1,2	1,2	1,2
Lamivudin	24	38	49	67	70
Telbivudin	4	7	nv	nv	nv
Tenofovir	0	0	0	0	0

Tab. 3:   HBV-Resistenzentwicklung bei Nukleos(t)id-Therapie (nv: Daten nicht vorhanden) [1]

Langzeituntersuchungen haben gezeigt, dass der Fibrosegrad bei Patienten mit chronischer Hepatitis B nach einer antiviralen Therapie rückläufig ist (Tab. 4): Von 95 Patienten hatten nach fünf Jahren 74% keine Zirrhose mehr [9]. Die Progression der Leberzirrhose ist bei Patienten, die mit einem Nukleos(t)idanalogon behandelt werden, signifikant langsamer [10]. Innerhalb von drei Jahren hatten weniger als 5% einen Anstieg im Child-Pugh-System im Vergleich zu 10%, die ein Placebo erhalten hatten. Auch führt die Therapie signifikant seltener zu einer Notwendigkeit für eine Lebertransplantation [11]. Nach drei Jahren beträgt die Leberkarzinomhäufigkeit bei therapierten Patienten ca. 5% im Vergleich zu 10% bei Patienten, die ein Placebo erhalten hatten [10].

Da es sich bei der Behandlung mit Nukleos(t)idanaloga um eine Therapie über mehrere Jahre handelt, ist die Zuverlässigkeit der Einnahme sehr wichtig: Diese beträgt nach einem Jahr nur noch 75%, und zwar unabhängig von der eingenommen Substanz [12, 13]. Verschiedenen Untersuchungen zufolge kommt es nach Absetzen der Therapie bei ca. 50% der Patienten zum Wiederauftreten von HBV-DNA im Serum [14].

Fibrosegrad	Baseline	1 Jahr	5 Jahre
0	-	-	1
1	3	4	10
2	36	40	52
3	23	28	25
4	11	7	4
5	4	3	-
6	23	18	8

Tab. 4:   Rückgang der Fibrose unter Tenofovirtherapie [9]

Prophylaxe

Zur passiven Immunisierung nach Nadelstichverletzung stehen so genannte Hyperimmunseren zur Verfügung. Diese sollten in einer Dosierung von 0,1 ml/kg Körpergewicht oder einer Gesamtdosis von 5 ml möglichst innerhalb der ersten 12 (36) Stunden verabfolgt werden. Vor der passiven Impfung sollte bei potenziell Infizierten und der Quelle eine Hepatitis B-Diagnostik durchgeführt werden um abzuklären, ob der Empfänger nicht schon Anti-HBs-positiv oder der „Spender" HBsAg-negativ ist. Eine simultane aktive Impfung ist zusätzlich indiziert [15].

Zur Schutzimpfung stehen gentechnisch synthetisierte Impfstoffe, die 10 µg oder 20 µg HBsAg enthalten, zur Verfügung. Die Impfung wird nach vier Wochen und sechs Monaten wiederholt. Das Impfergebnis wird durch den Nachweis von Anti-HBs kontrolliert. Das Anti HBs sollte höher als 100 IE/ml sein, sonst ist eine zusätzliche Impfung notwendig [16].

Hepatitis D / Hepatitis D-Virus (HDV)

Überzeugende Daten zur Inkubationsdauer liegen nicht vor, da immer eine gleichzeitige Infektion mit dem Hepatitis B-Virus vorliegt. Nur bei Personen mit aktiver HBV-Replikation - entweder Koinfektion oder Superinfektion eines HBV-Trägers mit HDV - kann es zu einer Replikation des HDV kommen. Weltweit sind ca. 5% der 300 Millionen HBsAg-Träger mit HDV koinfiziert. Die Infektion wird durch Blut, Blutprodukte und Geschlechtsverkehr übertragen. Risikogruppen sind Drogenabhängige, Hämophile und Dialysepatienten.

Das Hepatitis D-Virus, früher δ-Agens genannt, ist ein Erreger, der auf die Koinfektion mit anderen Viren der Hepadna-Familie angewiesen ist. Es hat einen Durchmesser von 36 nm. Die Hülle besteht aus dem Hepatitis B-Antigen, das das eigentliche Hepatitis D-Antigen und die Virus-RNA umgibt. Die Sequenz der RNA des HDV, die 1.758 Basen lang ist, weist keine Homologie mit der des HBV auf. Die RNA besteht aus einem zirkulären RNA-Einzelstrang. Es inhibiert die Replikation des HBV.

In der hochkonservierten Region sind Faktoren lokalisiert, die für die Replikation von Bedeutung sind, und im größeren Anteil der RNA ist das Hepatitis-Delta-Antigen codiert [17].

Diagnostik

Antigennachweis: Das HDV-Antigen kann mittels eines Radioimmunoassays nachgewiesen werden.

Antikörper: Bei den spezifischen Antikörpern können neuerdings solche der IgM-Klasse unterschieden werden, sodass ein akuter Infekt diagnostiziert werden kann.

HDV-RNA: HDV-RNA wird mit der Polymerasekettenreaktion nachgewiesen. Die Routinediagnose erfolgt durch den Nachweis von spezifischen Antikörpern.

Klinik
Koinfektionen mit dem Hepatitis D-Virus verlaufen häufig als fulminante Hepatitis, wobei die Angaben bis zu 30% in Endemiegebieten bei Drogenabhängigen reichen. Rasch progrediente chronisch aktive Hepatitiden werden ebenfalls vermehrt beschrieben. Neben der gleichzeitigen Infektion mit HBV und HDV kommen Superinfektionen mit HDV bei vorbestehender aktiver HBV-Infektion vor. Wie die Koinfektion ist auch die Superinfektion von einer Replikation des Hepatitis B-Virus abhängig. An eine Superinfektion muss bei einer akuten Exazerbation einer chronischen Hepatitis B und bei HBsAg-Carriern gedacht werden. Die Superinfektion mit HDV führt häufig zur chronisch aktiven Hepatitis und Entwicklung einer Leberzirrhose [17].

Therapie
Die Therapie mit pegyliertem Interferon über 48 Wochen führt bei etwa einem Viertel der Patienten zum Verschwinden von HDV-RNA aus dem Blut, auch 24 Wochen nach Therapieende ist HDV-RNA nicht mehr nachweisbar [18]. Bei Patienten mit rasch progredientem Verlauf kann eine langfristige Therapie mit pegyliertem Interferon überlegt werden, um den raschen Übergang in eine Leberzirrhose zu verlangsamen.

Prophylaxe
Eine passive Impfung existiert nicht. Eine aktive Impfung speziell für die Hepatitis D ist nicht vorhanden. Sie wäre bei HBV-Trägern sinnvoll, um das Risiko der Superinfektion zu verringern. Die Hepatitis B-Schutzimpfung verhindert bei Personen, die noch keine Hepatitis B-Virusinfektion durchgemacht haben, auch die HDV-Infektion.

Hepatitis C
Die Prävalenz von Antikörpern gegen das Hepatitis C-Virus beträgt in Deutschland und den Niederlanden 0,4-0,9% und in Italien und Spanien 1,4-3,8% und 30-40% in einigen Gebieten Ägyptens. Bei einigen Untersuchungen wurden bei Männern wesentlich häufiger Antikörper als bei Frauen gefunden. In Risikokollektiven, wie Homosexuellen oder bei HIV-Positiven, werden mit 8%

bzw. 15,6% häufiger als in der entsprechenden Durchschnittsbevölkerung Hepatitis C-Antikörper gemessen [19].

Blut und Blutprodukte stellen eine gesicherte Übertragungsmöglichkeit dar, während andere Übertragungswege nicht gesichert sind. Bei akzidenteller Inokulation durch Kanülenstich ist das Risiko mit 2% gering, dies ist am ehesten durch die geringe Zahl der Hepatitis C-Viren im Blut bedingt.

Das Risiko der vertikalen Transmission von der Mutter auf das Kind ist mit 0,5-2% gering, beträgt allerdings bis zu 20% wenn die Mutter HIV positiv ist. Untersuchungen aus Irland und der ehemaligen DDR haben gezeigt, dass das Übertragungsrisiko durch Geschlechtsverkehr sehr gering ist, wenn keiner der Partner einer Risikogruppe angehörte. Im Unterschied dazu sind Partner von i.v. Drogenabusern oder Homosexuellen bis zu 15% Anti-HCV-positiv. Widersprüchliche Ergebnisse existieren über positive Anti-HCV-Tests bei Familienangehörigen von Anti-HCV-positiven Patienten. Hier schwanken die Angaben zwischen 0,5% und 15%. Bei 40% der HCV-Infektionen ist Drogenabusus die Ursache. Bei Bluttransfusionen ist das Risiko heute < 1:500.000. Tätowierung und Piercing sind weitere Risikofaktoren. Der Übertragungsweg ist bei vielen Patienten unklar. Die Inkubationsdauer beträgt zwei Wochen bis mehr als sechs Monate.

Der Erreger der Hepatitis C ist ein einsträngiges RNA-Virus, das zur Gattung Hepaciviridae, Familie Flaviviren gehört. HOUGHTON et al. konnten es mit molekularbiologischen Methoden identifizieren und charakterisieren. Durch in-vitro-Translation gelang es ihnen, antigene Strukturen zu exprimieren und ein Testsystem zum Nachweis Hepatitis C-spezifischer Antikörper zu entwickeln [20].

Elektronenoptische Aufnahmen des Hepatitis C-Virus existieren nicht. Dies ist durch die geringe Anzahl der Viren im Serum bedingt, die meist zwischen 104 und 107/ml liegt. Die einsträngige RNA hat eine Länge von etwa 10.000 Nukleotiden. Es werden sechs Genotypen mit einer wachsenden Zahl von Subtypen unterschieden. Daneben existieren Quasispezies mit einer Sequenzhomologie von mehr als 95%, die bei ein und demselben Patienten vorkommen und sich im Laufe der Zeit ändern. Aufgrund der Sequenzvergleiche stimmen die in den USA und Japan untersuchten Nukleinsäuren nur zu 75% überein, auf der Proteinebene zu mehr als 85%. Die Proteine besitzen aber ähnliche antigene Eigenschaften, sodass sie mit den gleichen Tests nachgewiesen werden können. Es können nach den bisherigen Untersuchungen drei Strukturproteine unterschieden werden: Zwei Hüllproteine und ein Nukleokapsidprotein. Daneben existieren vier Proteine, die enzymatische Aktivitäten haben, wie z.B. Helicase, Protease und Polymerase [21].

Diagnostik

Antigennachweis: Der direkte Antigennachweis ist nicht möglich, bedingt durch die geringe Zahl der Viren im Blut, die meist 10^4-10^6, selten 10^7 beträgt und damit unterhalb der Sensitivität immunologischer Tests liegt.

Antikörper: Zum Nachweis von Hepatitis C-Virusantigen-spezifischen Antikörpern werden routinemäßig enzymimmunologische Tests (ELISA) der dritten Generation mit einer Kombination verschiedener Antigene eingesetzt. Die Bestätigung der HCV-Infektion erfolgt durch den Nachweis von HCV-RNA im Serum oder Plasma.

HCV-RNA: Der HCV-RNA-Titer wird mit der Polymerasekettenreaktion und vorangeschalteter reverser Transkription (rT/PCR) nachgewiesen. Die Sensitivität der rT/PCR beträgt ~ 10 IU/ml. Die Genotypisierung erfolgt mit einem modifizierten rT/PCR-Verfahren. Der Nachweis von HCV-RNA sollte bei Anti-HCV-positiven Patienten, die an einer chronisch aktiven Hepatitis erkrankt sind und bei denen eine Therapie geplant ist, durchgeführt werden, ebenso die Genotypisierung.

Anti-HCV-Antikörper lassen sich mit den heutigen Tests nach zwei bis sechs Wochen mit einer Sensitivität und Spezifität von jeweils 99% nachweisen. Entsprechend dem zur Chronizität neigenden Verlauf der Hepatitis C sind Antikörper lange Zeit nachweisbar.

Klinik

Der klinische Verlauf der Hepatitis C ist in 75-85% durch chronische Verläufe und in 5-30% durch einen Übergang in eine Leberzirrhose gekennzeichnet. Die sehr unterschiedlichen Ergebnisse lassen sich zum Teil durch unterschiedliche Patientenkollektive erklären. Weibliche Patienten, die sich im Rahmen einer Anti-D-Prophylaxe infiziert hatten, hatten einen wesentlich günstigeren klinischen Verlauf als Drogenabhängige [22].

Typisch für die Hepatitis C-Virusinfektion ist das Schwanken der Aminotransferaseaktivitäten in den ersten Jahren der Infektion.

Therapie

Die akute Hepatitis C-Virusinfektion wird selten diagnostiziert. Die Ergebnisse über die Erfolgsraten der Interferon-Therapie bei dieser Patientengruppe sind widersprüchlich.

Die chronische Hepatitis C wurde bis vor drei Jahren mit pegylierten Interferonen in Kombination mit Ribavirin behandelt. Diese Therapie ist obsolet. Jetzt stehen mehrere direkt wirkende antivirale Medikamente zur Verfügung, die in verschiedenen Kombinationen eingesetzt werden. Es handelt sich dabei um
*   NS3/4A-Proteaseinhibitoren,
*   NS5B-Polymeraseinhibitoren und
*   Substanzen, die gegen NS5A gerichtet sind.

Die Therapiedauer beträgt typischerweise 12 Wochen oder kürzer und die Medikamente haben kaum Nebenwirkungen. Die Erfolgsrate - dauerhafter virologischer Erfolg 12 Wochen nach Therapieende (SVR12), ist > 95%. Wirtsfaktoren wie Alter, Geschlecht, Dauer der Erkrankung, Grad der Fibrose und IL28B-Genotyp haben keinen wesentlichen Einfluss auf den Therapieerfolg, ebenso wenig virale Faktoren.

Folgende Kombinationen stehen derzeit zur Verfügung. Aufgeführt sind nur Kombinationen, bei denen die Therapie maximal 12 Wochen beträgt (Tab. 5):
*   Kombination Elbasvir (NS5A-Inhibitor, 50 mg/Tag) mit Grazoprevir (NS3/4A-Inhibitor; 100 mg/Tag),
*   Kombination Ledipasvir (NS5A-Inhibitor, 90 mg/Tag) mit Sofosbuvir (NS5B-Polymeraseinhibitor, 400 mg/Tag),
*   Kombination Paritaprevir (NS3/4a-Proteaseinhibtor, 150 mg/Tag)/Ritonavir (Cytochrom P450 CYP 3A4-Inhibitor 100 mg/Tag) mit Ombitasvir (NS5A-Inhibitor; 25 mg/Tag) mit Dasabuvir (NS5B-Polymeraseinhibitor, 2 x 250 mg/Tag) +/- Ribavirin,
*   Kombination Simeprevir (NS3/4A-Proteaseinhibitor, 150 mg/Tag) mit Sofosbuvir (400 mg/Tag),
*   Kombination Sofosbuvir (400 mg/Tag)/Velpatasvir (NS5A-Inhibitor, 100 mg/Tag),
*   Kombination Daclatasvir (NS5A-Inhibitor, 60 mg/Tag) mit Sofosbuvir (400 mg/Tag) [8, 23].

Liegt ein virologischer Langzeiterfolg vor, so bleibt dieser Erfolg zu 98% über die nächsten fünf Jahre erhalten. Bei erfolgreicher Therapie kommt es zu einer Rückbildung der Fibrose und einem Verschwinden der entzündlichen Veränderungen in der Leber. Derzeit sind weitere Protease- und Polymeraseinhibitoren in der klinischen Erprobung.

	Genotyp										
	1a		1b		2		3		4		5 oder 6
	O	M	O	M	O	M	O	M	O	M	O	M
Elbasvir Grazoprevir	+	+	+	+					+	+		
Ledipasvir Sofosbuvir	+	+	+	+					+	+	+	+
Paritaprevir Ritonavir Ombitasvir Dasabuvir ± Ribavirin	+		+	+					+	+		
Simeprevir Sofosbuvir	+		+									
Sofosbuvir Velpatasvir	+	+	+	+	+	+	+	+	+	+	+	+
Daclatasvir Sofosbuvir	+	+	+	+	+	+	+	+	+	+	+	+

O: ohne Zirrhose, M: mit kompensierter Zirrhose (aufgeführt sind nur Therapien, die kürzer als 12 Wochen dauern, Alternativen mit 16- oder 24-wöchigen Therapien existieren)

Tab. 5:   **Therapie der chronischen Hepatitis C in Abhängigkeit vom Genotyp**

Prophylaxe
Eine passive Immunisierung existiert nicht. An möglichen Impfstoffen wird schon seit langem geforscht.

Zusammenfassung
Für die Therapie der Hepatitis B und C stehen heute sehr wirksame Therapien zur Verfügung. Unter der Langzeitbehandlung der chronischen Hepatitis B mit Nukleosid- oder Nukleotidanaloga kommt es nicht nur zum Stillstand der Lebererkrankung sondern sowohl zu einer strukturellen Verbesserung (Rückgang der Fibrose), als auch zu einer Normalisierung der Funktion. Dies gilt umso mehr für die Therapie der chronischen Hepatitis C, bei der die Therapie mit direkt die Virusreplikation inhibierenden Kombinationen zu einer Ausheilung der Virushepatitis bei über 95 % der Patienten führt. Es muss daher versucht werden, die Infektion mit diesen Viren frühzeitig zu diagnostizieren, um sie anschließend erfolgreich zu behandeln.

Literatur
1. DIENSTAG, J.L.: Hepatitis B virus infection. New England Journal of Medicine 359 (14): 1486-1500 (2008)
2. LOK, A.S., LAI, C.L., WU, P.C. et al.: Spontaneous hepatitis B e antigen to antibody seroconversion and reversion in Chinese patients with chronic hepatitis B virus infection. Gastroenterology 92 (6): 1839-1843 (1987)
3. LIU, C.J., KAO, J.H.: Global perspective on the natural history of chronic hepatitis B: role of hepatitis B virus genotypes A to J. Seminars in Liver Disease 33 (2): 97-102 (2013)
4. ILOEJE, U.H., YANG, H.I., SU, J. et al.: Predicting cirrhosis risk based on the level of circulating hepatitis B viral load. Gastroenterology 130 (3): 678-686 (2006)
5. LEE, M.H., YANG, H.I., LIU, J. et al.: Prediction models of long-term cirrhosis and hepatocellular carcinoma risk in chronic hepatitis B patients: risk scores integrating host and virus profiles. Hepatology 58 (2): 546-554 (2013)
6. CHEN, C.J., YANG, H.I., SU, J. et al.: Risk of hepatocellular carcinoma across a biological gradient of serum hepatitis B virus DNA level. JAMA 295 (1): 65-73 (2006)
7. LAU, G.K., PIRATVISUTH, T., LUO, K.X. et al.: Peginterferon Alfa-2a, lamivudine, and the combination for HBeAg-positive chronic hepatitis B. New England Journal of Medicine 352 (26): 2682-2695 (2005)
8. European Association for the Study of the Liver (EASL): EASL clinical practice guidelines: Management of chronic hepatitis B virus infection. Journal of Hepatology 57 (1): 167-185 (2012)
9. MARCELLIN, P., GANE, E., BUTI, M. et al.: Regression of cirrhosis during treatment with tenofovir disoproxil fumarate for chronic hepatitis B: a 5-year open-label follow-up study. Lancet 381(9865): 468-475 (2013)
10. LIAW, Y.F., SUNG, J.J., CHOW, W.C. et al.: Lamivudine for patients with chronic hepatitis B and advanced liver disease. New England Journal of Medicine 351 (15): 1521-1531 (2004)
11. PERRILLO, R.P.: Management of the patient with hepatitis B virus-related cirrhosis. Journal of Hepatology 39 (Suppl. 1): S177-180 (2003)
12. CHOTIYAPUTTA, W., PETERSON, C., DITAH, F.A. et al.: Persistence and adherence to nucleos(t)ide analogue treatment for chronic hepatitis B. Journal of Hepatology 54 (1): 12-18 (2011)
13. HONGTHANAKORN, C., CHOTIYAPUTTA, W., OBERHELMAN, K. et al.: Virological breakthrough and resistance in patients with chronic hepatitis B receiving nucleos(t)ide analogues in clinical practice. Hepatology 53 (6): 1854-1863 (2011)
14. JENG, W. J., SHEEN, I.S., CHEN, Y.C. et al.: Off-therapy durability of response to entecavir therapy in hepatitis B e antigen-negative chronic hepatitis B patients. Hepatology 58 (6): 1888-1896 (2013)
15. COPPOLA, N., DE PASCALIS, S., ONORATO, L. et al.: Hepatitis B virus and hepatitis C virus infection in healthcare workers. World Journal of Hepatology 8 (5): 273-281 (2016)
16. NELSON, N.P., EASTERBROOK, P.J., MCMAHON, B.J.: Epidemiology of Hepatitis B Virus Infection and Impact of Vaccination on Disease. Clinics in Liver Disease 20 (4): 607-628 (2016)
17. SUREAU, C., F. NEGRO, F.: The hepatitis delta virus: Replication and pathogenesis. Journal of Hepatology 64 (Suppl. 1): S102-116 (2016)
18. WEDEMEYER, H., YURDAYDIN, C., DALEKOS, G.N. et al.: (2011). Peginterferon plus adefovir versus either drug alone for hepatitis delta. New England Journal of Medicine 364(4): 322-331 (2011)

19.   LANINI, S., EASTERBROOK, P.J., ZUMLA, A. et al.: Hepatitis C: global epidemiology and strategies for control. Clinical Microbiology and Infection 22 (10): 833-838 (2016)
20.   HOUGHTON, M., WEINER, A., HAN, J. At al.: Molecular biology of the hepatitis C viruses: implications for diagnosis, development and control of viral disease. Hepatology 14 (2): 381-388 (1991)
21.   MORADPOUR, D., PENIN, F.: Hepatitis C virus proteins: from structure to function. Current Topics in Microbiology and Immunology 369: 113-142 (2013)
22.   LINGALA, S., GHANY, M.G.: Natural History of Hepatitis C. Gastroenterology Clinics of North America 44 (4): 717-734 (2015)
23.   American Association for the Study of Liver Diseases (AASLD), Infectious Diseases Society of America (IDSA): Recommendations for Testing, Managing, and Treating Hepatitis C (2016), (29.01.2017) http://www.hcvguidelines.org

Anschrift des Verfassers
Prof. Dr. Jens Rasenack
Universitätsklinikum Freiburg
Hugstetterstr. 55
79106 Freiburg

Hepatitis C bei Beschäftigten im Gesundheitswesen: Trends für beruflich bedingte Hepatitis C-Virus-Infektionen sowie erste Erfahrungen mit den direct-acting antiviral agents (DAA) zur Behandlung der Hepatitis C

C. Westermann, M. Dulon, D. Wendeler, A. Nienhaus

Einleitung

Die virale Hepatitis C (HCV) ist eine der häufigsten Infektionskrankheiten weltweit. Die Übertragung des Hepatitis C-RNA-Virus erfolgt von Mensch zu Mensch, hauptsächlich über Kontakt zu infektiösem Blut bei gleichzeitig bestehenden Verletzungen der Haut oder der Schleimhäute [1]. Beschäftigte im Gesundheitswesen (BiG) haben aufgrund ihrer beruflichen Tätigkeiten ein erhöhtes Risiko für eine HCV-Infektion [2]. Der Infektionsverlauf ist oft unspezifisch, deshalb bleibt die Infektion häufig unerkannt. Bis zu 85 % der Infektionen verlaufen chronisch (HCV-RNA länger als sechs Monate positiv). Weltweit haben nach Angaben der Weltgesundheitsorganisation (WHO) ca. 150 Millionen Menschen eine chronische Hepatitis C (CHC), 700.000 Menschen sterben jährlich daran [1, 3, 4]. Die CHC ist darüber hinaus mit einer hohen Morbidität und einer Minderung der gesundheitsbezogenen Lebensqualität assoziiert. Bis zu 68 % der Betroffenen leiden u.a. an Müdigkeit, Abgeschlagenheit, Einschränkung der Leistungsfähigkeit und subklinischen kognitiven Störungen. Die CHC ist ferner assoziiert mit einem erhöhten Risiko für die Entwicklung einer Leberzirrhose und eines Leberzellkarzinoms [4, 5]. Darüber hinaus können vielfältige extrahepatische Manifestationen auftreten. Als gesichert gelten u.a. die HCV-assoziierte Entwicklung depressiver Symptome, Diabetes mellitus und maligner lymphoproliferativer Erkrankungen, wie beispielsweise die follikulären Non-Hodgkin-Lymphome. Mehrere Studien weisen zudem auf Beeinträchtigungen bestimmter zentralnervöser Funktionen und der Neurotransmission hin [3]. US-amerikanische Wissenschaftler haben die CHC-assoziierten Kosten für das US-amerikanische Gesundheitssystem anhand von Daten einer privaten Krankenversicherung berechnet. Sie untersuchten (retrospektiv) die Krankenkassendaten von 53.796 Patienten mit CHC über einen Zeitraum von acht Jahren (2002 bis 2010). Sie berechneten die durchschnittlichen Kosten, die aufgrund einer CHC pro Patient und Jahr anfielen, und kamen auf 24.176 US-Dollar (ca. 21.776 Euro). Stratifiziert nach Krankheitsstadien stiegen diese Kosten mit dem Fortschreiten der Erkrankung und waren am höchsten bei Patienten mit terminaler Leberzirrhose (59.995 US-Dollar / 53.880 Euro pro Patient jährlich) [6]. Schätzungen zufolge wird sich der Anteil der Patienten mit manifester Lebererkrankung ohne effektive Therapie in den nächsten 20 Jahren vervierfachen [7]. Aufgrund des potenziell schweren Krankheitsverlaufs und der hohen Kosten, die damit verbunden sind,

145

ist die erfolgreiche Behandlung der CHC wichtig [3, 6, 7]. Mit den direkt anti-viral wirksamen Medikamenten (direct-acting antiviral agents, DAA) der zwei-ten Generation stehen heute vielversprechende Therapiekombinationen zur Verfügung. Eine Therapie der CHC-Infektion gilt als erfolgreich, wenn 12 bis 24 Wochen nach Ende der Behandlung die Viren-RNA (HCV-RNA) im Blut nicht mehr nachweisbar ist [4, 5, 8]. Wie erste Veröffentlichungen belegen, erreichen die interferonfreien DAA-Therapien substanziell anhaltende virologi-sche Ansprechraten (sustained virological response, SVR) von mehr als 90% sowohl für therapienaive als auch für therapieerfahrene CHC-Infizierte. Diese Therapien sind im Vergleich zu früheren interferonhaltigen Therapien kürzer und nebenwirkungsärmer und werden aktuell bei einer HCV-Infektion emp-fohlen [3, 4].

Ziel dieser Arbeit ist es, die Kosten für die beruflich bedingten Hepatitis C-Infektionen anhand der Daten der Berufsgenossenschaft für Gesundheitsdienst und Wohlfahrtspflege (BGW) für den Zeitraum von 2000 bis 2014 zu be-schreiben. Die hier vorgelegte Arbeit beruht auf einer englischsprachigen Publikation zu den Kosten der Hepatitis C als Berufskrankheit [9]. Diese Arbeit wird ergänzt durch erste Erfahrungen der BGW mit den „Neuen Therapien".

Methoden

Für die Auswertung der Kosten für beruflich bedingte HCV-Infektionen werden Routinedaten der BGW verwendet. Als Datenquelle wird die Dokumentation des Berufskrankheiten-Geschehens (BK-DOK) der BGW genutzt.

Berufskrankheiten-Verfahren

In Deutschland besteht bei einem begründeten Verdacht auf das Vorliegen einer Berufskrankheit (BK) für Ärzte Anzeigepflicht. Verdachtsanzeigen können auch von Krankenkassen, Arbeitgebern, betrieblichen Interessenvertretern oder Versicherten bei den Trägern der Gesetzlichen Unfallversicherung (UV) ge-stellt werden. Der UV-Träger prüft im Feststellungsverfahren, ob eine BK im Sinne der Berufskrankheiten-Verordnung (BKV) vorliegt (§ 9 Abs. 1 und 2 SGB VII). Hierbei muss zwischen versicherter Tätigkeit und schädigender Ein-wirkung ein Zusammenhang im Vollbeweis bestehen. Die Erkrankung muss ebenfalls im Vollbeweis vorliegen. Der Ursachenzusammenhang zwischen Einwirkung und Erkrankung muss wahrscheinlich sein.

Bei Infektionskrankheiten ist die Einwirkung oftmals schwierig zu ermitteln. Deshalb reicht es zu belegen, dass Tätigkeiten ausgeführt wurden, die mit einem erhöhten Infektionsrisiko verbunden sind. Die Durchführung einer

Operation mit Blutkontakt ist beispielsweise solch eine gefährdende Tätigkeit mit erhöhtem Risiko für blutübertragbare Viruskrankheiten. Eine beruflich bedingte Infektionskrankheit kann entweder als Versicherungsfall ohne Rentenanspruch - wenn die Minderung der Erwerbsfähigkeit (MdE) geringer als 20% ist - oder mit Rentenzahlung anerkannt werden. Besteht bereits aus einem anderen Versicherungsfall eine MdE von 10%, so kann auch eine neue MdE von 10% zu einer Rentenzahlung führen. In den Fällen, in denen sich der BK-Verdacht nicht bestätigt hat, erfolgt eine Ablehnung.

Beruflich bedingte Infektionskrankheiten
Infektionen mit dem Hepatitis C-Virus (HCV) gehören zur dritten Gruppe der BK-Liste, die durch Infektionserreger verursachte Krankheiten zusammenfasst. Unter die BK-Nummer 3101 fallen Berufskrankheiten, deren Erreger von Mensch zu Mensch übertragbar sind: Für diese Krankheiten gilt der Vorbehalt, dass sie nur dann als BK anerkannt werden können, wenn sie durch Tätigkeiten im Gesundheitsdienst, in der Wohlfahrtspflege oder in Laboratorien verursacht wurden oder wenn ein vergleichbares Infektionsrisiko bestand (§ 9 Abs. 1 SGB VII).

Dokumentation der BK-Meldungen
Die wesentlichen Merkmale einer Verdachtsanzeige auf eine BK werden bei dem jeweils zuständigen UV-Träger standardisiert in der BK-DOK erfasst. Verdachtsanzeigen auf beruflich bedingte Infektionskrankheiten werden grundsätzlich als meldepflichtig erfasst, wenn Hinweise auf eine Infektion vorliegen. Dies gilt unabhängig davon, welche versicherungsrechtliche Entscheidung im Feststellungsverfahren später getroffen wird. Da die Feststellungsverfahren zeitaufwendig sind und unter Umständen nicht mehr im Jahr der BK-Meldung entschieden werden, enthalten die in dem jeweiligen Berichtsjahr entschiedenen Fälle auch Verdachtsanzeigen aus früheren Jahren.

Auswertung
Die Auswertung der BK-DOK basiert auf Daten von Versicherten, deren HCV-Infektionen zwischen 1996 und 2013 als BK-Verdacht gemeldet wurden. Die Stichprobe wurde aus der Datenbank „Versicherungsfälle" gezogen, in der neben personenbezogenen Stammdaten noch weitere Angaben enthalten sind [u.a. soziodemografische Merkmale wie Geschlecht, Geburtsjahr, Branche und Beruf, Angaben zur Diagnose, zum Erfassungsjahr, zur ersten und aktuellen Entscheidung, zum Jahr der Entscheidung und zum BK-auslösenden Gegenstand sowie das Versicherungsfall-Aktenzeichen (AZ)]. Aus der Datenbank zu „Entschädigungsleistungen" wurden die Aufwendungen für Medikamente und Leistungen im Rahmen der medizinischen und beruflichen Rehabilitation, die für die Versicherten angefallen sind, entnommen.

Auswertung der Minderung der Erwerbsfähigkeit

Aus der Datenbank zur MdE wurden diesbezügliche Angaben entnommen. Die Einstufung der MdE kann sich im Laufe der Erkrankung, entsprechend der Schwere der Erkrankung, ändern. Dokumentiert werden für jede Änderung der MdE der jeweilige Grad der Minderung mit Beginn und Ende. Die Auswertung der MdE basiert auf Datenreihen von 1996 bis 2014 und bezieht sich auf die erstmalig festgestellte und die aktuelle MdE (zum Stichtag 31.12.2014). Für die Darstellung der Entwicklung der MdE werden die CHC-Erkrankten nach der aktuellen MdE (zum Stichtag) sortiert und nach dem Unfallerfassungsjahr gruppiert (in Fünf-Jahres-Klassen). Die Streuung der aktuellen MdE in den jeweiligen Unfallerfassungszeiträumen wird mittels Perzentilen dargestellt.

Anhand von drei exemplarisch ausgewählten Fällen (Kasuistik) mit mehr als drei Änderungen der MdE werden mögliche Erkrankungsverläufe der CHC beschrieben. Der jeweilige Entwicklungsverlauf der MdE wird grafisch dargestellt. Die Angaben wurden den BK-Akten direkt entnommen. Sie beziehen sich auf die erste festgelegte MdE und enden mit dem Zeitpunkt der Aktenauswertung im Dezember 2015.

Da die Daten zu Entschädigungsleistungen erst seit 2000 entsprechend erfasst und aufbereitet wurden, sind nur die Buchungen berücksichtigt, die zwischen dem 01.01.2000 und dem 31.12.2014 getätigt wurden. Die Buchungstitel wurden gruppiert und von 100 auf 9 Kategorien reduziert. Die Ergebnisse werden deskriptiv dargestellt (absolute und relative Häufigkeiten) und die angefallenen Kosten werden über den Beobachtungszeitraum von 15 Jahren aufsummiert.

Zur Erfassung der Versicherungsfälle mit einer „Neuen Therapie" (Anwendung direkt antiviral wirksamer Medikamente) wurde eine eigene Erfassungsmaske entwickelt, die den Sachbearbeitern helfen soll, diese Fälle systematisch nachzuverfolgen. Aus dieser Dokumentation wurde die Anzahl der Versicherten mit einer abgeschlossenen Therapie, die MdE vor der Therapie und das Ergebnis der Therapie entnommen.

Die Routinedaten zu den Versicherten wurden innerhalb der BGW von der Abteilung Reha-Koordination zur Verfügung gestellt. Sie stammen aus der standardisierten BK-Dokumentation und wurden in anonymisierter Form ausgewertet. Die Daten für die Kasuistiken wurden der BK-Akte entnommen unter Einhaltung der Datenschutzbestimmungen und in Absprache mit dem Datenschutzbeauftragten der BGW. Die Auswertung der Daten erfolgte mit dem Statistikprogramm SPSS Version 23.

Ergebnisse

In den Jahren 1996 bis 2013 wurden bei der BGW insgesamt 3.230 Anzeigen auf Verdacht einer beruflich bedingten HCV-Infektion erfasst. Im selben Zeitraum wurde die Infektion bei 1.121 Versicherten als BK anerkannt. Über die Zeit betrachtet, ging die Zahl der angezeigten und anerkannten Fälle um 73% bzw. 86% zurück (Abb. 1).

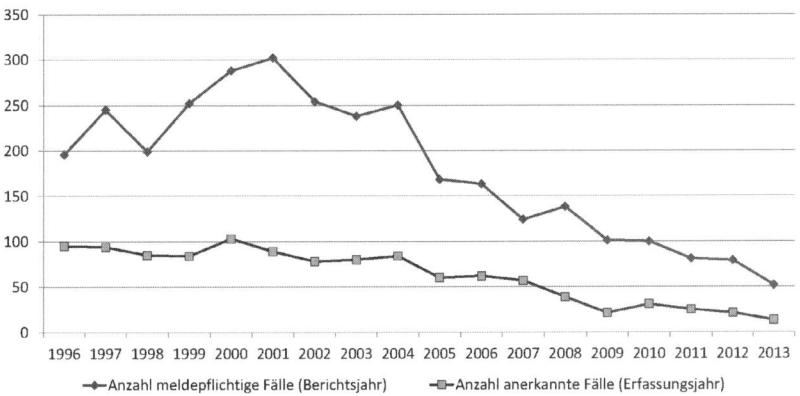

Abb. 1:   **Entwicklung der meldepflichtigen Verdachtsanzeigen auf eine Hepatitis C und der anerkannten Fälle einer Hepatitis C nach Erfassungs- bzw. Berichtsjahr (1996-2013; BGW-Daten)**

Beschreibung der Stichprobe (BK-Fälle)

Zum Zeitpunkt der Erfassung der BK-Anzeige waren von den 1.121 Versicherten mit einer beruflich bedingten HCV-Infektion 75% weiblich und knapp 70% waren älter als 40 Jahre. Der größte Anteil der Versicherten war in Krankenhäusern (46%) beschäftigt, 30% in Arztpraxen und 19% in der stationären Altenpflege und in ambulanten Diensten. Über 90% der Versicherten übten zur Zeit der Erkrankung eine medizinisch-pflegerische Tätigkeit aus: gut die Hälfte als Pflegekraft, jeweils knapp ein Viertel als Arzt oder als Arzthelfer (Tab. 1).

In dem untersuchten Zeitraum wurden 42 Todesfälle als BK-Folge verzeichnet. Davon war eine Person jünger als 30 Jahre, 16 (43%) waren zwischen 30 und 60 Jahre alt und 25 (55%) älter als 61 Jahre. Der größte Anteil (67%) ist in Krankenhäusern beschäftigt gewesen, lediglich 21% hatten in Arztpraxen und 11% in der stationären Altenpflege und in Reha-Kliniken gearbeitet (keine Tabelle).

149

Merkmale	N	%
Gesamt	1.121	100
Geschlecht, weiblich	838	75
Alter (Jahre)*		
<20	17	1
21-40	335	30
41-60	646	58
>61	123	11
Tätigkeitsbereich		
Klinik/Krankenhaus	510	46
Arztpraxen	341	30
Alten- und Krankenpflege	131	12
Ambulant-sozialpflegerischer Dienst	79	7
Verwaltung	60	5
Berufliche Tätigkeit		
Arzt	195	17
Krankenpflegekraft	473	42
Arzthelfer	266	24
Altenpflegekraft	84	8
Medizinisches Personal	31	3
Verwaltung	36	3
Sozialarbeiter	19	2
Hauswirtschaft	17	1
MdE in %**		
keine MdE	342	30
MdE <20	3	0,4
MdE 20	493	63,2
MdE 30	127	16,3
MdE 40	64	8,2
MdE 50	35	4,5
MdE 60-80	37	4,7
MdE 100	20	2,6

*   Alter zum Stichtag (31.12.2014)
**   Werte bezogen auf erstmalig festgestellte MdE

Tab. 1:   **Beschreibung der Stichprobe von Versicherten mit einer anerkannten Hepatitis C-Infektion nach soziodemografischen Merkmalen und dem Grad der erstmalig festgestellten Minderung der Erwerbstätigkeit (MdE) (n = 1.121)**

Minderung der Erwerbsfähigkeit (MdE)

Eine erste dokumentierte MdE hatten im Untersuchungszeitraum von 1996 bis 2014 insgesamt 70% der Versicherten (n = 779). Am häufigsten wurde die erste MdE mit 20% eingestuft. Eine erste MdE von 30% hatten etwas mehr als 16% der Betroffenen, 8% wiesen eine MdE von 40% auf und ca. 10% eine MdE zwischen 50 und 80%. Nur vereinzelt gab es Fälle (3%) mit einer ersten MdE von 100% (Tab. 1).

In 57% der Fälle gab es keine Erhöhung der MdE über die Dauer der Krankheit. In knapp 40% der Fälle kam es zu zwei bis vier Änderungen und nur bei einigen zu mehr als fünf Anpassungen. In einem Fall änderte sich die MdE zwölfmal.

MdE in %	Unfallerfassungsjahr (gruppiert)									
	1996 - 2000		2001 - 2005		2006 - 2010		2011 - 2014		Gesamt	
	N	%	N	%	N	%	N	%	N	%
keine MdE*	357	77	289	74	154	73	42	71	842	75
010	1	0	0	0	1	0	0	0	2	0
020	58	13	53	14	26	12	11	19	148	13
030	15	3	20	5	13	6	4	7	52	5
040	9	2	7	2	5	2	0	0	21	2
050	9	2	5	1	7	3	2	3	23	2
060	4	1	7	2	1	0	0	0	12	1
070	5	1	4	1	0	0	0	0	9	1
080	1	0	1	0	1	0	0	0	3	0
100	2	0	5	1	2	1	0	0	9	1
Total	461	100	391	100	210	100	59	100	1.121	100
P 75	0		20		20		20		0	
P 95	40		40		40		30		40	
Max	100		100		100		50		100	

*   Todesfälle gesamt: n = 52, davon 42 als Folge der BK (1996-2000: n = 18; 2001-2005: n = 4; 2006-2010: n = 8; 2011-2013: n = 2); keine Folge der BK (1996-2000: n = 6; 2001-2005: n = 3; 2006-2010: n = 1)

Tab. 2:   **MdE zum Stichtag 31.12.2014, gruppiert nach Unfallerfassungsjahr**

In Tabelle 2 wird die zum Stichtag 31.12.2014 aktuell dokumentierte MdE dargestellt. Von 1.121 Fällen hatten 842 (75%) keine aktuelle MdE. Da bei 779 Versicherten eine MdE während des Follow-ups festgestellt wurde und am Stichtag nur bei 279 Versicherten eine MdE bestand, hatten 500 Versicherte (64%) nur vorübergehend eine MdE. Die in den Jahren 1996 bis 2013 dokumentierten Todesfälle (n = 52) werden in Tabelle 2 mit einer MdE von 0 dargestellt. Die Höhe der MdE unterschied sich in den verschiedenen Jahren der Erfassung nur geringfügig. Lediglich das 95. Perzentil und das Maximum sind bei Fällen, die vor 2011 erfasst wurden, höher als bei den Fällen aus den Jahren 2011 bis 2013 (40 vs. 30% und 100 vs. 50%). Die Rentenansprüche auf Basis einer vorliegenden MdE von 60% und höher entfielen zum Stichtag zu 88% auf Versicherte, deren Versicherungsfall bis 2005, bzw. zu 100% auf Versicherte, deren Versicherungsfall bis 2010 erfolgte.

Fallbeschreibungen
Im Folgenden werden exemplarisch ausgewählte Versichertenfälle mit mehr als drei Änderungen der MdE dargestellt. Der grafische Betrachtungszeitraum beginnt jeweils mit der MdE-Einstufung von 20% und endet im Jahr 2015.

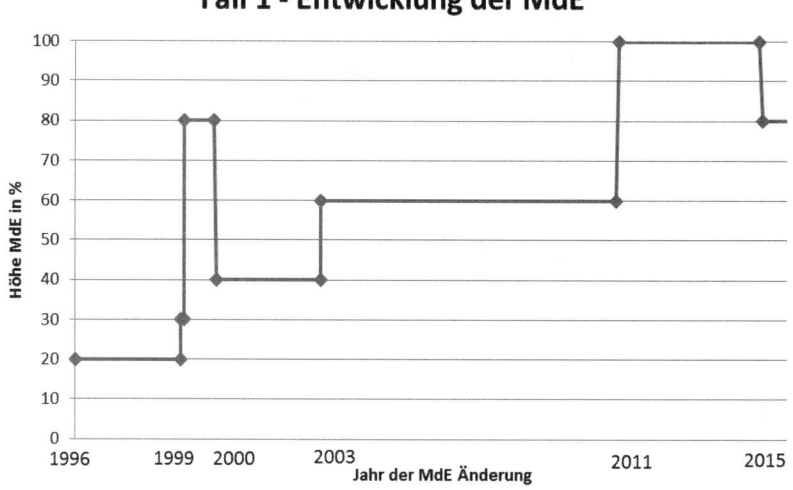

Fall 1 - Entwicklung der MdE

Abb. 2:   Fall 1 - Entwicklung der MdE

Fall 1: Ärztin, Geburtsjahr 1948

1988 bis 1993   Frauenärztin in Russland, davor im Sanitätsdienst
seit 1994   Assistenzärztin in Deutschland

Bei der 48-jährigen Ärztin wurde anlässlich einer personalärztlichen Untersuchung erstmalig 1996 der positive Nachweis einer HCV-Infektion erbracht. Ein Indexpatient und der genaue Infektionszeitpunkt sind unbekannt. Bis zur ersten eingeleiteten HCV-Therapie mit Interferon und Ribavirin ist die MdE mit 20-30% eingestuft worden. Mit Therapiebeginn im Mai 1999 stieg die MdE auf 80%. Eine Verschlechterung der schon bestehenden Depression führte zu einem Therapieabbruch nach fünf Behandlungsmonaten. Im Zeitraum von 2000 bis 2003 lag die MdE bei 40%. Der Gesundheitszustand der Versicherten verschlechterte sich kontinuierlich im Verlauf von sieben Jahren: Entwicklung einer Leberzirrhose (Child-Pugh A) mit portaler Hypertension, Milzvergrößerung, Ösophagusvarizen, rezidivierender hepatischer Enzephalopathie und persistierender Depression. In diesem Zeitraum wurden sowohl eine antidepressive Therapie als auch eine Sklerosierungstherapie der Ösophagusvarizen eingeleitet. Ferner wurde 2006 ein Frontalmeningeom diagnostiziert. Die MdE wurde durchgehend zwischen März 2003 bis einschließlich September 2011 bei 60% eingestuft. Im Dezember 2012 erhielt die Versicherte eine Lebertransplantation aufgrund der fortgeschrittenen Leberzirrhose (Child-Pugh B). Nach Infektion des Transplantats mit HCV wurde eine DAA-Therapie mit Sofusbuvir und Ribavirin bei gleichzeitiger Immunsuppression eingeleitet. Die DAA-Therapie verlief erfolgreich. Zeitgleich zur DAA-Therapie wurden rezidivierende depressive Störungen beobachtet. Bis September 2015 lag die MdE durchgehend bei 100%. Seither hat die Versicherte eine MdE von 80% bei neu diagnostizierten multiplen Lungenherden unklarer Ätiologie.

Fall 2: Zahnarzthelferin, Geburtsjahr 1935

1950 bis 1952	Ausbildung zur Zahnarzthelferin
1952 bis 2000	Zahnarzthelferin
2000	Altersrente

Bei der damals 61-jährigen Zahnarzthelferin wurde 1994 bei bereits bestehender Hepatitis B erstmalig eine HCV-Infektion festgestellt. Die MdE betrug im Jahr 1996 20%. Mit Beginn einer Kombinationstherapie mit Interferon und Ribavirin wurde die MdE im November 1999 auf 100% hochgestuft. Bei anhaltenden Nebenwirkungen (NW) wurde nach dreimonatiger Therapie die Ribavirin-Dosis reduziert und anschließend wurde die Therapie wegen Erfolglosigkeit im Mai 2000 abgebrochen. Aufgrund der persistierenden NW wurde die MdE nach Abbruch der Therapie für ein halbes Jahr auf 50% eingestuft. Im Jahr 2000 erfolgte der Eintritt in die Altersrente. Von 2001 bis Ende 2011 lag die MdE konstant bei 30% bei weiterhin positivem HCV-RNA-Nachweis. Mit fortschreitender Leberzirrhose und deutlich entzündlicher Aktivität wurde 2012 die MdE auf 60% hochgestuft. Im September 2015 wurde diese aufgrund der portalen Hypertension auf 70% gesetzt. Im selben Zeitraum wurde der

Versicherten eine interferonfreie DAA-Therapie angeboten. Der weitere Verlauf ist zum Untersuchungsstand 2015 unbekannt.

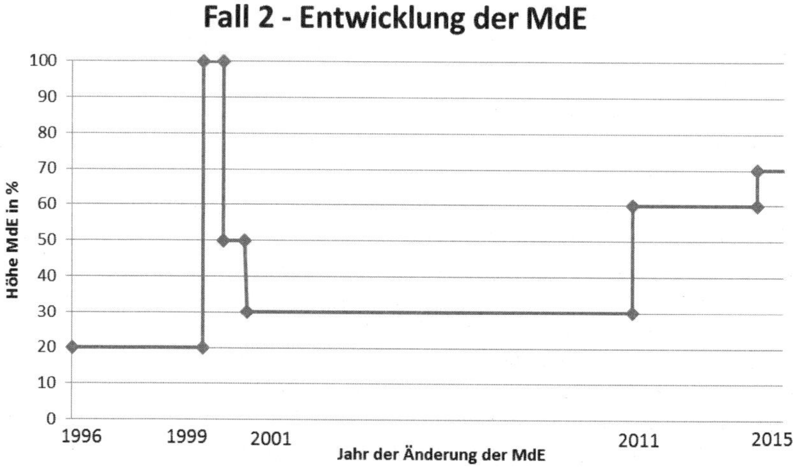

Fall 2 - Entwicklung der MdE

Abb. 3:   Fall 2 - Entwicklung der MdE

Fall 3: Allgemeinmediziner, Geburtsjahr 1952

1972 bis 1980   Medizinstudium
1980 bis 1986   Assistenzarzt im Krankenhaus
1986 bis 1990   Facharzt für Allgemeinmedizin, Zusatz Betriebsmedizin
1990 bis 1991   Notfalldienste Ludwigshafen
1992   Niedergelassener Allgemeinmediziner in eigener Praxis

Bei einem 48-jährigen Facharzt für Allgemeinmedizin mit vordiagnostizierter Hepatitis B wurde im Jahr 2000 eine CHC diagnostiziert. Diese wurde 2004 mit einer Interferon- und Ribavirin-Kombinationstherapie erfolgreich behandelt. Zeitgleich zur HCV-Therapie entwickelte sich eine schnell progressiv verlaufende para-/postinfektiöse Glomerulonephritis mit chronischer Niereninsuffizienz und sekundärem Hyperparathyreoidismus. Bei terminaler Niereninsuffizienz erfolgte im September 2010 die Anpassung der MdE von vormals 30% auf 70%. Im April 2011 wurde eine Nierentransplantation mit entsprechender immunsuppressiver Therapie durchgeführt. Nach unkompliziertem postoperativen Heilungsverlauf wurde 2013 eine Depression und ferner ein Plattenepithelkarzinom in der Lunge diagnostiziert. Die MdE-Einstufung betrug bis September 2013 100%. Nach Lobektomie 2013 mit anschließender Chemotherapie wurde 2014 ein Tumorrezidiv (Bronchialkarzinom) festgestellt. Das Plattenepithelkarzinom und das Rezidiv waren unabhängig von der BK. Im

154

Jahr 2014 wurde ein Diabetes mellitus Typ 2 diagnostiziert. Seit September 2013 betrug die MdE 70%.

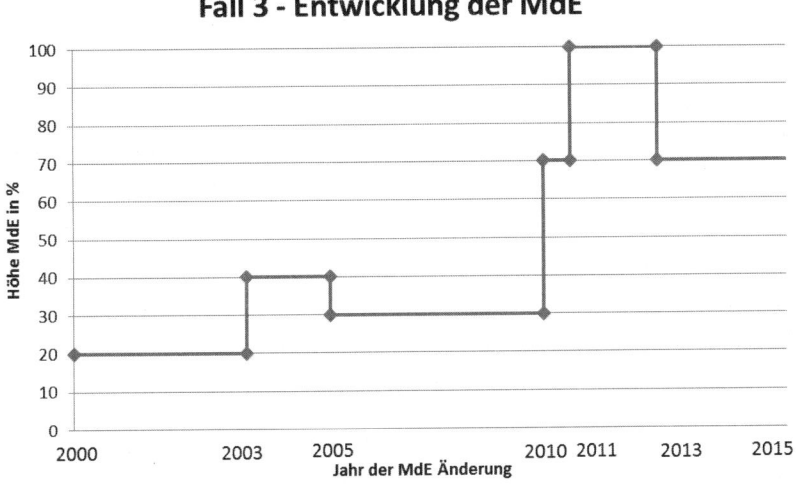

Abb. 4:   Fall 3 - Entwicklung der MdE

Beschreibung der Entwicklung der Ausgaben
In Tabelle 3 sind die Leistungen und die Anzahl der Buchungen aufgelistet. Für 98% der anerkannten HCV-Fälle wurde im Zeitraum von 15 Jahren mindestens eine Buchung vorgenommen (n = 1.097). Die meisten Buchungen entfielen auf ambulante Heilbehandlungen (40%) und auf Rentenzahlungen (37%). Im untersuchten Zeitraum betrugen die Entschädigungsleistungen für alle Buchungen (n = 186.981) 87,9 Millionen Euro. Davon entfielen knapp 60% auf Rentenzahlungen (51.570.830 Euro) und ca. 15% auf Ausgaben für Arznei- und Heilmittel (12.978.318 Euro).

Zur Darstellung der Entwicklung der Entschädigungsleistungen haben wir für die untersuchte Stichprobe eine jährliche Zuordnung der Kosten zu medizinischer Reha (Heil- und Arzneimittel, ambulant und stationär), beruflicher Reha (Wiedereingliederung, Umschulungen und ähnliches) und Renten vorgenommen (Abb. 5).

Buchungstitel	Anzahl der Fälle	Anzahl der Buchungen (%)	Ausgaben in Euro	% der Kosten
Renten	862	69.585 (37)	51.570.830	59
Arznei- und Heilmittel aus Apotheken	619	9.897 (5)	12.978.318	14
Verletztengeld, Pflege- geld und andere Heilbe- handlungskosten	586	10.397 (6)	8.461.788	10
Stationäre Heilbehand- lung	543	1.669 (1)	5.460.608	6
ambulante Heilbehand- lung (inkl. Behandlungs- kosten Arzt)	921	74.376 (40)	4.812.063	6
Feststellungskosten	1.050	14.910 (8)	3.576.946	4
Leistungen zur Teilhabe am Arbeitsleben (berufl. Reha)	49	1.310 (1)	730.423	1
Kosten für Hilfsmittel	78	345 (0)	206.087	0
Berichte	631	4.492 (2)	60.564	0
Gesamt*	5.339**	186.981 (100)	87.857.627	100

**   Fälle können in mehr als einem Buchungstitel vorkommen (z.B. Kosten für Heilbe-
          handlungen, Berichte und Arzneimittel)

Tab. 3:   **Buchhaltungstitel (gruppiert) nach Anzahl der Fälle, Anzahl der Buchungen
                  und Ausgaben für anerkannte HCV-Fälle - aufsummiert von 2000-2014;
                  sortiert nach Prozentanteil an Gesamtkosten**

Anhand von Abbildung 5 wird deutlich, dass die Aufwendungen zwischen
2000 und 2005 von 2,6 auf 6,3 Millionen Euro pro Jahr angestiegen sind, sich
zwischen 2005 und 2010 bei sechs Millionen Euro pro Jahr einpendelten, um
danach auf 7,3 im Jahr 2012 bzw. 8,3 Millionen Euro im Jahr 2014 anzustei-
gen. In allen Jahren, bis auf 2014, machten die Leistungen für medizinische
Reha etwa ein Drittel und die Aufwendungen für Renten etwa zwei Drittel der
Kosten aus. Dagegen beliefen sich im Jahr 2014 die Ausgaben für medizinische Reha auf etwa die Hälfte der Ausgaben. Die Ausgaben für Rentenleistungen betrugen im Jahr 2000 1,6 Millionen Euro und stiegen kontinuierlich
bis auf über vier Millionen Euro im Jahr 2014 an. Leistungen zur Teilhabe am
Arbeitsleben (berufliche Reha) machten in allen Jahren weniger als 1% aus.

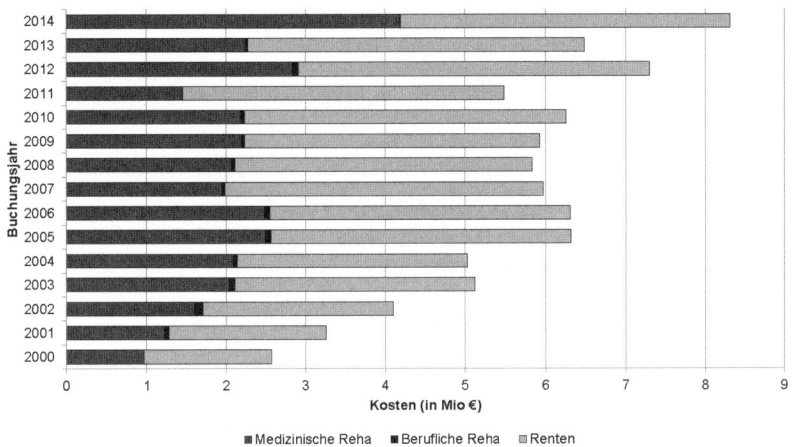

Abb. 5:   Leistungen für medizinische, berufliche Reha und Rentenzahlungen für anerkannte HCV-Fälle; 1.097 Fälle in den Jahren 2000-2014

Medikamente zur Therapie der Hepatitis C

Für die Stichprobe anerkannter HCV-Fälle sind die Ausgaben für Medikamente von 255.730 Euro im Jahr 2000 zunächst kontinuierlich auf rund eine Millionen Euro angestiegen und lagen auf diesem Niveau bis 2010 mit Ausnahme des Jahrs 2007 (Abb. 6).

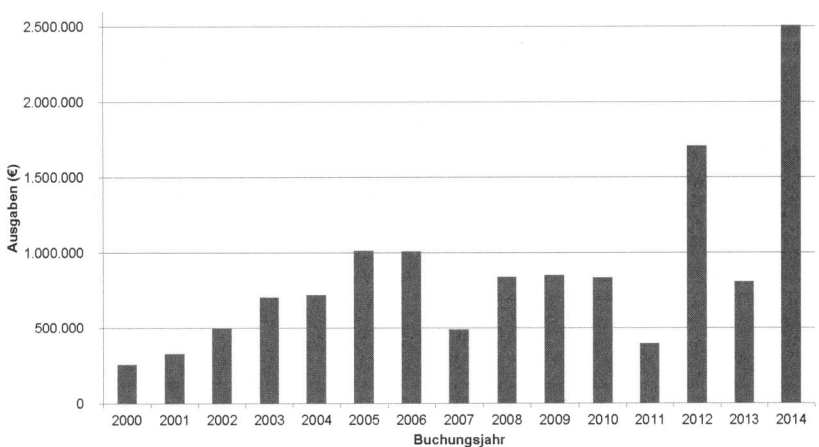

Abb. 6:   Ausgaben für Medikamente für die Stichprobe anerkannter HCV-Fälle nach Buchungsjahr aufgeführt

157

Ein deutlicher Anstieg bei den Ausgaben für Medikamente wird für die Jahre 2012 (auf ca. 1,7 Millionen Euro) und 2014 (auf ca. 2,5 Millionen Euro) verzeichnet. Im Vergleich zu den jährlichen Kosten, die für die Jahre 2005 bis 2010 angefallen sind, beträgt der Kostenanstieg für Medikamente im Jahr 2012 über 70% und im Jahr 2014 über 120%.

Behandlung der Versicherten mit einer Hepatitis C

Eine „Neue Therapie" wurde bis einschließlich Juni 2016 bei insgesamt 132 Versicherten durchgeführt und abgeschlossen. Bei fünf (4%) Versicherten war die Therapie zwar erfolgreich, es kam aber nach dem Ende der Therapie wieder zu einem Anstieg der Viruslast. Für diese Versicherten wird eine Therapie mit anderen antiviral wirksamen Medikamenten durchgeführt. Die Ergebnisse liegen allerdings noch nicht vor. Bei weiteren fünf Versicherten war die Therapie nicht erfolgreich, d.h. eine Reduktion der Virus-Konzentration unter die Nachweisgrenze gelang nicht. Bei 122 (93%) Versicherten war die Therapie erfolgreich. Auch sechs Monate nach Beendigung der Therapie waren die Viren nicht mehr nachweisbar. Bei Versicherten mit einer MdE von bis zu 50% war die DAA-Therapie etwas häufiger erfolgreich als bei Versicherten mit einem bereits fortgeschrittenen Krankheitsstadium und somit einer MdE von 60 bis 100% (Tab. 4). Allerding war dieser Unterschied nur statistisch auffällig (94 vs. 85%, $p = 0,09$).

Erfolg	MdE					
	0 - 50%		60 - 100%		Gesamt	
	N	%	N	%	N	%
Ja	100	94,3	22	84,6	122	92,4
Nein	6	5,7	4	15,4	10	7,6
Gesamt	106	80,3	26	19,7	132	100,0

Tab. 4:   Erfolg der „Neuen Therapie" in Abhängigkeit vom Grad der MdE vor der Therapie bei 132 Versicherten

Diskussion

Für die Hepatitis C-Virus-Infektion als BK ist ein anhaltend rückläufiger Trend bei der Anzahl der gemeldeten Verdachts- und anerkannten BK-Fälle zu beobachten. Obwohl bei 30% der Versicherten keine MdE bestand und 500 Versicherte (45%) lediglich eine vorübergehende MdE hatten, wurden die Kosten für die CHC überwiegend von den steigenden Ausgaben für Renten bestimmt. In den Jahren 2012 und 2014 gab es jedoch jeweils einen starken Anstieg der Kosten für die medikamentöse Therapie.

Der Anstieg der Kosten im Jahr 2012 auf 1,7 Millionen Euro in der untersuchten Stichprobe lässt sich wahrscheinlich auf die Ausgaben für die Behandlung mit Triple-Kombinationen aus pegyliertem Interferon, Ribavirin und einem der beiden Proteaseinhibitoren der ersten Generation, Boceprevir und Telaprevir, zurückführen. Der Anstieg bei den Ausgaben im Jahr 2014 auf 2,5 Millionen Euro geht auf den Einsatz neuer direkt antiviral wirksamer Medikamente (Proteaseinhibitoren der zweiten Generation) zur Behandlung der HCV-Infektion zurück. Erste Forschungsergebnisse zu den neuen DAA weisen auf nachhaltige SVR-Raten bei kürzeren und in der Tendenz nebenwirkungsärmeren Therapien hin [4]. Dies wurde auch bei den Versicherten der BGW mit einer DAA-Therapie beobachtet. Wie auch in einer belgischen Studie festgestellt werden konnte, reduzierten sich die Kosten für die Versorgung von CHC-Erkrankten (Genotyp 1) mit kompensierter Leberzirrhose nach erfolgreicher Therapie (SVR) um 45% im Beobachtungszeitraum von drei Jahren [10]. SVR sind mit einer Verringerung der CHC-verursachten (hepatischen und extrahepatischen) Morbidität und Mortalität assoziiert [11, 12]. Es wurden funktionelle Verbesserungen der Leberzirrhose durch die SVR beobachtet sowie anhaltende Erfolge in der Behandlung von extrahepatischen Komplikationen [4, 8]. Die CHC ist nach wie vor die häufigste Indikation für eine Lebertransplantation [13]. Die präoperative Behandlung mit dem Ziel einer SVR zum Zeitpunkt der Transplantation reduziert nachhaltig das Risiko einer Infektion mit HCV des transplantierten Organs [11, 13]. Die Feststellung einer Infektion zu einem frühen Zeitpunkt ist ein wichtiger Faktor, um eine möglichst vollständige Heilung für die Betroffenen zu erreichen. Die Behandlung von Patienten in weniger schweren Krankheitsstadien mit einer DAA-Therapie ist kostspielig, aber wahrscheinlich erfolgreich bei der Verhinderung zukünftiger fortgeschrittener Lebererkrankungen, die ebenfalls mit hohen Kosten verbunden sind [6]. Auch NEVENS et al. konnten beobachten, dass in den milden und gemäßigten Phasen der CHC eine erhebliche Reduzierung der Kosten in Fällen beobachtet werden konnte, in denen eine SVR erreicht wurde [10]. Langfristig lassen sich voraussichtlich die hohen Kosten der Therapie dadurch amortisieren, dass durch eine frühe Heilung von CHC-Infektionen Morbiditäts- und Mortalitätsraten verringert werden. Die Renten für beruflich bedingte CHC erklären 60% der Kosten, die in den Jahren 2000 bis 2014 insgesamt für die HCV-Infektion als BK bei der BGW verbucht wurden. Die Entwicklung der Rentenansprüche verhält sich proportional zum Grad der MdE der Versicherten. Ausgaben für Rentenleistungen stiegen über die Jahre kontinuierlich an von 1,6 Millionen Euro im Jahr 1996 bis auf vier Millionen Euro im Jahre 2014. Die Verteilung der MdE zum Stichtag 31.12.2014, gruppiert nach Unfallerfassungsjahr, bildet diese Entwicklung jedoch nur unzureichend ab. Insgesamt zeigt Tabelle 2, dass 75% der CHC-Fälle keine dokumentierte MdE zum Stichtag hatten. Dieser Anteil war prozentual am höchsten bei den Fällen, deren Erfassung zwischen 1996 und 2000 erfolgte (77%). Den erwarteten Zusammenhang, dass diese Gruppe aufgrund der länger bestehenden Krankheit den höchsten Anteil an Fällen mit einer MdE-Einstufung insgesamt aufweisen würde, zeigte sich in der Übersicht nicht. Als Limitation für diese Darstellung sind die Todesfälle zu betrachten, die vermutlich mit einer hohen MdE aus der betrachteten Population ausschieden. In der Übersicht tauchen diese Fälle jedoch mit einer MdE von 0 zum Stichtag auf, was bei einer tatsächlich von 0 abweichenden MdE zu einer systematischen Unterschätzung führt, mit vermeintlichen Auswirkungen speziell für diese Gruppe von Versicherten, deren Fallerfassung zwischen 1996 und 2000 erfolgte. Die Rentenansprüche auf Basis einer vorliegenden MdE von 60% und höher entfielen zum Stichtag zu 88% an Versicherte, deren Fall bis 2005, bzw. zu 100% an Versicherte deren Fall bis 2010 erfasst wurde. Mögliche Erklärungsversuche für diese Verteilung sind zum einen das späte Erkennen der CHC einhergehend mit bereits vorhandenen hepatischen und extrahepatischen Krankheitsbildern (siehe auch Fallbeispiele). Eine mögliche weitere Ursache ist in den interferonhaltigen Therapien mit geringeren SVR-Raten und zum Teil erheblichen Nebenwirkungen begründet. Noch wichtiger ist aber wahrscheinlich, dass die CHC eine progredient verlaufende Erkrankung ist. Sie geht mit einer persistierenden Leberentzündung einher und führt bei nicht erfolgreicher Behandlung innerhalb eines Zeitraumes von 20 bis 30 Jahren potenziell zu einer Leberzirrhose [8]. Dies bedeutet, dass bei nicht effektiver Behandlung der CHC die Zahl der Lebererkrankungen bei den Versicherten ohne MdE vermutlich ansteigen wird.

Die hier vorgelegten Fallzahlen geben nicht vollständig das Bild der Kosten für beruflich erworbene HCV-Infektionen in Deutschland wieder. In der BGW werden nur die BK-Meldungen der Beschäftigten aus nicht staatlichen Einrichtungen erfasst. Die vorliegende Auswertung basiert auf dem elektronisch erfassten Datensatz der BK-DOK. Für diese Registerdaten gelten die Einschränkungen, die für Sekundärdaten im Allgemeinen gelten. Es handelt sich nicht um klinische, sondern um Verwaltungsdaten mit begrenzten soziodemografischen Merkmalen. Positiv ist zu vermerken, dass diese Daten einen längsschnittlichen Verlauf aufweisen, so dass die Inanspruchnahme von Versicherungsleistungen als relevantes Outcome (z.B. in Form von Entschädigungsleistungen) über einen ausreichend langen Zeitraum beobachtet werden kann.

Ausblick

Für die HCV-Infektion als BK ist ein erheblicher Kostenanstieg bei deutlich rückläufigen Zahlen zu beobachten. Diese Kosten werden durch den Anstieg der Leistungen für Renten und seit 2012 durch einen Anstieg der Kosten für Medikamente erklärt. Der Einsatz von DAA-Therapien verändert aktuell das Krankheitsmanagement für chronisch HCV-Infizierte grundlegend. Den hohen Kosten der Therapie steht ein potenziell hoher Nutzen gegenüber. Anzustreben ist eine erfolgreiche Therapie in einem möglichst frühen Krankheitsstadium, um die gesundheitsbezogene Lebensqualität der Versicherten und somit auch ihre Erwerbsfähigkeit möglichst vollständig zu erhalten. Die damit einhergehende Verringerung von hepatischen und extrahepatischen Begleiterkrankungen führt langfristig potenziell zu einer geringeren MdE im gesamten Versichertenkollektiv. Durch den Erhalt der Arbeitsfähigkeit ließen sich langfristig Kosteneinsparungen für die Unfallversicherungen, aber auch für die sozialen Sicherungssysteme insgesamt erreichen.

Literatur

1. ASKARIAN, M., YADOLLAHI, M., KUOCHAK, F., DANAEI, M., VAKILI, V., MOMENI, M.: Precautions for health care workers to avoid hepatitis B and C virus infection. The international journal of occupational and environmental medicine 2 (4):191-198 (2011)
2. WESTERMANN, C., PETERS, C., LISIAK, B., LAMBERTI, M., NIENHAUS, A.: The prevalence of hepatitis C among healthcare workers: a systematic review and meta-analysis. Occupational and environmental medicine 72 (12): 880-888 (2015)
3. World Health Organization (WHO): Guidelines for the Sreening, Care and Treatment of Persons with Chronic Hepatitis C Infection. Updated Version. Genf, WHO (2016)
4. SARRAZIN, C., BERG, T., BUGGISCH, P., DOLLINGER, M.M., HINRICHSEN, H., HOFER, D., et al.: Aktuelle Empfehlung zur Therapie der chronischen Hepatitis C. S3 guideline hepatitis C addendum. Zeitschrift für Gastroenterologie 53 (4): 320-334 (2015).
5. World Health Organization (WHO): Hepatitis C - Fact sheet. Genf, WHO (2014), (15.01.2017) http://www.who.int/mediacentre/factsheets/fs164/en/
6. GORDON, S.C., POCKROS, P.J., TERRAULT, N.A., HOOP, R.S., BUIKEMA, A., NERENZ, D., et al.: Impact of disease severity on healthcare costs in patients with chronic hepatitis C (CHC) virus infection. Hepatology (Baltimore, Md) 56 (5): 1651-1660 (2012)
7. YOUNOSSI, Z.M., SINGER, M.E., MIR, H.M., HENRY, L., HUNT, S.: Impact of interferon free regimens on clinical and cost outcomes for chronic hepatitis C genotype 1 patients. Journal of hepatology 60 (3): 530-537 (2014)
8. WESTBROOK, R.H., DUSHEIKO, G.: Natural history of hepatitis C. Journal of hepatology 61 (Suppl. 1): S58-68 (2014)
9. WESTERMANN, C., DULON, M., WENDELER, D., NIENHAUS, A.: Hepatitis C among healthcare personnel: secondary data analyses of costs and trends for hepatitis C infections with occupational causes. Journal of Occupational Medicine and Toxicology 11: 52 (2016)

10.   NEVENS, F., COLLE, I., MICHIELSEN, P., ROBAEYS, G., MORENO, C., CAEKELBERGH, K., et al.: Resource use and cost of hepatitis C-related care. European journal of gastroenterology & hepatology 24 (10): 1191-1198 (2012)

11.   GONZALEZ-GRANDE, R., JIMENEZ-PEREZ, M., GONZALEZ ARJONA, C., MOSTAZO TORRES, J.: New approaches in the treatment of hepatitis C. World Journal of Gastroenterology 22 (4): 1421-1432 (2016)

12.   TADA, T., KUMADA, T., TOYODA, H., KIRIYAMA, S., TANIKAWA, M., HISANAGA, Y., et al.: Viral eradication reduces all-cause mortality in patients with chronic hepatitis C virus infection: a propensity score analysis. Liver international: official journal of the International Association for the Study of the Liver 36 (6): 817-826 (2016)

13.   FAGIUOLI, S., RAVASIO, R., LUCA, M.G., BALDAN, A., PECERE, S, VITALE, A., et al.: Management of hepatitis C infection before and after liver transplantation. World Journal of Gastroenterology 21 (15): 4447-4456 (2015)

Anschrift für die Verfasser
Claudia Westermann
Universitätsklinikum Hamburg-Eppendorf (UKE)
Competenzzentrum Epidemiologie und Versorgungsforschung bei Pflegeberufen (CVcare)
Martinistr. 52
20246 Hamburg

Zika- und Chikungunya-Fieber

T.F. Schwarz

In den letzten Jahren kam es wiederholt zu epidemischen Ausbrüchen durch Arboviren, wie zuletzt durch das Zika- und Chikungunya-Virus. Die verschiedenen Arboviren verursachen oftmals ähnliche Krankheitsbilder. Die klinischen Verläufe reichen dabei von asymptomatischen, subklinischen bis hin zu ausgeprägten klinischen Krankheitsbildern. Zur Stellung einer Verdachtsdiagnose ist die Kenntnis der Epidemiologie und des regionalen Vorkommens der verschiedenen Arboviren wegweisend. In der Regel kommt es nach einer Infektion zur lebenslangen Immunität, sofern die jeweilige Krankheit nicht durch verschiedene Serotypen verursacht wird. Chronische Verläufe werden in der Regel nicht beobachtet. Allerdings kann es zu einer verlängerten Rekonvaleszenz kommen.

Zika-Virus

Das Zika-Virus wurde erstmals 1947 in Uganda bei einem Affen isoliert. Die ersten humanen Infektionen mit dem Zika-Virus wurden 1952 aus Nigeria berichtet. 2007 kam es zu einem Ausbruch der Infektion auf der Insel Yap, Mikronesien, gefolgt von einer Epidemie in Französisch Polynesien 2013 [1]. Im Jahr 2015 erreicht das Virus Südamerika. Waren bis zu den Olympischen Spielen im Jahr 2016 im Wesentlichen Brasilien, Kolumbien, Mittelamerika und die karibischen Inseln im Fokus, werden nun auch Transmissionen aus den südlichen Bundesstaaten der USA gemeldet. Als weiterer Infektions-Hotspot entwickelt sich Südostasien mit Meldungen aus Thailand, Singapur und Vietnam. Oftmals handelt es sich um fokal umschriebene Regionen, in der mit Stichen Zika-Virus-infizierter Mücken zu rechnen ist. Meldungen über durch Reisende importierte Infektionen liegen inzwischen aus mehreren europäischen Ländern vor. Auch über die gefürchtete konnatale Komplikation dieser Infektion, der Zika-Virus-assoziierten Mikroenzephalie des Neugeborenen, wurde bereits in Europa berichtet. In den hauptsächlich betroffenen Ländern Brasilien und Kolumbien wurden bereits mehrere Tausend lebendgeborene Kinder mit Mikroenzephalie registriert. Die WHO erklärte am 01.02.2016 den Zika-Virusausbruch zu einem „Öffentlichen Gesundheitsnotstand internationalen Ausmaßes", der Ende des Jahres wieder endete.

In den meisten Fällen verursacht das Zika-Virus ein dem Dengue-Fieber ähnliches Krankheitsbild mit Fieber, geröteten Pupillen, Arthralgien und einem makulopapulösen Exanthem. Zudem kommt es zu unterschiedlich ausgeprägten Guillain-Barré-Syndromen, einer Meningitis, Meningoenzephalitis, Myelitis sowie einer akuten disseminierten Enzephalomyelitis [1-3]. Als besonders schwere Komplikation gilt die intrauterine Zika-Virusinfektion, die zur Mikroenzephalie, okulären Schädigungen sowie Kontrakturen der Extremitäten führt.

Zu einer konnatalen Zika-Virusinfektion kommt es, wenn die Frau zum Zeitpunkt der Konzeption bereits mit Zika infiziert ist oder es während der Schwangerschaft zu einer Ansteckung kommt. Die Erreger können durch Mückenstich oder Sexualverkehr vom Mann auf die Frau oder, wie inzwischen auch wiederholt berichtet wurde, von der Frau auf den Mann übertragen werden [4]. Da das Virus in der Seminalflüssigkeit nachgewiesen werden kann, gilt kontaminiertes Sperma inzwischen als gesicherte Infektionsquelle [2, 5]. Obgleich das Virus auch im Speichel oder der Muttermilch nachgewiesen werden kann, kommt es hierdurch nicht zur Übertragung des Virus [2]. Nach den bisherigen Beobachtungen scheinen Frauen im ersten und frühen zweiten Trimenon besonders betroffen zu sein [2]. Es wurde gezeigt, dass menschliche neuronale Vorläuferzellen differenziert aus pluripotenten Stammzellen bevorzugt vom Zika-Virus infiziert und zerstört werden [2]. Das Virus muss als neurotrop und zytotoxisch für fetale neuronale Zellen eingestuft werden. Es hemmt die Neurogenese und damit die Entwicklung des Gehirns. Nach bisherigen Beobachtungen kommt es bei einer Infektion im weiteren Verlauf der Schwangerschaft nicht zur Schädigung des Fötus [2]. Allerdings müssen hier Nachuntersuchungen durchgeführt werden, um die langfristige motorische und kognitive Entwicklung der Kinder zu verfolgen. Unklar ist derzeit, mit welcher Wahrscheinlichkeit nach einer Zika-Virusinfektion in der Schwangerschaft fetale Komplikationen zu erwarten sind. Nach ersten Auswertungen wird von einem Risiko von 1-10% bei einer Infektion im ersten Trimenon ausgegangen.

Das klinische Bild der konnatalen Zika-Virusinfektion ist durch eine unterschiedlich ausgeprägte Sequenz von eingeschränktem Schädelwachstum (fetal brain disruption sequence) charakterisiert. Teilweise sind die Kalottenschichten wegen des geringen Hirnvolumens übereinander verschoben. Auffällig ist die okzipitale Knochenprominenz. Im Gehirn findet sich ein verdünnter Kortex, intrakranielle Verkalkungen, Hydrozephalus, Hydranenzephalie, Polymicrogynie, ein teilweise oder vollständiges Fehlen des Corpus callosums sowie eine Hypoplasie des Zerebellums. Des Weiteren werden strukturelle Schädigungen der Augen mit Mikroophthalmie, Kolobom, Katarakt, intraokulären Verkalkungen, einer Hypoplasie des Nervus opticus, eine chorioretinale Atrophie und Vernarbung sowie Verschattungen der Makula beobachtet.

Vektoren

Die Übertragung des Zika-Virus erfolgt durch verschiedene Aedes (Ae.) Subspezies, hauptsächlich durch den in den Tropen und Subtropen verbreiteten Ae. aegypti. Zudem kann das Virus durch Ae. albopictus, Ae. africanus, Ae. apicoargenteus, Ae. furcifer, Ae. hensilli, Ae. luteocephalus, Ae. vitattus und Ae. polynesiensis übertragen werden. Unter globalen Aspekten sind insbesondere Ae. aegypti und Ae. albopictus von Relevanz. Ae. albopictus ist in weiten Teilen des nördlichen Mittelmeerraumes endemisch und kann auch in einigen Regionen Deutschlands, wie in Freiburg, Heidelberg sowie Jena nachgewiesen werden. Somit besteht die theoretische Möglichkeit für eine autochthone Zika-Virusinfektionen auch in einigen Regionen Deutschlands. Dass es sich hierbei nicht nur um eine theoretische Weiterverbreitungsmöglichkeit handelt, verdeutlicht der Ausbruch von Dengue-Fieber in Nîmes, Frankreich, im Jahr 2015 [6].

Aktuelle Verhaltensempfehlungen in nicht-endemischen Gebieten

Das Auswärtige Amt, das Robert Koch-Institut sowie die Deutsche Gesellschaft für Tropenmedizin und Internationale Gesundheit empfehlen Schwangeren und Frauen, die in den nächsten Monaten eine Schwangerschaft planen, wegen des hohen Risikos von konnatalen Schädigungen des Kindes, von vermeidbaren Reisen in aktuelle Ausbruchsgebiete des Zika-Virus abzusehen [7]. Diese Empfehlungen decken sich mit denen des European Centers for Disease Control (ECDC) und denen des amerikanischen Centers for Disease Control and Prevention (CDC) [2]. Ist eine Reise unvermeidbar, wird auf eine ganztägige konsequente Anwendung von persönlichen Schutzmaßnahmen zur Vermeidung von Mückenstichen hingewiesen [7]. Wegen des Risikos der sexuellen Übertragbarkeit des Virus wird nach einem Aufenthalt in Zika-Virus-Ausbruchsgebieten beim Sexualverkehr mit einer Schwangeren für die Dauer der Schwangerschaft die Verwendung von Kondomen empfohlen [2]. Reisende aus Zika-Endemiegebieten sollen für einen Zeitraum von acht Wochen Kondome verwenden, um eine sexuelle Weiterverbreitung zu verhindern. Frauen mit Kinderwunsch und nicht vermeidbarer Zika-Virusexposition wird generell empfohlen, mindestens sechs Monate zu verhüten. Da der Vektor Ae. albopictus auch in mehreren Regionen Deutschlands (z.B. Freiburg, Heidelberg, Jena) verbreitet ist, sollten Personen, die aus Zika-Endemiegebieten zurückkehren, Schutz vor Mückenstichen anwenden, um eine potenzielle Weiterverbreitung zu verhindern [7].

Diagnostik der Zika-Virusinfektion

Um nach einem Aufenthalt in einem Zika-Virus-Ausbruchsgebiet eine Infektion nachzuweisen oder auszuschließen und somit die Zeitdauer der empfohlenen kontrazeptiven Barrieremaßnahme oder sexuellen Abstinenz zu verkürzen, kann zunächst eine serologische Bestimmung von Zika-Virus-IgM und -IgG im Blut durchgeführt werden. Die Inkubationszeit beträgt drei bis zwölf Tage. Ob eine klinische Symptomatik auftritt, ist unabhängig von der Viruslast. Unabhängig von der Höhe der Zika-Virus-Antikörper lassen sich Zika-Virusinfektionen meist ab dem fünften Tag nach Einsetzen der Symptomatik nachweisen [2]. Bei negativem Nachweis von Zika-Virus-IgG kann ab vier Wochen nach Ausreise aus einem Ausbruchsgebiet eine Infektion ausgeschlossen werden. Wird Zika-IgM und -IgG nachgewiesen, muss eine akute Infektion angenommen werden. Allerdings sind hier Kreuzreaktionen mit Antikörpern gegen andere Flaviviren, wie dem FSME-, Dengue-, West-Nil-, Gelbfieber- und Japanische Enzephalitis-Virus zu berücksichtigen [2]. Klarheit kann in diesen Fällen nur der klassische Neutralisationstest liefern, der jedoch nur von wenigen Laboratorien angeboten wird. Wegen der hohen Kreuzreaktivität der Flavivirus-Antikörper ist, insbesondere bei FSME-, Gelbfieber-, Japanische Enzephalitis- und Dengue-Geimpften, die Serologie nicht sicher aussagekräftig. Eine akute Infektion und eine bestehende Infektiosität lässt sich durch den Nachweis von Zika-Virus-RNA mittels PCR im Spontanurin am besten sichern [1]. Im Regelfall kann Zika-Virus-RNA bis zu 15 bis 29 Tage nach Beginn der Symptomatik nachgewiesen werden [2]. Deutlich weniger sensitiv ist der Nachweis von Zika-Virus-RNA im Blut (EDTA-Plasma), der nur über fünf Tage nach Beginn der Symptomatik bis 16 Tage gelingt. Im Vollblut kann der Nachweis von Zika-Virus-RNA bis 58 Tage gelingen [2]. Zika-Virus-RNA kann auch im Sperma nachgewiesen werden. Hier liegen Berichte über eine Persistenz des Virus über bis zu 92 Tage vor [5]. Noch sind nicht alle Fragen zu den virologischen Besonderheiten dieser Infektion abschließend geklärt. An Impfstoffen gegen das Zika-Virus wird gearbeitet. Allerdings wird es noch einige Jahre dauern, bis eine wirksame Vakzine verfügbar sein dürfte.

Chikungunya-Fieber

Das Chikungunya-Fieber (CHIK) ist eine Arbovirose und wird durch das gleichnamige Virus verursacht. Der Name „Chikungunya" leitet sich aus dem Kiswahili ab und bedeutet „was einen zusammenkrümmt". Die Erkrankung wurde erstmals während einer Epidemie im Jahr 1952 in Tanzania beschrieben. Im Jahr 2004 kam es zu einer Explosivepidemie auf Reunion, die sich von dort auf weite Teile des Indischen Ozeans, Indiens sowie Südostasiens ausbreitete.

Durch auf Reunion infizierte Urlauber wurde das Virus von Reunion nach Italien verschleppt, wo es zwischen Juli und September 2007 zu einer Epidemie in der Region Emilia-Romagna mit 217 dokumentierten autochthonen Infektionen kam [8]. Seit Ende 2013 breitet sich das Virus epidemisch in der Karibik sowie Mittel- und Südamerika aus und hat bislang zu geschätzten mehreren Millionen Infektionen geführt [9].

Krankheitsbild

Die Erkrankung beginnt üblicherweise mit abrupt einsetzendem Fieber bis 40°C, begleitet von Schüttelfrost und heftigen Polyarthralgien sowie Myalgien [9]. Die Patienten können sich bei der Anamneseerhebung wegen der schweren Gelenkbeschwerden meist noch an den genauen Zeitpunkt des Erkrankungsbeginns erinnern. Betroffen sind insbesondere die Sprung-, Hand- und Interphalangealgelenke. Charakteristisch ist die Bewegungsunfähigkeit der Gelenke, insbesondere am Morgen. Häufig kommt es auch zu Arthritiden. Die Gelenke können geschwollen sein, wobei es jedoch nicht zu Ergüssen kommt. Bei Kindern treten oft ein ausgeprägtes Erythem des Gesichts und Halses sowie eine Konjunktivitis auf. Daneben bildet sich noch ein makulopapulöses Exanthem, welches für ein bis fünf Tage anhält. Während der akuten Krankheitsphase bestehen ferner Kopfschmerzen, Appetitlosigkeit, Übelkeit und häufiges Erbrechen. Die Gelenkbeschwerden können über mehrere Wochen bis Monate bestehen [9]. Etwa 5% der Patienten leiden unter persistierenden Beschwerden mit Gelenkschmerzen, -steifigkeit und rezidivierenden -ergüssen sowie Myalgien, die noch über drei bis fünf Jahre post infectionem weiter bestehen können. In seltenen Fällen tritt als Komplikation eine Meningoenzephalitis hinzu. Todesfälle durch CHIK wurden beschrieben, wobei allerdings in den meisten Fällen entsprechende Begleitkrankheiten wie z.B. kardiovaskuläre Erkrankungen oder Diabetes mellitus bestanden. Es gibt zunehmend Berichte über kongenitale und neonatale Komplikationen als Folge einer Chikungunya-Virusinfektion in der Schwangerschaft [10].

Bedeutung von Zika- und Chikungunya-Virus für die Arbeitsmedizin

Für beide Arbovirosen besteht bei berufsbedingter Reisetätigkeit eine arbeitsmedizinische Bedeutung. Dies betrifft sowohl die Beratung vor der Reise wie auch gegebenenfalls eine entsprechende Diagnostik nach Rückkehr aus einem Endemiegebiet. Gerade im Falle des Zika-Virus resultiert eine erhöhte Beratungsnotwendigkeit, sofern in den nächsten Wochen nach der Rückkehr aus einem Endemiegebiet ein Kinderwunsch besteht. Dies gilt insbesondere auch,

167

wenn ein berufsbedingter Auslandsaufenthalt mit der Familie in einem Ende-miegebiet geplant ist. Besonders problematisch kann eine berufsbedingte Ent-sendung einer Schwangeren im ersten Trimenon sein. Auch bei Arbeiten mit den beiden Erregern besteht nach der Biostoffverordnung ein entsprechender Beratungsbedarf. Bei durch das Zika-Virus verursachten neurologischen Kom-plikationen wie auch bei Chikungunya-Virus bedingten Gelenkbeschwerden ist eine Anerkennung als Berufserkrankung gegeben, sofern diese Infektionen bei berufsbedingter Reisetätigkeit erworben wurden.

Literatur
1.   YOUNGER, D.S.: Epidemiology of Zika virus. Neurological Clinics 34 (4): 1049-1056 (2016)
2.   European Centre for Disease Control and Prevention: Rapid risk assessment. Zika virus disease epidemic. Seventh Update, 08.07.2016. Stockholm, ECDC (2016)
3.   CAO-LORMEAU, V.M., BLAKE, A., MONS, S. et al.: Guillain-Barre syndrome outbreak associated with Zika virus infection in French Polynesia: a case-control study. The Lancet 387 (10027): 1531-1539 (2016)
4.   FREOUR, T., MIRALLIE, S., HUBERT, B. et al.: Sexual transmission of Zika virus in an entirely asymptomatic couple returning from a Zika epidemic area, France, April 2016. Eurosurveillance 21 (23): pii = 30254.DOI (2016)
5.   GASKELL, K.M., HOULIHAN, C., NASTOULI, E., CHECKLEY, A.M.: Persistent Zika-Virus detection in semen in a traveler returning the he United Kingdom from Brazil, 2016. Emerging Infectious Diseases 23 (1): im Druck (2017)
6.   SUCCO, T., LEPARC-GOFFART, I., FERRE, J. et al.: Autochthonous dengue outbreak in Nimes, South of France, July to September 2015. Eurosurveillance 21 (21): pii = 30240.DOI (2016)
7.   Auswärtiges Amt, Gesundheitsdienst: Zika-Virus-Infektion. Merkblatt für Beschäftigte und Reisende - 09/16/JS/GB
8.   REZZA, G., NICOLETTI, L., ANGELINI, R. et al.: CHIKV study group: Infection with Chikungunya virus in Italy: an outbreak in a temperate region. The Lancet 370 (9602): 1840-1846 (2007)
9.   SAM, I.C., KÜMMERER, B.M., CHAN, Y.F. et al.: Updates on chikungunya epidemiolo-gy, clinical disease, and diagnostics. Vector Borne Zoonotic Diseases 15 (4): 223-230 (2015)
10.   TORRES, J.R., FALLEIROS-ARIANT, L.H., DUENAS, L. et al.: Congenital and perinatal complications of chikungunya fever: a Latin American experience. International Journal of Infectious Diseases 51: 85-88 (2016)

Anschrift des Verfassers
Prof. Dr. Tino F. Schwarz
Zentrallabor und Impfzentrum
Klinikum Würzburg Mitte
Standort Juliusspital
Juliuspromenade 19
97070 Würzburg

III. Belastungen und Beanspruchungen durch Gefahrstoffe und physikalische Umgebungs-bedingungen

Arzneistoffe und Arzneimittel - Hinweise zur Festlegung von Schutzmaßnahmen

A. Heinemann

Einleitung

Pflegekräfte in Krankenhäusern, Pflegeheimen und anderen Einrichtungen des Gesundheitsdienstes können bei Tätigkeiten mit Arzneimitteln gesundheitsschädlichen Wirkstoffen ausgesetzt sein. Da für einen Teil der Arzneimittelwirkstoffe gefährliche Eigenschaften wie z.B. eine sensibilisierende Wirkung oder ein kanzerogenes, mutagenes oder reproduktionstoxisches Potenzial („CMR-Eigenschaften") belegt sind bzw. ein entsprechender Anfangsverdacht besteht, kann der berufliche Umgang mit Arzneimitteln in einzelnen Fällen zu einer gesundheitlichen Gefährdung der Beschäftigten führen [1]. Dies ist auch heute noch möglich, wenn z.B. Gefährdungsbeurteilungen und Schutzmaßnahmen nicht oder nur unvollständig durchgeführt bzw. umgesetzt werden. In einem von der Berufsgenossenschaft für Gesundheitsdienst und Wohlfahrtspflege (BGW) geförderten Forschungsprojekt „Bereitstellung von sicherheitsrelevanten Informationen zu Arzneistoffen und damit verbundenen Tätigkeiten (BESI)" wurden Empfehlungen für tätigkeitsbezogene Schutzmaßnahmen abgeleitet, die Arbeitsmediziner bei der Gefährdungsbeurteilung unterstützen können [2].

Aktuelle Daten aus der Meldestatistik der BGW

Im gesamten Meldegeschehen der BGW (ca. acht Millionen Versicherte) fallen durch den beruflichen Umgang mit Arzneimitteln verursachte Erkrankungen (Berufskrankheiten, kurz: BK) wenig auf. So ergibt die bundesweite Auswertung der BGW-Daten für den so genannten „BK-auslösenden Gegenstand (BGKK): Arzneimittel, Pharmazeutika (0449)" über den Zeitraum 2006 bis 2014 folgendes Bild:

a)   angezeigte, meldepflichtige Fälle:
- durch allergisierende Stoffe verursachte obstruktive Atemwegserkrankungen (BK 4301): zwei Fälle;
- durch chemisch-irritativ oder toxisch wirkende Stoffe verursachte Atemwegserkrankungen (BK 4302): vier Fälle;
- schwere oder wiederholt rückfällige Hauterkrankungen (BK 5101): 166 Fälle;

b)   entschiedene Fälle:
- insgesamt wurden im oben genannten Zeitraum 209 Fälle mit folgendem Resultat entschieden:
  7   anerkannte BK (Minderung der Erwerbstätigkeit < 20 %);
  22   abgelehnte Fälle;
  180   anerkannte BK (gefährdende Tätigkeit nicht aufgegeben); hier unterstützt die BGW die Beschäftigten mit Maßnahmen der sekundären Individualprävention.

Ein Großteil der 187 anerkannten Fälle verteilt sich dabei auf folgende Einrichtungen: allgemeine Krankenhäuser mit OP (31), Altenpflege- bzw. Altenkrankenheime (31), Zahnarztpraxen (16), praktische Ärzte (15), Physiotherapeuten und Krankengymnasten (14) und Apotheken (10).

Obwohl die relativ geringe Anzahl der entschiedenen Fälle zunächst erfreulich ist, zeigt die genauere Betrachtung doch, dass in bestimmten gesundheitsdienstlichen Einrichtungen noch etwas getan werden sollte, um die Exposition der Beschäftigten gegenüber bestimmten Arzneimittelwirkstoffen weiter zu verringern. Dies betrifft vor allem Einrichtungen, in denen überwiegend Pflegende tätig sind.

Informationsermittlung und Gefährdungsbeurteilung

Der Arbeitgeber muss vor Beginn der Arbeiten und in regelmäßigen Abständen die Arbeitsbedingungen und Gefährdungen bei Tätigkeiten mit Arzneimitteln bewerten und ggf. Maßnahmen zur Verbesserung der Arbeitssituation ergreifen. Zu diesem Zweck müssen zunächst die für die Gefährdungsbeurteilung notwendigen Informationen aus Sicherheitsdatenblättern, aus Fachinformationen der Hersteller oder aus der Literatur beschafft und die relevanten Gefährdungen systematisch ermittelt und bewertet werden. Hinweise auf kritische Arzneistoffe finden Betriebsärzte u.a. in einer Liste „Arzneistoffe mit Verdacht auf sensibilisierende und CMR-Eigenschaften" [1]. Toxikologische Angaben zu einer Reihe von Antiinfektiva und deren Einstufung sowie Informationen zum Freisetzungsverhalten bei verschiedenen Tätigkeiten mit Arzneimitteln können den beiden auf der Website der BGW hinterlegten Berichten zum Projekt BESI entnommen werden [2].

Erläuterungen zur anschließenden Gefährdungsbeurteilung geben insbesondere die Technischen Regeln für Gefahrstoffe TRGS 400 „Gefährdungsbeurteilung für Tätigkeiten mit Gefahrstoffen" sowie die TRGS 401 für dermale Gefährdungen (Gefährdungen durch Hautkontakt) und TRGS 402 für inhalative Gefährdungen (Gefährdungen durch Einatmen). Die TRGS 525 „Gefahrstoffe in Einrichtungen der medizinischen Versorgung" beschreiben in Abschnitt Nr. 4 die Maßnahmen zum Schutz vor einer Exposition gegenüber Arzneimitteln ohne krebserzeugende, erbgutverändernde und fortpflanzungsgefährdende (CMR-) Eigenschaften und in Abschnitt Nr. 5 die Maßnahmen bei Arzneimitteln mit CMR-Eigenschaften.

Mögliche Inhalte der betriebsärztlichen Beratung

Im Rahmen der betriebsärztlichen Beratung sollte zunächst über die Möglichkeiten der Substitution gesprochen werden. So kann z.b. durch einen Wechsel der Darreichungsform in vielen Fällen die Exposition gegenüber gefährlichen Arzneimittelwirkstoffen deutlich reduziert oder sogar vollkommen ausgeschlossen werden. Ein weiterer wichtiger Punkt der betriebsärztlichen Beratung ist die Aufklärung der Beschäftigten über besonders kritische Eigenschaften bestimmter Arzneimittel und die bei der jeweiligen Tätigkeit möglichen Aufnahmewege.

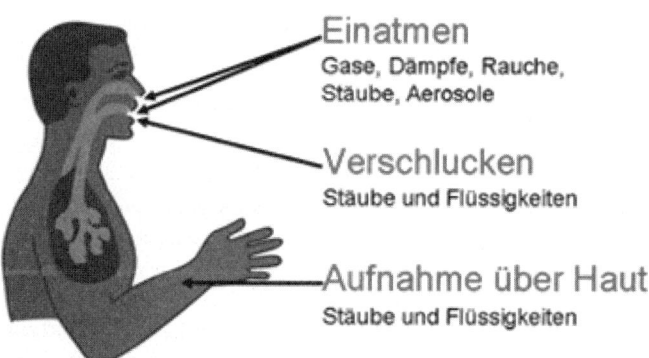

Einatmen
Gase, Dämpfe, Rauche, Stäube, Aerosole

Verschlucken
Stäube und Flüssigkeiten

Aufnahme über Haut
Stäube und Flüssigkeiten

Abb. 1:   Bedeutung der verschiedenen Aufnahmepfade bei Tätigkeiten mit Arzneimitteln

Bei Beschäftigten im Pflegebereich ist prinzipiell eine langjährige Einwirkung geringer Arzneimitteldosen oder auch eine kurzzeitige Einwirkung durch unvorhergesehene Ereignisse (z.b. Leckagen) möglich. Darüber sollten die Beschäftigten bei der betriebsärztlichen Beratung informiert werden, um sie so bereits frühzeitig dafür zu sensibilisieren.

Ein weiterer Bestandteil der betriebsärztlichen Beratung ist der Einsatz von Persönlicher Schutzausrüstung (PSA, z.B. Schutzhandschuhe/-kleidung, Atemschutz) sowie die Beurteilung der Tragebedingungen und ihre generelle Eignung. Last but not least sollte der Betriebsarzt nach Möglichkeit bei der Organisation und Durchführung von Schulungen bzw. Übungen (z.b. Dekontamination von Oberflächen mit CMR-Arzneimitteln) mitwirken.

Empfehlungen zur sicheren Handhabung von Arzneimitteln

Den Beschäftigten sollte der Betriebsarzt auch Hinweise zu möglichen Schutzmaßnahmen geben. Diese können wie folgt aussehen: Generell sollten Arzneimittel in einer ruhigen Arbeitsumgebung (am besten in einem gesonderten, hinreichend beleuchteten Raum) ohne störende Unterbrechungen zur Applikation vorbereitet werden. Wenn eine Arbeitsfläche benötigt wird, empfiehlt es sich, diese vor einer Kontamination (z.B. mit Flüssigkeitsspritzern oder Stäuben) zu schützen. Sie sollte leicht zu reinigen und zu desinfizieren sein; regelmäßige Reinigungs- und Desinfektionsmaßnahmen sollten im Hygieneplan festgehalten werden.

Anhand der Ergebnisse aus dem Projekt BESI hat die BGW außerdem eine Reihe von tätigkeitsbezogenen Handlungsempfehlungen für den sicheren Umgang mit Arzneimitteln generiert. Hierbei ist zu beachten, dass die Empfehlungen bislang nur reine Projektergebnisse darstellen; sie müssen noch diskutiert und im Laufe der Zeit weiter fortentwickelt werden.

Das Spektrum der projektbezogenen Empfehlungen umfasst sowohl technische als auch organisatorische und persönliche Schutzmaßnahmen (PSA). So bietet sich für den Fall, dass eine Tablette zwingend gemörsert werden muss, die Verwendung eines geschlossenen Mörsers als technische Maßnahme an. Eine weitere Maßnahme kann aus Sicht des Projektteams die Berücksichtigung alternativer Arzneiformen sein, die bei der Vorbereitung zu einer Reduzierung der möglichen Stofffreisetzung beitragen (z.B. Saft dosieren statt Tablette mörsern). Eine einfache, aber wichtige Basismaßnahme stellt im Bereich der PSA das Tragen unsteriler Einmalhandschuhe zur Vermeidung einer dermalen Wirkstoffaufnahme dar. Dies sollte bereits aus Gründen des Infektionsschutzes die Regel sein und immer dann praktiziert werden, wenn nicht auszuschließen ist, dass Arzneimittel mit den Händen berührt werden.

Die nachfolgende Tabelle enthält Hinweise und Tipps, die die in den Technischen Regeln für „Gefahrstoffe in Einrichtungen der medizinischen Versorgung (TRGS 525)" eher allgemein beschriebenen Maßnahmen spezifizieren. Sie ist als eine Sammlung denkbarer Maßnahmen zu verstehen, aus der die für die jeweilige Arbeitssituation geeignete Maßnahme ausgewählt werden kann.

Tätigkeit	Denkbare Maßnahme/Verfahrensweise
Tabletten ausblistern	• Tragen von Handschuhen • Benutzen von Einmalunterlagen zur Vermeidung von Flächenkontaminationen • Ausblistern von Tabletten direkt in Dosette Bemerkung: Falsch einsortierte Tabletten am besten mit einer stumpfen Kunststoffpinzette mit glatten Enden (zum Schutz überzogener Tabletten) oder einem Spatel aus Kunststoff mit ovaler Löffelform in das richtige Fach einsortieren. Ggf. antistatische Hilfsmittel einsetzen (falls vorhanden).
Tabletten teilen	• Tragen von Handschuhen • Reinigen des Tablettenteilers nach Nutzung gemäß Herstellerangaben • Benutzen von Einmalunterlagen zur Vermeidung von Flächenkontamination Bemerkung: Nachfragen, ob alternative Darreichungsformen (z.B. in flüssiger Form) existieren.
Tabletten im geschlossenen Mörser zerkleinern	• Tragen von Handschuhen • Vermeiden der Kontamination der Arbeitsumgebung beim Aufschrauben des Mörsers durch vorheriges, kurzes Klopfen auf den Deckel oder seitlich (je nach Bauart) und • Ablegen des Deckels auf einer Einmalunterlage • Reinigen des Mörsers gemäß Herstellerangaben Bemerkung: Nachfragen, ob alternative Darreichungsformen (z.B. in flüssiger Form) existieren. Klären, ob Zerfall oder Auflösen in Wasser unter Beachtung der pharmazeutischen Vorgaben möglich ist. Ggf. Apotheke nach Präparaten fragen, die evtl. leichter sondengängig sind.
Tabletten im offenen Mörser zerkleinern	• Tragen von Handschuhen • Durch Handschuh geschützte Hand beim Mörservorgang über den offenen Mörser halten • Benutzten Pistill auf Einmalunterlage ablegen (nicht direkt auf Arbeitsfläche) • Mörsern von krebserzeugenden, erbgutverändernden, fruchtschädigenden oder atemwegssensibilisierenden Inhaltsstoffen außerhalb von Apotheken vermeiden; ansonsten geschlossenen Mörser benutzen Bemerkung: Nachfragen, ob alternative Darreichungsformen (z.B. in flüssiger Form) existieren. Klären, ob Zerfall oder Auflösen in Wasser unter Beachtung der pharmazeutischen Vorgaben möglich ist. Ggf. Apotheke nach Präparaten fragen, die evtl. leichter sondengängig sind.

Tätigkeit	Denkbare Maßnahme/Verfahrensweise
Kapseln öffnen (z.b. zum Überführen des Kapselinhaltes in eine Magensonde)	• Tragen von Handschuhen • Verschluss durch leichtes Drehen der Kapselhälften gegeneinander lockern, anschließend vorsichtig waagerecht auseinander ziehen (geringerer Arzneistoffaustritt) • Überführen des Kapselinhalts in ein möglichst breites Gefäß (z. B. Becher) und von dort in eine Oralspritze aufziehen • Bei direkter Überführung des Kapselinhaltes in eine Oralspritze die Arbeitsfläche durch Einmalunterlage schützen • Öffnen von Kapseln mit krebserzeugenden, erbgutverändernden, fruchtschädigenden oder atemwegssensibilisierenden Stoffen vermeiden Bemerkung: Nachfragen, ob alternative Darreichungsformen (z.b. in flüssiger Form) existieren.
Brausetabletten auflösen	• Brausetabletten mit wenig Flüssigkeit (ca. 50 ml) in einem hohen Trinkglas (Volumen > 200 ml) auflösen • Arbeitsfläche durch Einmalunterlage schützen • Glas während des Auflösevorgangs auf die Arbeitsfläche abstellen, um Kontamination der Hände zu vermeiden oder Handschuhe tragen • Abschließend Lösung bis auf das gewünschte Endvolumen auffüllen; während des Auflösevorgangs an der Glaswand anhaftende Wirkstoffreste lösen sich dabei auf
Infusionen vorbereiten/ richten	• Tragen von Handschuhen • Rollenklemme beim Entlüften möglichst schnell schließen • Beim Entlüften häufig austretende Infusionsflüssigkeit in einem Gefäß (z.b. Nierenschale, Tropfglas) auffangen • Benutzen von Einmalunterlagen zum Schutz der Arbeitsflächen vor Kontaminationen Bemerkung: Optimierte Infusionssysteme (z.b. durch eine integrierte, flüssigkeitsabweisende Membran) können den Austritt von Flüssigkeit in die Arbeitsumgebung beim Entlüften selbsttätig verhindern; Schutzkappe bei diesen Systemen nicht vor Abschluss des Entlüftungsvorgangs entfernen.
Infusionen verabreichen	• Tragen von Handschuhen • Entfernen der Schutzkappe des Infusionssystems mit einer Kompresse • Umstecken des Infusionssystems in eine weitere Infusionsflasche bzw. weiteren Infusionsbeutel vermeiden; verzweigte Infusionssysteme können zu einer Verminderung von Freisetzungen beitragen • Falls ein Umstecken dennoch notwendig ist, die Infusionsflasche zuvor möglichst vollständig leeren. Beim Umstecken die Infusionsflasche am Flaschenhals festhalten, um zu verhindern, dass Reste der Infusionsflüssigkeit austreten Bemerkung: Vom Dorn des Systems kann eine Verletzungsgefahr ausgehen! Infusionsbeutel deshalb möglichst auf Arbeitsfläche legen und vorsichtig von der Seite anstechen.

Tätigkeit	Denkbare Maßnahme/Verfahrensweise
Infusionen entsorgen	• Tragen von Handschuhen • Infusionsbesteck und Infusionsflasche/-beutel möglichst nicht trennen, sondern als eine Einheit entsorgen • Falls Trennung laut Entsorgungsvorschriften vorgegeben ist, hausinterne Vorgaben bzgl. Schutzmaßnahmen beachten Bemerkung: Beim Auseinanderziehen von Infusionsflasche und Infusionsbesteck kommt es regelmäßig zur unbeabsichtigten Freisetzung von Infusionsinhalt, so dass die Hände bzw. die Arbeitsumgebung kontaminiert werden.
Einzeldosen-Augentropfen	• Tragen von Handschuhen • Verschlusskappe des Einzeldosisbehältnisses möglichst mit Kompresse direkt vor Applikation abdrehen • Verschlusskappe nicht auf Arbeitsfläche ablegen, sondern (zur Vermeidung von Kontaminationen) direkt entsorgen oder in Nierenschale ablegen • Ophtiole nach dem Eintropfen ebenfalls in die Schale ablegen und zusammen mit der Verschlusskappe entsorgen
Tropfen dosieren	• Tragen von Handschuhen • Tropfflasche zum Antropfen nicht schütteln • Alternativ: Kombination aus Tropfflaschen-Aufsatz und Kolbendosierpipette verwenden • Bei Wechsel der Tropfmontur: Tropfmontur ohne zwischenzeitliches Ablegen auf der Arbeitsfläche direkt entsorgen Bemerkung: Patienteninformation aufmerksam lesen! Sie kann wichtige Hinweise zur Entnahme enthalten: z.B. „Zentraltropfer senkrecht halten" oder „Randtropfer im 45-Grad-Winkel halten"
Lösungen/Sirup vorbereiten	• Tragen von Handschuhen prüfen • Austesten, ob durch Auflegen der Medizinflasche auf den Rand des Applikationsgefäßes Freisetzungen vermindert bzw. vermieden werden können • Bei Benutzung eines Flaschenadapters (z.B. Press-In-Adapter) und Aufziehen der Flüssigkeit mittels Oralspritze nach dem Aufziehen der Flüssigkeit noch zusätzlich Luft ziehen, um die Flüssigkeitsfreisetzung zu reduzieren; Oralspritze vom Press-In-Adapter abdrehen (nicht abziehen) • Beim (seltenen) Einsatz von Flaschenaufsatz-Dispensern auf eine regelmäßige Reinigung gemäß den Herstellerangaben achten

Tätigkeit	Denkbare Maßnahme/Verfahrensweise
Antibiotika-Tro-ckensäfte her-stellen	• Tragen von Handschuhen • Zubereitung auf einer Einmalunterlage • Arzneiflasche vor dem Öffnen einige Male auf der Arbeitsfläche auf-stoßen, um Pulverreste aus dem Flaschendeckel zu lösen • Zur Befüllung das Trinkwasser aus dem Wasserhahn mit geringem Fluss behutsam zugeben oder besser Trinkwasser aus einem Becher zugeben Bemerkung: Bei schneller Wasserzugabe besteht die Gefahr einer unbe-absichtigten Freisetzung und/oder Arbeitsplatzkontamination
Inhalte anwenden	• Anwendungshinweise und Gebrauchsinformationen der Hersteller für Dosieraerosole und Arzneimittel, die in Inhalationsgeräten verwendet werden, beachten • Inhalationshilfen verwenden • Atemschutzmaske einsetzen, wenn hochwirksame Therapeutika ein-gesetzt werden • Wenn möglich, Atemzug gesteuerte Geräte einsetzen Bemerkung: Durch die Verwendung von Inhalationshilfen (Spacer) als Mundstück oder auch Mund-Nase-Maske kann die Freisetzung zusätzlich reduziert werden
Salben, Tinktu-ren, Pasten auf-tragen	• Tragen von Handschuhen • Hilfsmittel wie Pads, fusselfreie Watte, Mulltupfer verwenden, um Verschmutzungen zu vermeiden
Suppositorien, Rektiolen an-wenden	• Tragen von Handschuhen • Falls Erwärmung der Suppositorien bzw. Rektiolen vor dem Einführen notwendig ist, diese in der behandschuhten Hand erwärmen
Transdermale Pflaster verwen-den	• Tragen von Handschuhen Bemerkung: Wenn das Vorbereiten und Aufbringen bestimmter trans-dermaler Pflaster mit Handschuhen nicht praktikabel ist, die Hände vor und unmittelbar nach dem Aufbringen des Pflasters gemäß Hersteller-angaben/Hygienevorschriften säubern

Tab. 1:   Handlungsempfehlungen für den sicheren Umgang mit Arzneimitteln

Zusammenfassung

Arzneimittel unterliegen im Allgemeinen nicht der gefahrstoffrechtlichen Kennzeichnungspflicht und sind daher für die Anwendenden nicht ohne weiteres als Gefahrstoff erkennbar. Der Betriebsarzt kann wesentlich dazu beitragen, die Beschäftigten über die möglicherweise mit den Arzneimittel-tätigkeiten verbundenen Risiken zu informieren. Auch wenn Daten darüber fehlen, in welchem Umfang und wie schnell ein Arzneistoff von den Beschäf-tigten bei einer bestimmten Tätigkeit (z.B. beim Ausblistern, Teilen oder auch

177

Mörsern von Tabletten) über die Haut, über die Atemwege oder über den Mund aufgenommen werden kann, sollten die Beschäftigten über geeignete Schutzmaßnahmen zur Vermeidung von Expositionen gegenüber Arzneimittelwirkstoffen informiert werden. Bei der Gefährdungsbeurteilung sollte pragmatisch vorgegangen und der Blick zunächst auf die besonders kritischen Substanzen und Arbeitsschritte gerichtet werden. Dies sind vor allem Wirkstoffe, die nachweislich CMR-Eigenschaften haben, sowie Substanzen, die als sehr giftig oder giftig im Sicherheitsdatenblatt eingestuft sind, und sensibilisierende Substanzen.

Literatur
1.   HADTSTEIN, C.: Arzneistoffe mit Verdacht auf sensibilisierende und CMR-Eigenschaften. Hilfestellung zu ihrer Identifikation im Rahmen der Gefährdungsbeurteilung. Hamburg, BGW-Expertenschrift (2009)
    (Auszug aus der Dissertation „Untersuchungen zum Umgang mit Gefahrstoffen in Apotheken unter besonderer Berücksichtigung von Substanzen mit kanzerogenen, mutagenen, reproduktionstoxischen und sensibilisierenden Eigenschaften" von Frau Dr. Hadtstein, 2010. Bergische Universität Wuppertal, Fachbereich D - Sicherheitstechnik)
2.   Berufsgenossenschaft für Gesundheitsdienst und Wohlfahrtspflege (BGW): Abschlussberichte (als Kurz- und Langfassung) zu den BESI-Projektteilen 1 und 2 (2015), (18.12.2016) www.bgw-online.de

Anschrift des Verfassers
Dr. rer. nat. André Heinemann
BGW - Berufsgenossenschaft für Gesundheitsdienst und Wohlfahrtspflege
Bereich Gefahrstoffe und Toxikologie
Bonner Str. 337
50968 Köln

CMR-Gefahrstoffe: Hilfestellungen der BGW zum Expositionsverzeichnis

U. Eickmann, J. Stranzinger

Problemstellung

Im Jahr 2010 wurde in die deutsche Gefahrstoffverordnung (§ 14 (5) GefStoffV) die Arbeitgeberpflicht eingeführt, ein Expositionsverzeichnis bei Tätigkeiten mit bestimmten Gefahrstoffen zu führen. In das Verzeichnis sind Beschäftigte aufzunehmen, die Tätigkeiten mit krebserzeugenden, erbgutverändernden oder fruchtbarkeitsgefährdenden Gefahrstoffen (CMR-Gefahrstoffe) der Kategorie 1 oder 2 (nach EG-Stoffrichtlinie) bzw. Kategorie 1A und 1B (nach CLP-Verordnung) durchführen, bei denen im Rahmen der Gefährdungsbeurteilung eine Gefährdung der Gesundheit oder der Sicherheit festgestellt wurde. Das Expositionsverzeichnis ist regelmäßig zu aktualisieren, aufzuzeichnen und 40 Jahre nach Ende der Exposition aufzubewahren.

Seit März 2015 ist es möglich, dieses Expositionsverzeichnis in elektronischer Form in der „Zentralen Expositionsdatenbank" (ZED) bei der Deutschen Gesetzlichen Unfallversicherung (DGUV) zu führen [1].

Details zum Expositionsverzeichnis sind in der Technischen Regel für Gefahrstoffe (TRGS) 410 „Expositionsverzeichnis bei Gefährdung gegenüber krebserzeugenden oder keimzellmutagenen Gefahrstoffen der Kategorien 1A oder 1B" ausgeführt. In diesem Expositionsverzeichnis sind mindestens die Dauer und Höhe der Exposition personenbezogen aufzuführen. Vielen Unternehmern fällt es allerdings schwer, den Kreis der betroffenen Beschäftigten festzustellen, da der Begriff der „gefährdenden Tätigkeit" nicht exakt definiert ist.

Ziel

Die BGW möchte Arbeitsschutzexperten und Mitgliedsbetriebe bei der Beurteilung unterstützen, an welchen Standard-Arbeitsplätzen ein Umgang mit CMR-Stoffen vorliegt und mit welcher Exposition gerechnet werden muss.

Methode

Eine Recherche, an welchen Arbeitsplätzen in BGW-Mitgliedsbetrieben mit krebserzeugenden und keimzellmutagenen Substanzen gearbeitet wird, führte zu einer Liste von Tätigkeiten, die von Experten der Arbeitsmedizin und der

Gefahrstoffexpositionen bearbeitet wurde (s. Tab. 1). Neben einer Einschätzung der Exposition erfolgte auch eine (empfehlende) Bewertung, ob Beschäftigte an diesen Arbeitsplätzen in das Expositionsverzeichnis aufgenommen werden sollten, ob eine arbeitsmedizinische Vorsorge notwendig ist und ob eine Meldung an den Organisationsdienst für nachgehende Vorsorge (ODIN) sinnvoll erscheint.

Ergebnisse

Die Ergebnisse der Recherchen und die daraus abgeleiteten Hilfestellungen sind auf der Homepage der BGW (www.bgw-online.de) abrufbar. Unter dem Schlagwortbaum „Gefährdungsbeurteilung/ Gefahrstoffe/Expositionsverzeichnis" findet man sowohl die Liste der Tätigkeiten mit CMR-Substanzen, als auch Zusatzinformationen, aus denen ersichtlich wird, unter welchen Rahmenbedingungen die entsprechenden Einschätzungen der Exposition erfolgte.

Weiterhin findet man dort die normativen Grundlagen, insbesondere die Technische Regel für Gefahrstoffe (TRGS) 410 „Expositionsverzeichnis bei Gefährdung gegenüber krebserzeugenden oder keimzellmutagenen Gefahrstoffen der Kategorien 1A oder 1B".

Schlussfolgerungen

Die Auseinandersetzung mit der Frage, welche Beschäftigten im Gesundheitsdienst gegenüber CMR-Substanzen gefährdend exponiert sind, offenbart einige „blinde Flecken" in der bisherigen Sammlung von Expositionsinformationen. Zwar gibt es bisher nur wenige Tätigkeiten, bei denen mit einer konkreten Gefährdung gerechnet werden muss (z.B. die Schlussdesinfektion mit Formaldehyd), allerdings können andere „Standard-Tätigkeiten", z.B. die Gabe von Arzneimitteln auf Krankenstationen, noch nicht abschließend beurteilt werden. Daraus formuliert sich der Bedarf an weiteren tätigkeitsorientierten Branchenhilfen, in denen das vorliegende Branchenwissen zu Art, Häufigkeit und Exposition einzelner Tätigkeiten erfasst und für die betroffenen Unternehmen aufbereitet wird.

Tätigkeit (Beispiele)	Tätigkeit/ Arbeitsschritt	CMR-Sub-stanz	Expositions-einschätzung	AMV	ODIN	Expo-Verz.
Flächendes-infektion	Ansetzten der An-wendungslösung	Formalde-hyd	+ +	A	-	-
	Routine-Desinfekti-on kleine Flächen (< 10m²)	Formalde-hyd	+ +	A	-	-
	Routine-Desinfekti-on große Flächen	Formalde-hyd	gefährdende Tätigkeit (TRGS 410)	A	+	+
	Schluss-Desinfek-tionen große Flä-chen	Formalde-hyd	gefährdende Tätigkeit (TRGS 410)	A	+	+
Instrumente ndesinfektion	Manuelle Desin-fektion von Endos-kopen und ande-ren Instrumenten	Formalde-hyd	Nachweis	A	-	(-)
Sterilisation	NTDF-Verfahren (TRGS 420)	Formalde-hyd	+ +	A	-	-
	Ethylenoxid-Ver-fahren (EGU)	Ethylenoxid	+ +	A	-	-
	EO-Ausgasung (La-gerung/Auspacken)	Ethylenoxid	Nachweis	A	-	(-)
	andere Verfahren	EO bzw. HCHO	??	A	-	(+)
Labor-arbeiten	Umgang mit La-bormengen	diverse	+ +	-	-	-

Legende:

AMV = Arbeitsmedizinische Vorsorge gem. ArbMedVV; Hinweise, ob eine arbeitsmedizinische Vorsorge (AMV) entsprechend der ArbMedVV nach heutigen Regelungsstand notwendig ist

ODIN = Organisationsdienst für Nachgehende Untersuchungen; Hinweise, ob eine Nachgehende Vorsorge empfeh-lenswert ist. Die Nachgehende Vorsorge kann in einer Meldung an den Organisationsdienst für Nachgehende Vorsorge (ODIN) münden

Expo-Verz. = Expositionsverzeichnis gem. §14(§) GefStoffV

A = Angebotsvorsorge gem. ArbMedVV

P = Pflichtvorsorge gem. ArbMedVV

Nachweis = am Arbeitsplatz ist der Nachweis zu führen, dass Schutzmaßnahmen nach dem Stand der Technik eingehalten werden

+ + = am Arbeitsplatzliegt keine gefährdende Tätigkeit nach TRGS 410 vor

+ = notwendig

- = entfällt / nicht notwendig

(+) = am Arbeitsplatz kann eine Gefährdung nicht à priori ausgeschlossen werden

(-) = am Arbeitsplatz liegt keine gefährdende Tätigkeit nach TRGS 410 vor und eine Meldung an ODIN kann ent-fallen, wenn die Einhaltung der Schutzmaßnahmen nach dem Stand der Technik nachgewiesen werden kann

?? = die Expositionssituation ist unsicher und kann nicht abschließend bewertet werden

Tab. 1: Hilfe zur arbeitsplatz- und tätigkeitsbezogenen Expositionsbeurteilung: Arbeitsplätze und Tätigkeiten, bei denen erfahrungsgemäß krebserzeugende Substanzen eingesetzt werden

Literatur
1.   Institut für Arbeitsschutz (IFA) der Deutschen Gesetzlichen Unfallversicherung (DGUV): Zentrale Expositionsdatenbank (ZED), (18.12.2016) http://www.dguv.de/ifa/gestis/zentrale-expositionsdatenbank-(ZED)/index.jsp

Anschrift für die Verfassers
Prof. Dr.-Ing. Udo Eickmann
BGW - Berufsgenossenschaft für Gesundheitsdienst und Wohlfahrtspflege
Bereich Gefahrstoffe und Toxikologie
Bonner Str. 337
50968 Köln

Hautschutz bei Beschäftigten in Gesundheitsfachberufen - Hautschutz überzeugend erklären und erfahren

F.K. Sonsmann, S.M. John, A. Wilke

Relevanz von Metaphern und Experimenten in Schulungen und Beratungen

Gesundheitsfachberufe zählen zu den Berufen mit Hauterkrankungsrisiken. Für die hier Beschäftigten gibt es jedoch verschiedene Möglichkeiten, die Haut zu schützen und die Entstehung von Berufsdermatosen zu vermeiden [1].

Gemäß Arbeitsschutzgesetz (ArbSchG, § 12) und der Verordnung zur Regelung der Hygiene in medizinischen Einrichtungen (Hygieneverordnung vom 12.06.2012, § 4 Abs. 2) ist der Arbeitgeber verpflichtet, seine Mitarbeiter regelmäßig (mindestens einmal jährlich und nach jeder Änderung) über Risiken, Gefährdungen und Hygienevorschriften am Arbeitsplatz aufzuklären und Arbeitsschutzmaßnahmen zu implementieren. Dazu zählen auch Hautschutzmaßnahmen. Hierbei können Hygienefachkräfte, Arbeitsmediziner und Arbeitsschutzbeauftragte gelegentlich auf verschiedene Barrieren stoßen: Häufig wird Hautschutz als zu zeitintensiv bewertet oder subjektive Krankheitstheorien werden dem Hautschutz entgegengebracht (z.B. rote Hände zeugen von harter Arbeit; ich möchte nicht das Gefühl vermitteln, dass ich mich vor dem Bewohner/dem Patienten ekele [2]) oder es werden schlicht die Möglichkeiten des Hautschutzes unterschätzt oder nicht verstanden, was unmittelbar auf die Compliance der Mitarbeiter wirken kann.

Hier bietet die Gesundheitspädagogik als interdisziplinäres Fachgebiet u.a. aus Gesundheitspsychologie, Erziehungswissenschaft, (Fach-)Didaktik und Medizin didaktische Konzepte und Methoden, die Lernen und Verstehen vereinfachen und gleichzeitig Interesse und Spannung am Thema erzeugen können [2].

Methodisch können beispielsweise Metaphern und Experimente wirkungsvoll bei der Themenerschließung eingesetzt werden und individuelle Lernprozesse ermöglichen. Beide Methoden bilden zur Theorie „komplementäre Ergänzungen", die einen Praxis- und Erfahrungsbezug erzeugen können [3].

Einige bewährte Metaphern und Experimente für Hautschutzschulungen und -beratungen, für die jeweils nur wenig Material benötigt wird, werden im Folgenden vorgestellt.

Bildliches Erklären mit Metaphern und Anschauungsmodellen

„Die Metapher fungiert (...) als Verständigungsbrücke zwischen unterschiedlichen Vorstellungswelten. Sie erhält eine im engeren Sinne didaktische Funktion und steht dann für eine geradezu exemplarische sprachliche Einlösung zweier klassischer didaktischer Postulate, dem Gebot der Anschaulichkeit und dem Gebot, dass [sic] sich didaktisches Reden vom Bekannten zum Unbekannten, vom Vertrauten, Nahen zum weniger Vertrauten, Fernen zu bewegen habe." [4, S. 180].

Im Themenfeld „Haut, Berufsdermatosen und Hautschutz" haben sich u.a. die Metaphern „Backsteinmauer" und „Haus" für den Aufbau und die Funktion der Hornschichtbarriere und eine „abgenutzte Jeans" („used look") für die Entstehung eines kumulativ-subtoxischen Kontaktekzems bewährt [2, 5].

Das Hausmodell

Kontext bzw. Lehrziele
Die Teilnehmer können
a)   den Aufbau der Haut und die Hautbarrierefunktion beschreiben.
b)   die Entstehung eines kumulativ-subtoxischen Kontaktekzems erklären.
c)   mögliche Ursachen eines atopischen Ekzems erläutern.

Der Terminus „Teilnehmer" fungiert als Platzhalter - eingeschlossen sind sämtliche Zielpersonen der Schulung oder Beratung, z.B. Teilnehmer einer Mitarbeiterschulung oder auch einzelne Patienten.

Material (optional)
Bastelset für Kinder zum Bau eines Miniaturhauses aus Ziegelsteinen und Mörtel und/oder Foto von einer schlecht verputzten Mauer (vgl. Abb. 1).

Wissenschaftlicher Hintergrund
Bereits Anfang der 1980er Jahre hat Peter M. ELIAS mit dem „brick-and-mortar-model" („Ziegelstein-und-Mörtel-Modell") die Metapher für die oberste Schicht der Epidermis, dem Stratum corneum, implementiert. Übertragen auf das Stratum corneum entsprechen die Korneozyten den Ziegelsteinen und die geometrisch und lamellar angeordneten Lipide zwischen den Keratinozyten dem Mörtel [6].

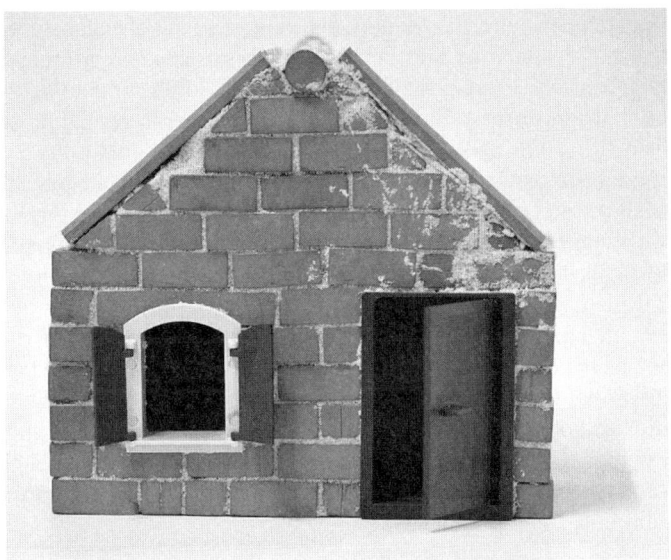

Abb. 1:   Hausmodell: unverputztes Miniaturmodell, Maße ca. 20 cm x 20 cm x 5 cm

Diese Metapher lässt sich erweitern - die jeweilige fachwissenschaftliche Korrektheit sowie mögliche Ungenauigkeiten sind hierbei jeweils mit den pädagogischen Zielen der Schulungssituation abzuwägen:

a)   Die Epidermis wird als Ziegelsteinmauer erklärt. Der auf der Epidermis aufliegende Hydrolipidfilm wäre in dieser Metapher das Dach oder der Putz vom Haus. Beides wird benötigt, um das Mauerwerk vor der Witterung (hautschädigende Einflüsse) zu schützen. Fehlt z.B. der Putz, kann durch Wind und Regen Mörtel aus den Fugen gelöst werden, wodurch das Mauerwerk weniger stabil wird und irgendwann sogar einbrechen könnte.

b)   Das kumulativ-subtoxische Kontaktekzem (auch Abnutzungsekzem oder degeneratives Ekzem) entsteht durch wiederholte Einwirkung von einem oder mehreren hautreizenden Stoffen [7, 8]. Hierdurch wird zunächst der Hydrolipidfilm entfernt, respektive beschädigt (Phase 1). Anschließend werden Zwischenzellfette und Epidermiszellen ausgewaschen/geschädigt, wodurch die Hautbarrierefunktion herabgesetzt wird (die Haut wird zunehmend durchlässig für Fremdstoffe; Phase 2). Final führt das hauteigene Immunsystem zu einer lokalen Entzündungsreaktion der Haut (Phase 3; [9]). Aufbauend auf den Aufbau der Haut als verputzte Mauer, wird beim Abnutzungsekzem durch wiederholt einwirkende Witterung zunächst der Putz des Hauses angegriffen und beschä-

185

digt. Dadurch wird das Mauerwerk freigelegt, das als nächstes angegriffen werden kann und Substanz verliert, bis es zusammenbrechen kann.

c)   Das atopische Ekzem ist gekennzeichnet durch eine anlagebedingte Hautbarrierestörung, bei der die Hautfette unterschiedlich zusammengesetzt (u.a. geringerer Anteil an Ceramiden) und die Korneozyten aufgrund gesteigerter Proliferation unzureichend ausgereift bzw. ausdifferenziert sind (z.B. Filaggrinmutation). Dies führt zu einer erhöhten Permeabilität der Haut gegenüber Umweltnoxen und Allergenen. Da die physikalische Hautbarriere mit der Immunbarriere interagiert, führt ein Verlust der Barriereintegrität zu einer verstärkten Immunantwort, die sich im atopischen Ekzem manifestiert [10]. Bezogen auf die Haus-Metapher könnte beim Hausbau der falsche Mörtel für die Ziegelsteine verwendet worden sein (unterschiedliche Zusammensetzung der Hautfette) und/oder die Ziegel wurden nicht adäquat hergestellt und weisen ungerade Kanten auf bzw. bei Lochziegelsteinen fehlen die Löcher. Dadurch ist das Mauerwerk bereits nach neuer Fertigstellung weniger stabil und anfälliger für Witterung.

Das Modell der zerschlissenen Kinderjeans

Kontext bzw. Lehrziele
Die Teilnehmer können die Entstehung eines kumulativ-subtoxischen Kontaktekzems erklären.

Material
Eine an den Knien zerschlissene/abgenutzte (Kinder-)Jeans (vgl. Abb. 2).

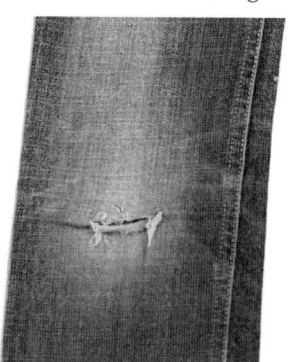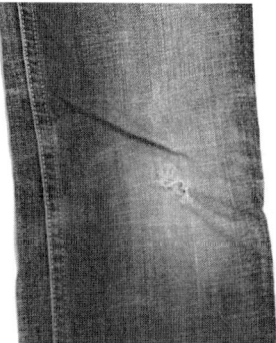

Abb. 2:   An den Knien abgenutzte, zerschlissene Kinderjeans

Wissenschaftlicher Hintergrund

Eine Kinderjeans nutzt sich durch wiederholte mechanische Belastungen an häufig beanspruchten Stellen, z.B. im Bereich der Knie, ab. Zunächst wird der Stoff an den beanspruchten Stellen lediglich dünner. Wird die Jeans nicht geflickt oder der Reiz nicht unterbunden, entstehen Löcher. Ebenso können wiederholte, länger andauernde Belastungen an denselben Hautarealen sukzessive zu einem kumulativ-subtoxischen Handekzem führen.

Experimentieren

Das Experiment ist eine naturwissenschaftliche Methode. Experimentieren soll dabei Lernen auf unterschiedlichen Ebenen ermöglichen: Theorie und Praxis sollen verbunden, experimentelle Fähigkeiten und Methoden wissenschaftlichen Denkens entwickelt werden, es soll motivieren und der Entwicklung von Persönlichkeit und sozialer Kompetenz sowie der Überprüfung von Wissen dienen [11]. Im Rahmen einer Mitarbeiterschulung oder einer Einzelberatung kann dieser Komplexität - die u.a. mit Hypothesenbildung, eigenständiger Versuchsplanung, -durchführung sowie -auswertung und Hypothesenprüfung assoziiert ist - in der Regel nicht entsprochen werden. Dennoch kann Experimentieren eine Brücke zwischen Theorie und Praxis schlagen. Es bindet die Teilnehmer interaktiv ein und ermöglicht wichtige Primärerfahrungen [3].

Experimente können demonstriert oder von den Teilnehmern eigenständig durchgeführt werden, je nach Gruppengröße, Material und/oder der zur Verfügung stehenden Zeit.

Der Zuckerwürfelversuch

Kontext bzw. Lehrziele

Die Teilnehmer können erklären, dass
a)   Schutzhandschuhe besseren Hautschutz bieten als Hautschutzcreme.
b)   auch die Hautschutzcreme einen gewissen schützenden Effekt haben kann.

Material

Drei Bechergläser, drei Zuckerwürfel, Leitungswasser, ein Einweghandschuh, Hautschutzcreme gegen wässrige Irritanzien.

Versuchsdurchführung

Die drei Bechergläser werden mit gleichwarmem Leitungswasser befüllt. Ein Zuckerwürfel bleibt unbehandelt, ein Zuckerwürfel wird mit der Hautschutzcreme eingecremt und ein Zuckerwürfel wird in den Einweghandschuh gesteckt. Alle drei Zuckerwürfel werden zeitgleich in jeweils ein Becherglas getaucht und es wird beobachtet, was passiert. Die Teilnehmer sollen Hypothesen aufstellen, was mit den einzelnen Zuckerwürfeln passieren wird (Abb. 3).

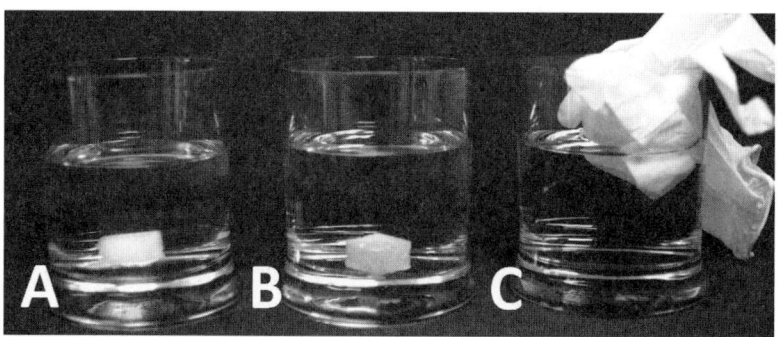

Abb. 3:   Zuckerwürfelversuch - direkt nach dem Eintauchen der Würfel in die mit Wasser befüllten Bechergläser. A: unbehandelter Zuckerwürfel, B: eingecremter Zuckerwürfel, C: Zuckerwürfel in einem Nitrileinmalhandschuh

Ergebnis

Der unbehandelte Zuckerwürfel löst sich als erster auf. Mit zeitlicher Verzögerung löst sich auch der eingecremte Zuckerwürfel auf.

Der Zuckerwürfel im Handschuh bleibt intakt (vorausgesetzt der Handschuh ist unbeschädigt, ansonsten kann direkt der AQL-Wert von medizinischen Einweghandschuhen erläutert und, darauf aufbauend, die Wichtigkeit der anschließenden Händedesinfektion in hygienesensiblen Berufen besprochen werden) (vgl. Abb. 4 und 5 [12]).

Wissenschaftlicher Hintergrund

Zucker ist wasserlöslich. Daher lösen sich Zuckerwürfel in Wasser auf. Diese Reaktion wird jedem Teilnehmer bekannt sein. Das Fett in der Creme schützt den Zuckerwürfel; jedoch nur für eine gewisse Zeit, da ungleichmäßige Cremetechnik und Emulgatoren den Zugang für das Wasser ermöglichen. Der flüssigkeitsdichte Handschuh schützt zuverlässig vor dem Wasser, daher bleibt die Struktur des Zuckerwürfels erhalten.

Die Wirkung von Hautschutzcreme wird in Fachkreisen kontrovers diskutiert, daher bildet sie selbstverständlich im Regelfall keine Alternative zu adäquat ausgewählten und eingesetzten Schutzhandschuhen [1]. Der Patient wird durch aufgetragene Hautschutzcreme nicht geschützt, aber auch nicht gefährdet, sofern das Hautschutzmittel und das Handdesinfektionsmittel kompatibel sind. Liegt eine Kompatibilitätsprüfung nicht vor (CAVE: ein standardisiertes Verfahren liegt bislang nicht vor), sollten sowohl Hautschutz- als auch Hautpflegemittel ausschließlich in den Pausen verwendet werden, damit ausreichend Zeit zwischen den Applikationen liegt [12].

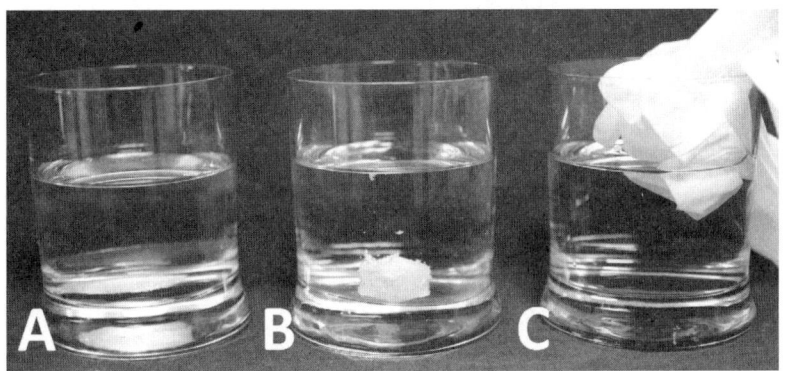

Abb. 4:   Zuckerwürfelversuch - drei Minuten nach dem Eintauchen der Würfel in die mit Wasser befüllten Bechergläser. Der unbehandelte Zuckerwürfel hat sich bereits aufgelöst. A: unbehandelter Zuckerwürfel, B: eingecremter Zuckerwürfel, C: Zuckerwürfel in einem Nitrileinmalhandschuh

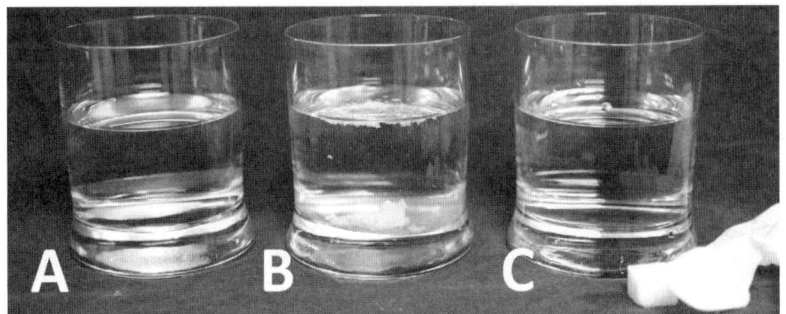

Abb. 5:   Zuckerwürfelversuch - zehn Minuten nach dem Eintauchen der Würfel in die mit Wasser befüllten Bechergläser. Der eingecremte Zuckerwürfel ist annähernd aufgelöst, der Würfel im Handschuh ist intakt. A: unbehandelter Zuckerwürfel, B: eingecremter Zuckerwürfel, C: Zuckerwürfel in einem Nitrileinmalhandschuh

Um ausreichenden Schutz zu gewährleisten, sollten medizinische Einweghandschuhe allerdings spätestens nach 15 Minuten bzw. nach jeder Patientenwaschung und natürlich nach jedem Patientenwechsel ausgetauscht werden aufgrund der mit der Tragedauer steigenden Perforationsrate [12].

Der Spiegel- oder Fensterversuch

Kontext bzw. Lehrziele
Die Teilnehmer können erläutern, dass
a)   wiederholte Händewaschungen mit einem Hautreinigungsmittel und Wasser die Hautbarriere schädigen.
b)   häufiges Händedesinfizieren weniger irritativ ist als die Händereinigung mit einem Hautreinigungsmittel und Wasser.
c)   wenn sowohl eine Händewaschung als auch eine Händedesinfektion durchgeführt werden, zuerst die Desinfektion bzw. die Desinfektion erst deutlich nach der Händewaschung erfolgen sollte (im Regelfall; Ausnahmen sind zu berücksichtigen, z.B. vor der am Operationstag erstmalig durchzuführenden chirurgischen Händedesinfektion oder bei optisch verschmutzten Händen [12]).

Material
Spiegel oder Fenster, mildes Hautreinigungsmittel (z.B. pH-hautneutral), Wasser, ggf. Creme (zur Verstärkung und besseren Sichtbarkeit des Fettfilms), Handdesinfektionsmittel.

Versuchsdurchführung/Varianten
a)   Die Hände werden ggf. eincremt (vor der Schulung/Beratung/Instruktion). Gut sichtbar für alle Schulungsteilnehmer wird ein Handabdruck auf dem Spiegel oder einer Fensterscheibe erzeugt. Anschließend werden die Hände mit einem milden Hautreinigungsmittel und Wasser gewaschen, gut mit einem Papiertuch getrocknet und der Handabdruck wird an der Glasscheibe wiederholt. Der jetzt entstehende bzw. verschwindende (Wasser-) Abdruck sollte genau beobachtet und dokumentiert werden. Dieses Vorgehen kann z.B. wie folgt eingeführt werden: „Ich habe hier ein mildes Hautreinigungsmittel. Wie oft kann ich mir hiermit die Hände waschen, bis der Abdruck nicht mehr zu sehen ist?"
b)   Eine weitere Person wiederholt den Versuch unter Verwendung eines Handdesinfektionsmittels.

Ergebnis und wissenschaftlicher Hintergrund
Der Versuch illustriert die entfettende und vorübergehend hydratisierende Wirkung der Handreinigung mittels Hautreinigungsmittel und Wasser (a) und kontrastiert diese mit der Handdesinfektion (b).

Der Hydrolipidfilm ist die oberste schützende Barriere der Haut und kann sichtbar gemacht werden, indem die Hand oder einzelne Finger auf einen Spiegel oder eine Fensterscheibe gedrückt werden. Nach Verdunstung der wässrigen Phase bleiben die Fette auf der glatten Oberfläche weiterhin gut sichtbar (a; Abb. 6).

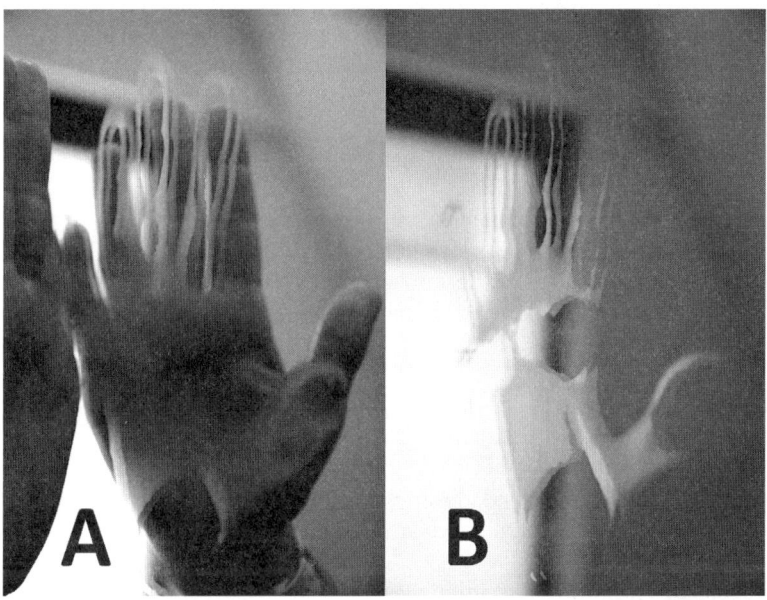

Abb. 6:   **Handabdruck auf einem Spiegel. A: zu sehen ist der Hydrolipidfilm der Haut direkt nach dem Aufdrücken der Hand, B: die wässrige Phase verdunstet kontinuierlich, zurück bleiben die Hautlipide**

Nach der Händewaschung mit einem Hautreinigungsmittel und Wasser sehen die Teilnehmer ausschließlich einen „Wasserabdruck", der aufgrund seiner Intensität mehrere Sekunden benötigt, um zu verdunsten. Zurück bleibt nichts (oder ein sehr schwacher, ungleichmäßiger Fettabdruck). Die Lipide im Hydrolipidfilm und in den obersten Hautschichten werden bereits durch eine einmalige Tensidwäsche (mit einem „milden" Hautreinigungsmittel) in der Regel vollständig entfernt. Dadurch wird die Hautbarrierefunktion geschädigt. Der verstärkte Wasserabdruck zeigt, dass die Haut auch nach gründlicher Händetrocknung noch vermehrt Wasser gebunden hat. Diese Hyperhydratation, die ca. acht bis zehn Minuten anhält, würde bei unmittelbar sich anschließender Händedesinfektion zu einem Verdünnungseffekt und damit einer abschwächenden Wirkung des Desinfektionsmittels führen (c; [1]).

Während einer Händedesinfektion werden Hautlipide durch den enthaltenden Alkohol aus den obersten Hautschichten gelöst. Im Gegensatz zur Händewaschung mit Wasser verbleiben die Fette jedoch nach Verdunstung des Desinfektionsmittels auf der Haut, womit sich die bessere Hautverträglichkeit der Händedesinfektion gegenüber der Händewaschung begründet. Wenn allerdings Desinfektionsmittelreste vor Verdunstung z.b. mit einem Papiertuch abgenommen werden, werden so auch wichtige Hautlipide entfernt (b; [1]).

Experimente unter Schwarzlicht

Kontext bzw. Lehrziele
Die Teilnehmer können erklären und demonstrieren, wie
a)   die Hände vollständig eingecremt werden können.
b)   die Hände vollständig desinfiziert werden können.
c)   die Handschuhe ohne Kontakt mit der kontaminierten Außenseite ausgezogen werden können.

Material
Schwarzlichtgerät, z.B. Dermalux®-Gerät, und
a)   fluoreszierende Creme,
b)   fluoreszierendes Händedesinfektionsmittel,
c)   fluoreszierende Creme und Einweghandschuhe.

Versuchsdurchführung/Varianten
a)   Die Teilnehmer cremen sich - wie üblich - die Hände ein. Dabei verwenden sie eine fluoreszierende Creme. Anschließend wird der Raum
      abgedunkelt und das Ergebnis unter der Schwarzlichtlampe betrachtet.
      Im Anschluss können verschiedene, unterschiedlich „effektive" Cremetechniken thematisiert und der Versuch wiederholt werden.
b)   Wie a), aber unter Verwendung eines fluoreszierenden Handdesinfektionsmittels, um die adäquate Durchführung einer hygienischen Händedesinfektion zu erlernen.
c)   Die Teilnehmer ziehen medizinische Einweghandschuhe an. Diese
      werden mit einer fluoreszierenden Creme vollständig eingecremt. Das
      Cremeergebnis wird unter der Schwarzlichtlampe kontrolliert. Anschlie
      ßend versuchen die Teilnehmer die Handschuhe ohne Kontakt mit der
      Handschuhaußenseite auszuziehen. Ob das gelungen ist, kann erneut
      unter der Schwarzlichtlampe gezeigt werden.

Ergebnis und wissenschaftlicher Hintergrund

a)   Beim Eincremen der Hände werden häufig typische Areale wie die
     Fingerzwischenräume, die Handgelenke [13], die Handrücken [14] oder
     die Daumen und Nagelfalze vernachlässigt (vgl. Abb. 7). Dabei werden
     die Fingerzwischenräume und Handgelenke als Prädilektionsstellen von
     Handekzemen identifiziert [13].

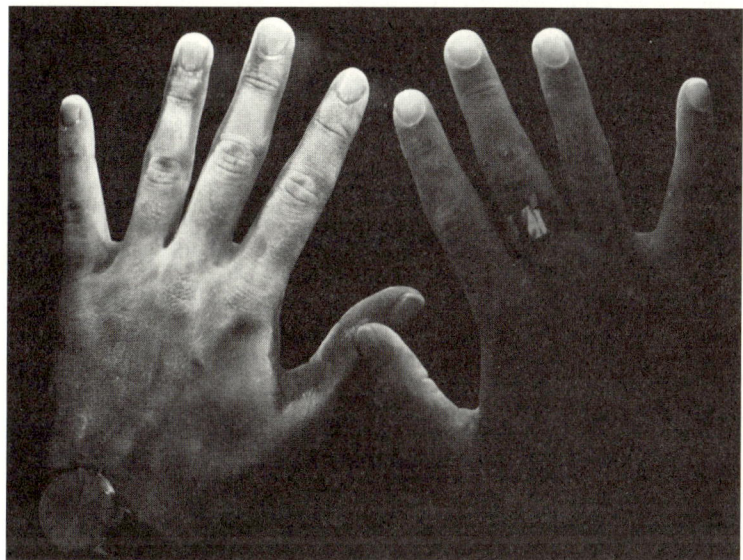

Abb. 7:   **Schwarzlichtaufnahme: Die fluoreszierende Creme strahlt weiß-bläulich.
             Alle dunklen Hautareale wurden nicht oder nur unzureichend eingecremt.
             Eine weitere typische Fehlerquelle bildet der Schmuck, der vor Handhygie-
             ne- und -pflegemaßnahmen abzulegen ist**

b)   Ohne Schulung und Sichtkontrolle mittels Fluoreszenz-Methode kön-
     nen SCHEITHAUER et al. bei 92% der Probanden (266 Medizinstudieren-
     de unterschiedlicher Semester) eine unvollständige Handdesinfektion
     nachweisen. Nach Schulung mit der Fluoreszenz-Sichtkontrolle zeigen
     nur noch 18% eine unvollständige Handdesinfektion. Die Autoren
     schlussfolgern, dass die Compliance und die „richtige" Umsetzung von
     Handdesinfektionen signifikant positiv durch Schulungen mit integrier-
     ten bzw. sich unmittelbar anschließenden Sichtkontrollen beeinflusst
     werden können. Die Autoren plädieren daher für regelmäßige, aktive
     Schulungen [15].

c)   Das Ausziehen von eng anliegenden Einmalhandschuhen ohne Kontakt
     mit der ggf. kontaminierten Außenfläche ist schwer, kann aber erfolg-

reich geübt werden. ORESKOV et al. zeigen an einem Kollektiv von 43 Friseuren, dass ohne Schulung 100% der Probanden die Handschuhe nicht ohne Kontakt mit der Außenseite ausziehen können. Die kontaminierte Fläche der Hände beträgt im Median 3,62cm². Nach der Schulung können mit 54,2% mehr als die Hälfte der Probanden die Handschuhe ohne Kontakt mit der Außenseite ausziehen. Die übrigen 55,8% der Probanden weisen mit 0,01cm² (Median) deutlich kleinere kontaminierte Handareale als vor der Schulung auf [16].

Mit diesem Versuch kann folglich das kontaminationslose bzw. -arme Ausziehen der Handschuhe geübt werden. Ferner kann und sollte der Versuch genutzt werden, um auf eine sich nach dem Handschuhtragen anschließende und obligatorische Händedesinfektion hinzuweisen. Häufig wird alleiniges Handschuhtragen von den Anwendern bereits als suffiziente Händehygiene bewertet. Dem steht neben dem fraglichen kontaminationsfreien Ausziehen der Handschuhe auch der für medizinische Einweghandschuhe ausreichende AQL-Wert von oftmals 1,5 entgegen. Dementsprechend dürfen 1,5% der Handschuhe Fehlstellen aufweisen [1]. Diese Fehlstellen sind mit bloßem Auge in der Regel nicht erkennbar, so dass schon aus diesem Grund und aufgrund der mit der Tragedauer steigenden Perforationsrate die Händedesinfektion nach dem Handschuhtragen angezeigt ist [12].

Zusammenfassung und Fazit für die Praxis

Insgesamt können Themen zur Anatomie der Haut, zu berufsbedingten Hauterkrankungen und zum Hautschutz plastisch dargestellt, visualisiert und erfahrbar gemacht und erlernt werden. Dies kann die Prävention von Berufsdermatosen bei Angehörigen der Gesundheitsfachberufe wirkungsvoll unterstützen.

Literatur
1. SONSMANN, F. K., JOHN, S.M., WILKE, A.: Hautschutz bei Beschäftigten in Gesundheitsfachberufen - Probleme und Lösungsansätze. In: Hofmann, F., Reschauer, G., Stößel, U. (Hrsg.): Arbeitsmedizin im Gesundheitsdienst, Bd. 29. Freiburg, edition FFAS 153-168 (2016)
2. WILKE, A., JOHN, S.M., WULFHORST, B., SONSMANN, F.: „Hätte ich das mal eher gewusst!" - Prävention von Berufsdermatosen durch gesundheitspädagogische Schulung und Beratung. Aktuelle Dermatologie 41 (01/02): 31-34 (2015)
3. EULER, M.: Schülerinnen und Schüler als Forscher: Informelles Lernen im Schülerlabor. Naturwissenschaften im Unterricht. Physik, 16 (90): 4-12 (2005)

4. PEYER, A., KÜNZLI, R.: Metaphern in der Didaktik. Zeitschrift für Pädagogik 45 (2): 177-194 (1999)
5. WILKE, A., GEDIGA, K., JOHN, S.M., WULFHORST, B.: Evaluation of structured patient education in occupational skin diseases: a systematic assessment of the disease-specific knowledge. International Archives of Occupational and Environmental Health 87 (8): 861-869 (2014)
6. ELIAS, P.M.: Epidermal lipids, barrier function, and desquamation. Journal of Investigated Dermatology 80 (Suppl. 6): 44s-49s (1983)
7. FROSCH, P.J., JOHN, S.M.: Clinical aspects of irritant contact dermatitis. In: Duus Johansen, J., Frosch, P.J., Lepoittevin, J.P. (Hrsg.): Contact Dermatitis (5. Aufl.). Berlin, Springer 305-345 (2011)
8. SKUDLIK, C., SCHWANITZ, H.J.: Berufsbedingte Handekzeme - Ätiologie und Prävention. Allergologie Journal 12 (29): 513-520 (2003)
9. SONSMANN, F., BRAUMANN, A., WILKE, A., JOHN, S.M., WULFHORST, B.: Berufsbedingte Hautkrankheiten im Friseurhandwerk. Medizinisches Referenzdokument (2001), (25.12.2016) http://safehair.loungemedia.de/fileadmin/user_upload/documents/Documents/Grundlagendokument/Berufsbedingte_Hautkrankheiten_im_Friseurhandwerk_DE_01.pdf
10. PROKSCH, E., FÖLSTER-HOLST, R., BRÄUTIGAM, M., SEPEHRMANESH, M., PFEIFFER, S., JENSEN, J.M.: Die Rolle der epidermalen Barriere beim atopischen Ekzem. Journal der Deutschen Dermatologischen Gesellschaft 7 (10): 899-911 (2009)
11. TESCH, M., DUIT, R.: Experimentieren im Physikunterricht - Ergebnisse einer Videostudie Zeitschrift für Didaktik der Naturwissenschaften 10: 51-69 (2004)
12. KRAMER, A., BRIESCH, H., CHRISTIANSEN, B., LÖFFLER, H., PERLITZ, C., REICHARDT, C.: Händehygiene in Einrichtungen des Gesundheitswesens. Empfehlung der Kommission für Krankenhaushygiene und Infektionsprävention (KRINKO) beim Robert Koch-Institut (RKI). Bundesgesundheitsblatt 59 (9): 1189-1220 (2016)
13. WIGGER-ALBERTI, W., BAUER, A., ELSNER, P.: Erfahrungen mit einem neuen Fluoreszenzgerät zur Objektivierung der Applikation von Hautschutzsalben bei Patienten mit Handekzem. Posterpräsentation (o.D.), (25.12.2016) http://www.dermalux.de/downloads/de/Poster.pdf
14. WIGGER-ALBERTI, W., MARAFFIO, B., WERNLI, M., ELSNER, P.: Self-application of a protective cream. Pitfalls of occupational skin protection. Archives of Dermatology 133 (7): 861-864 (1997)
15. SCHEITHAUER, S., HAEFNER, H., SCHWANZ, T., LOPEZ-GONZALEZ, L., BANK, C., SCHULZE-RÖBBECKE, R., WEISHOFF-HOUBEN, M., LEMMEN, S.W.: Hand hygiene in medical students: Performance, education and knowledge. International Journal of Hygiene and Environmental Health 215 (5): 536-539 (2012)
16. ORESKOV, K.W., SØSTED, H., JOHANSEN, J.D.: Glove use among hairdressers: difficulties in the correct use of gloves among hairdressers and the effect of education. Contact Dermatitis 72 (6): 362-366 (2015)

Anschrift für die Verfasser
Dr. Flora Karla Sonsmann, Dipl.-Ghl.
Universität Osnabrück
Abteilung Dermatologie, Umweltmedizin und Gesundheitstheorie
Sedanstr. 115
49090 Osnabrück

Sicheres Arbeiten mit Anästhesiegasen

J. Gerding, U. Eickmann

Einleitung

Anästhesiegase sind fester Bestandteil der modernen medizinischen Versorgung. Allerdings ist die Frage, ob von einigen gängigen Anästhesiegasen eine Gesundheitsgefahr für beruflich exponierte Personen ausgehen kann, noch immer nicht abschließend geklärt und bietet immer wieder Anlass zur Diskussion (z.b. beim Mutterschutz). Dieser Beitrag beleuchtet den sicheren Umgang mit Anästhesiegasen mit Blick auf ihre toxikologischen Eigenschaften und gibt Hinweise für die Identifizierung von Tätigkeiten mit hoher Anästhesiegasexposition in der Praxis.

Gefährdungen durch Anästhesiegase und arbeitsmedizinische Grenzwerte

Anästhesiegase in der klinischen Praxis
Derzeit findet, neben den Fluranen Isofluran, Sevofluran und Desfluran, Distickstoffmonoxid Anwendung in der klinischen Praxis. Xenon wird aus wirtschaftlichen Gründen bisher nur selten eingesetzt. Halothan und Enfluran werden in Deutschland nicht mehr verwendet [1].

Gefährdungen und arbeitsmedizinische Grenzwerte
Allen oben genannten Anästhesiegasen ist gemein, dass sie in hohen Konzentrationen Schläfrigkeit und Benommenheit verursachen können. Mit Ausnahme von Unfallereignissen (Verschütten), sind diese Eigenschaften in der klinischen Praxis von geringer Relevanz für den Arbeitsschutz. Darüber hinaus gehen von den genannten Anästhesiegasen jeweils spezifische Gefährdungen aus:

- Distickstoffmonoxid (Lachgas) wird seit Jahrzehnten als Narkosegas verwendet und ist daher auch in Bezug auf seine gefährlichen Eigenschaften gut charakterisiert. Distickstoffmonoxid hat embryotoxische, teratogene, neurotoxische und hämatotoxische Eigenschaften. Der Arbeitsplatzgrenzwert (AGW) von Distickstoffmonoxid beträgt 180 mg/m^3 mit einem Überschreitungsfaktor 2 (II) (entspricht einem Kurzzeitwert von 360 mg/m^3). Distickstoffmonoxid ist ferner der Schwangerschaftsgruppe Y zugeordnet. Demnach ist die Arbeit in Bereichen mit Distickstoffmonoxidexposition auch während der Schwangerschaft möglich, wenn die Grenzwerte stets eingehalten werden [2].
- Für die Flurane Desfluran, Isofluran und Sevofluran liegen, abgesehen von Einzelfallbeschreibungen, nur wenige Daten zu den gefährlichen

Eigenschaften der Verbindungen vor. So existieren Hinweise auf eine hepatotoxische Wirkung von Isofluran; für Desfluran und Sevofluran ist die Datenlage völlig unzureichend. Insbesondere fehlen Daten zur Wirkung von Fluranen in subnarkotischen Konzentrationen. Die MAK-Kommission weist daher in aktuellen Einschätzungen darauf hin, dass auf Basis der vorliegenden Daten keine Grenzwerte für Desfluran, Isofluran und Sevofluran abgeleitet werden können [3, 4, 5]. Internationale (schwedische) Grenzwerte für diese Substanzen sind in Tabelle 1 aufgeführt [6]. Xenon weist in subnarkotischen Konzentrationen keine gefährlichen Eigenschaften auf [7]. Unabhängig von der Einrichtung von Grenzwerten ist es im Sinne des Arbeitsschutzes, Expositionen durch geeignete Schutzmaßnahmen möglichst gering zu halten.

Anästhetikum	Gefährliche Eigenschaft	Luftgrenzwerte
Distickstoffmonoxid	neurotoxisch embryotoxisch fruchtschädigend haematotoxisch	AGW (KZW): 100 (200) ppm 180 (360) mg/m^3 SG:Y
Isofluran	möglicherweise hepatotoxisch	10 ppm / 80 mg/m^3 (Schweden)
Desfluran	Datenlage unzureichend	10 ppm / 70 mg/m^3 (Schweden)
Sevofluran	Datenlage unzureichend	10 ppm / 80 mg/m^3 (Schweden)

Tab. 1:   Anästhesiegase: gefährliche Eigenschaften und bestehende Luftgrenzwerte [2-7]

Expositionen und Schutzmaßnahmen bei Tätigkeiten mit Anästhesiegasen im Bereich der Humanmedizin

Ob und in welcher Höhe Beschäftigte an einem anästhesiologischen Arbeitsplatz mit Anästhesiegasen exponiert sind, hängt von mehreren Einflussgrößen ab [8]:

- dem verwendeten Anästhesieverfahren und der Dauer des Eingriffs,
- der Art des Eingriffs (Erwachsene, Kinder, Lage des Patienten),
- der Verbindung von Patient und Anästhesiegaskreislauf (Maske, Endotrachealtubus, Larynxmaske),
- dem Narkosegerät,
- der Anästhesiegasabsaugung,
- der raumlufttechnischen Anlage,
- der Expositionszeit der Beschäftigten,
- der Größe des Raumes und der Position der Beschäftigten im Raum.

197

Typischerweise erfolgt eine Exposition mit Anästhesiegasen bei Tätigkeiten im Bereich der Humanmedizin in Operations- und Eingriffsräumen, in Aufwachräumen, bei Sedierungen auf Intensivstationen unter Einsatz eines *anesthetic conserving device* (ACD), sowie in Form von Distickstoffmonoxidsedierungen in Zahnarztpraxen [8]. Anästhesiegasexpositionen sowie Schutzmaßnahmen bei diesen Tätigkeiten werden in den folgenden Abschnitten behandelt.

Tätigkeiten in Operationssälen und Eingriffsräumen
Für Tätigkeiten mit Desfluran, Isofluran, Sevofluran und Distickstoffmonoxid in der Humanmedizin hat die Berufsgenossenschaft für Gesundheitsdienst und Wohlfahrtspflege (BGW) 2014 ein umfangreiches Tätigkeitsinventar angelegt und Expositionsmessungen durchgeführt [8]. Typische Expositionen in Abhängigkeit von den räumlichen Gegebenheiten und der Tätigkeit sind in Tabelle 2 dargestellt und entsprechen Literaturdaten [2-5].

Raumklasse	Anästhesiegas	Exposition (mg/m^3)	Grenzwert (KZW) (mg/m^3)
Ia	Volatile Anästhetika	< 4	70-80 (Schweden)
	Distickstoffmonoxid	< 5	100 (180)
Ib	Sevofluran	70-300	80 (Schweden)
II	Sevofluran	72	80 (Schweden)
	Distickstoffmonoxid	330	100˙(180) AGW
	(Kombinierte Anwendung)		

Tab. 2:   Typische Anästhesiegasexpositionen in Operationsbereichen in Abhängigkeit von der raumlufttechnischen Anlage (tätigkeitsbezogene Messungen; technische Rahmenbedingungen: Narkosegasabsaugung, moderne halbgeschlossene oder geschlossene Narkosegeräte, Low oder Minimal Flow des Frischgases; Atemwegszugang: Endotrachealtubus, Larynxmaske)

Sowohl die eingesetzte raumlufttechnische Anlage als auch Art des durchgeführten Eingriffs haben einen großen Einfluss auf die Exposition. Zum Schutz der Patienten vor Infektionen haben sich leistungsstarke raumlufttechnische Anlagen etabliert, die zugleich einen positiven Einfluss auf die Anästhesiegasexposition des OP-Personals haben. Die Anforderungen an solche Anlagen sind u.a. in DIN EN 1946 Teil 4 definiert [16]. So muss in Operationssälen der Raumklassen Ia und Ib ein hoher Außenluftstrom (1.200 m^3/h) in Verbindung mit einer turbulenzarmen Verdrängungsströmung (Raumklasse Ia) oder einer Mischströmung (Raumklasse Ib) sichergestellt sein. Niedrigere Anforderungen bestehen an Räume der Raumklasse II (turbulente Mischströmung, 150 m^3/h je Patient bei Anästhesiegaseinsatz). In Operationssälen der Raumklasse Ia war bei Messungen der BGW keine Anästhesiegasexposition messbar (Nachweisgrenze 4 mg/m^3). Dies gilt insbesondere, wenn die Narkose intravenös eingeleitet wurde. Die internationalen Grenzwerte werden somit in Operationssälen der Raumklasse Ia mit weniger als 5% der Grenzwerte unterschritten. Anders stellt sich die Situation bei schlechteren Lüftungsbedingungen dar (Raumklassen Ib, II) [16]. Dies gilt insbesondere für HNO-Eingriffe und wenn die Einleitung der Narkose nicht intravenös, sondern als Maskeneinleitung erfolgt. Hier ist der Anästhesist, der die Maskeneinleitung durchführt, höher exponiert als der Operateur, auch wenn dieser im Kopfbereich des Patienten arbeitet. Neben einem geringeren Luftaustausch kann bei Maskeneinleitung der Narkose auch eine schlechte Patientencompliance zu erhöhten Expositionen führen. Zusammenfassend lässt sich feststellen, dass es im Klinikalltag in Räumen der Raumklassen Ib und II, insbesondere bei Maskeneinleitungen, noch immer zu hohen Expositionen und Grenzwertüberschreitungen kommen kann. Dieser Tatsache sollte bei der Gefährdungsbeurteilung besondere Aufmerksamkeit zuteil werden [8]. Alternativ kann durch den Einsatz der totalintravenösen Narkoseführung die Anästhesiegasexposition vermieden werden.

Tätigkeiten in Aufwachräumen
In Aufwachräumen hängt die Luftkonzentration von Anästhesiegasen von der zur Verfügung stehenden raumlufttechnischen Anlage sowie der Anzahl der parallel betreuten Patienten ab. Des Weiteren können weitere Gas freisetzende Tätigkeiten (Befüllen von Vaporen, Einsatz mobiler Anästhesiegeräte) die Luftkonzentration erhöhen [8].

Durch organisatorische Maßnahmen, z.B. durch das Verlegen der Befüllung an andere Orte oder die Verwendung von leckagearmen Umfüllsystemen, kann die zusätzliche Exposition minimiert werden.

Allgemein kann davon ausgegangen werden, dass die Luftgrenzwerte unabhängig von der Raumbelegung sicher eingehalten werden [8], wenn
• eine raumlufttechnische Anlage (z.B. Raumklasse II) eingesetzt wird (vgl. TRGS 525 [10]) und
• neben der Patientenbetreuung keine anderen Tätigkeiten ausgeführt werden, die zu Gasemissionen führen können.

Distickstoffmonoxidsedierung in Zahnarztpraxen
Die Distickstoffmonoxidsedierung wird in Zahnarztpraxen vorwiegend zur Behandlung von Angstpatienten eingesetzt. In der Regel wird ohne raumlufttechnische Anlage bei hohem Frischgasstrom und mit einfachen Nasenmasken gearbeitet [8]. Zusätzlich können undichte Masken und eine schlechte Patientencompliance zu einer erhöhten Distickstoffmonoxidemission im Atembereich des Arztes führen. In einer aktuellen Untersuchung der BGW wurde bei ca. 70 Behandlungen die Distickstoffmonoxidbelastung von Arzt und Assistenz be-

stimmt. Die Untersuchung zeigt, dass Schichtmittelwerte unterhalb des AGW liegen können, wenn nur wenige Sedierungen (Dauer: ca. 30 Minuten) pro Tag durchgeführt werden. Allerdings sind für Distickstoffmonoxid neben dem AGW auch Kurzzeitwertbedingungen definiert: Der AGW darf über eine Dauer von 15 Minuten nicht um mehr als das Doppelte überschritten werden. Demnach waren in 70% der Messungen der Arzt und in 50% der Messungen die Assistenz über dem Grenzwert exponiert. Diese Untersuchungen bestätigen Literaturdaten, die die starke Abhängigkeit der Grenzwerteinhaltung von der Patientencompliance dokumentieren [8]. Um die Anästhesiegasexposition zu reduzieren, können ergänzende Schutzmaßnahmen getroffen werden. So kann der Einsatz einer passenden, abgesaugten Doppelmaske die Anästhesiegasexposition ebenso verringern wie die Minimierung des Frischgasflows und ein Leckagetest vor der Sedierung. Des Weiteren sollte das Personal bezüglich der unter Umständen hohen Exposition mit Distickstoffmonoxid sensibilisiert werden und der Patient zu Nasenatmung animiert werden [8].

Sedierungen auf Intensivstationen
Auf Intensivstationen besteht normalerweise kein Umgang mit Anästhesiegasen. Die Räumlichkeiten sind daher in der Regel nicht mit den in Operationsbereichen üblichen raumlufttechnischen Anlagen mit hohem Außenluftstrom und Narkosegasabsaugung ausgestattet. Entsprechend wichtig ist der umsichtige Betrieb des ACD nach Herstellerangaben und der Anschluss an eine (am besten aktive) Restgaseliminierung, sowie eine Sensibilisierung des Personals bezüglich kritischer Situationen (Wiederbefüllen, Diskonnektion, endotracheale Absaugung) [8]. Für den Einsatz des ACD auf Intensivstationen liegen erst wenige Expositionsmessungen mit teils unzureichender Beschreibung der Expositionsdeterminanten vor. Dennoch deutet sich an, dass die Luftkonzentrationen von Isofluran oder Sevofluran bei Einsatz des ACD stets deutlich unter den schwedischen Luftgrenzwerten (80 bzw. 70 mg/m^3) liegen [8].

Anästhesiegase und der Mutterschutz

Wie eingangs erläutert, ist die Datenlage zur Bewertung der toxikologischen Eigenschaften vieler Anästhesiegase unzureichend. Dies führt immer wieder zu kontroversen Diskussionen in Expertenkreisen darüber, ob eine Beschäftigung von Schwangeren in Bereichen mit potenzieller Anästhesiegasexposition möglich ist. Die abschließende rechtliche Einschätzung obliegt jedoch stets der staatlichen Gewerbeaufsicht. Eindeutig ist die Situation in Bezug auf Distickstoffmonoxid. Die gefährlichen Eigenschaften von Distickstoffmonoxid sind hinreichend untersucht. Wenn die Einhaltung der Grenzwerte sichergestellt ist, können auch Schwangere in Bereichen mit potenzieller Distick-stoffmonoxidexposition arbeiten (Schwangerschaftsgruppe Y) [2].

Anders stellt sich die Situation mit Blick auf die volatilen Anästhetika Des-fluran, Isofluran und Sevofluran dar. Hier liegen keine ausreichenden Daten vor, um die gefährlichen Eigenschaften hinreichend zu bewerten [3-5].

Nach § 5 Mutterschutzgesetz darf keine Beschäftigung werdender Mütter mit krebserzeugenden, fruchtschädigenden oder erbgutverändernden Gefahr-stoffen erfolgen [10]. Gemäß Gefahrstoffverordnung (§ 6 Abs. 12) sind Sub-stanzen, zu denen keine hinreichenden Information u.a. zu den erbgutverän-dernden Eigenschaften vorliegen, so zu beurteilen wie Gefahrstoffe mit ent-sprechenden Eigenschaften. Eine Beschäftigung werdender Mütter in Berei-chen, in denen mit Desfluran, Isofluran und Sevofluran umgegangen wird, ist demnach nicht möglich. Diese Einschätzungen wird in vielen Bundesländern von den Gewerbeaufsichtsämtern geteilt [11].

Zu einer abweichenden Einschätzung kommt ein Expertengremium des Berufs-verbandes deutscher Anästhesisten (BDA). In einer Positivliste sind Tätigkeiten aufgeführt, die von der schwangeren Anästhesistin ausgeführt werden können, wenn die Vorgaben aus der Technischen Regel für Gefahrstoffe (TRGS) 525 und den BG/BIA Empfehlungen 1017 und 1018 eingehalten werden [12-14]. Folglich wäre eine Beschäftigung in Bereichen mit potenzieller Narkose-gasbelastung während der Schwangerschaft prinzipiell möglich.

Tatsächlich zeigen die vorliegenden Expositionsmessungen, dass die Belastung mit volatilen Anästhesiegasen bei Beachtung des Stands der Technik in OP-Räumen verhältnismäßig gering ist. Zudem liegen kaum Hinweise auf gesund-heitsschädliche Eigenschaften der heute eingesetzten Narkosegase in subnar-kotischen Konzentrationen vor. Dennoch ist die Situation auf Basis der vorlie-genden wissenschaftlichen Daten in absehbarer Zeit nicht abschließend zu beurteilen. Möglicherweise schafft hier die Novelle des Mutterschutzgesetzes mit der Einführung des Begriffes der „unzumutbaren Gefährdung" im Jahr 2017 Klarheit [15]. Ob in einem Bereich mit potenzieller Narkosegasbelastung während der Schwangerschaft und Stillzeit gearbeitet werden kann, bleibt daher bis auf weiteres eine Einzelfallentscheidung. Bei der Entscheidungs-findung können sowohl innerbetriebliche Arbeitsschutzexperten als auch die Gewerbeaufsicht beteiligt werden.

Zusammenfassung

In modernen OP-Räumen werden zum Schutz der Patienten vor Infektionen leistungsstarke Lüftungssysteme eingesetzt. Entsprechend unproblematisch ist die Anästhesiegasexposition bei Tätigkeiten in diesen Räumen. Dies gilt ebenso für Aufwachräume, sofern eine technische Lüftung installiert ist, sowie für die Sedierung auf Intensivstationen. Anders stellt sich die Situation in Eingriffsräumen mit weniger leistungsstarker Lüftung und bei der Distickstoffmonoxidsedierung in Zahnarztpraxen dar: Hier kann es unter Umständen zur Überschreitung von (internationalen) Grenzwerten kommen. Mit geeigneten Schutzmaßnahmen kann auf eine Reduktion der Anästhesiegasexposition hingewirkt werden. Ob und in welchem Umfang werdende Mütter an Arbeitsplätzen mit Anästhesiegasexposition arbeiten können, ist wissenschaftlich noch nicht abschließend untersucht und muss bis auf weiteres im Einzelfall entschieden werden.

Literatur
1.   STRIEBEL, H.W.: Die Anästhesie, Bd. 1 und 2. Stuttgart, Schattauer Verlag (2013)
2.   DFG-Senatskommission zur Prüfung gesundheitsschädlicher Arbeitsstoffe: Distickstoffmonoxid. The MAK Collection for Occupational Health and Safety 1-6 (2007)
3.   DFG-Senatskommission zur Prüfung gesundheitsschädlicher Arbeitsstoffe: Desfluran. The MAK Collection for Occupational Health and Safety 1-17 (2012)
4.   DFG-Senatskommission zur Prüfung gesundheitsschädlicher Arbeitsstoffe: Isofluran. The MAK Collection for Occupational Health and Safety 1-22 (2007)
5.   DFG-Senatskommission zur Prüfung gesundheitsschädlicher Arbeitsstoffe: Sevofluran. The MAK Collection for Occupational Health and Safety 1-31 (2013)
6.   Institut für Arbeitsschutz (IfA) der Deutschen Gesetzlichen Unfallversicherung (DGUV): GESTIS-Stoffdatenbank. Gefahrstoffinformationssystem: Desfluran, Isofluran, Sevofluran. Einträge in der GESTIS-Stoffdatenbank (21.10.2016)
7.   Institut für Arbeitsschutz (IfA) der Deutschen Gesetzlichen Unfallversicherung (DGUV): GESTIS-Stoffdatenbank. Gefahrstoffinformationssystem: Xenon. Eintrag in der GESTIS-Stoffdatenbank (21.10.2016)
8.   EICKMANN, U., HALSEN, G., HEINEMANN, A., WEGSCHEIDER, W.: Chemische Gefährdungen im Gesundheitsdienst. Hilfestellungen für die Praxis. Heidelberg, ecomed medizin (2014)
9.   Technische Regel für Gefahrstoffe (TRGS) 525: Gefahrstoffe in Einrichtungen der medizinischen Ausgabe: September 2014 GMBl 2014 S. 1294-1307 vom 13.10.2014 [Nr. 63]
10. Mutterschutzgesetz in der Fassung der Bekanntmachung vom 20.06.2002 (BGBl. I S. 2318), zuletzt durch Artikel 6 des Gesetzes vom 23.10.2012 (BGBl. I S. 2246) geändert
11. Gewerbeaufsicht Baden-Württemberg: Merkblatt „Werdende Mütter im Krankenhaus" (2015)

12.	Empfehlungen der BDA-Kommission „Gesundheitsschutz am anästhesiologischen Arbeitsplatz": Arbeitsplatz für schwangere Ärztinnen in der Anästhesiologie und Intensivmedizin. Positivliste. Anästhesie und Intensivmedizin 55: 132-142 (2014)
13.	BG/BIA Empfehlungen zur Überwachung von Arbeitsbereichen: BG/BIA Empfehlung 1017: Anästhesiearbeitsplätze - Operationssäle (1999)
14.	BG/BIA Empfehlungen zur Überwachung von Arbeitsbereichen: BG/BIA Empfehlung 1018: Anästhesiearbeitsplätze - Aufwachräume (1997)
15.	Deutscher Bundestag, 18. Wahlperiode: Drucksache 18/8963, Gesetzentwurf der Bundesregierung: Entwurf eines Gesetzes zur Neuregelung des Mutterschutzrechts (28.06.2016)
16.	DIN 1946 „Raumlufttechnik - Teil 4: Raumlufttechnische Anlagen in Gebäuden und Räumen des Gesundheitswesens". Berlin, Beuth Verlag GmbH (2008)

Anschrift der Verfasser
Dr. rer. nat. Johannes Gerding
BGW - Berufgenossenschaft für Gesundheitsdienst und Wohlfahrtspflege
Bereich Gefahrstoffe und Toxikologie
Bonner Str. 337
50968 Köln

Formaldehyd in der Desinfektion - zwischen Ersatz und Einsatz

U. Eickmann

Einleitung

In der Desinfektion, aber auch in der Sterilisation und bei Konservierungs-arbeiten ist Formaldehyd ein immer noch weit verbreiteter Arbeitsstoff, auf dessen Einsatz man im Gesundheitsdienst wegen seiner hervorragenden Eigenschaften vielfach nicht verzichten möchte. Gleichzeitig sind aber auch diverse Gefährdungen durch Formaldehyd bekannt, denen die Beschäftigten im Gesundheitsdienst ausgesetzt sind. Ein Teil der Haut- und Atemwegs-erkrankungen (BK 4301/4302/ 5101), die der Berufsgenossenschaft für Ge-sundheitsdienst und Wohlfahrtspflege (BGW) jährlich in hoher Zahl gemeldet werden, stehen mit diesem Stoff in Verbindung. Zudem ist Formaldehyd seit 2014 als humankanzerogen eingestuft.

Daher stellt sich für die Hygiene- und Arbeitsschutzverantwortlichen in den gesundheitsdienstlichen Einrichtungen die Frage, ob man bei der Auswahl von Desinfektionsmitteln nicht auf Formaldehyd verzichten kann. Es gibt eine Vielzahl von Desinfektionsmitteln für die Flächen- und Instrumentendesin-fektion, die ohne Formaldehyd auskommen und für eine Substitutionsprüfung zur Verfügung stehen.

Entscheiden sich die Verantwortlichen weiterhin für den Einsatz Formaldehyd-haltiger Produkte, muss geklärt werden, was dies für die notwendigen Arbeits-schutzmaßnahmen an den betroffenen Arbeitsplätzen bedeutet.

Eigenschaften von Formaldehyd

Kohlenstoff, Wasserstoff und Sauerstoff bilden bei Formaldehyd (HCHO) ein einfaches Molekül mit einer instabilen Doppelbindung; mit einem Molekular-gewicht von 30,03 g/mol ist es sehr leicht und folglich auch leicht flüchtig. Bei Raumtemperatur (20°C) kommt Formaldehyd als Reinstoff nur gasförmig vor, er ist aber gut in Wasser löslich. Zudem ist er sehr reaktiv und kann somit viele Biomoleküle angreifen und zerstören. Dies begründet auch die biozide Wirksamkeit von Formaldehyd.

KRAMER et al. [1] beschreiben Formaldehyd als einen hervorragenden Wirkstoff zur Desinfektion, der im Verhältnis zu alternativen Wirkstoffen ein sehr breites Wirkspektrum aufweist (Tab. 1).

Wirkstoffgruppe	HIV	Viren einschl. HBV	Bakterien-sporen	Bakterien	Pilze
Alkohole					
Ethanol > 80%	+	+	-	+	+
Propan-1-ol	+	(+)	-	+	+
Propan-2-ol	+	(+)	-	+	+
Aldehyde					
Formaldehyd	+	+	(+)	+	+
Glutaral	+	+	(+)	+	+
Glyoxal	+	+	-	+	+
Phenolderivate	?	(+)	-	+	+
Oberflächenaktive Substanzen					
Kationenaktive Verbindungen („Quats")	+	(+)	-	+[a]	+
Neutrale/amphotere Verbindungen	?	(+)	-	+	+
Biguanide	?	(+)	-	+[b]	-
Halogene					
PVP-Iod	+	+	(+)	+	+
Chlor	+	+	(+)	+	+
Peroxidverbindungen					
Peressigsäure	+	+	+	+	+

+	=	ausreichende Inaktivierung oder Abtötung
-	=	keine ausreichende Wirkung bzw. nicht untersucht
(+)	=	erreger- bzw. zeitabhängige Wirkungslücken
a)	=	gegen gramnegative Bakterien keine ausreichende Wirkung
b)	=	gegen bestimmte Mykobakterien keine ausreichende Wirkung

Tab.1: Desinfektionsmittelwirkstoffe und ihre Wirksamkeit (nach Kramer et al. [1])

Allerdings kann diese biozid wirksame Substanz auch beim Menschen diverse schädigende Wirkungen entfalten: Formaldehyd verursacht bei entsprechend intensiver Einwirkung schwere Verätzungen der Haut und schwere Augenschäden, er ist giftig beim Einatmen, Verschlucken und bei Hautkontakt. Er kann allergische Hautreaktionen verursachen und ist jedes Jahr für viele berufliche Hauterkrankungen (BK-Ziffern 4301/4302) mitursächlich.

205

Formaldehyd ist europaweit als krebserzeugend eingestuft und kann vermutlich genetische Defekte verursachen. Tabelle 1 gibt die heutige GHS-Einstufung nach EG-VO 1272/2008 wieder [2].

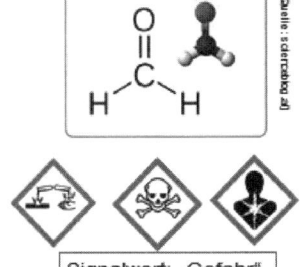

Karzinogenität, Kat. 1B; H350
Keimzellmutagenität, Kat. 2; H341
Akute Toxizität, Kat. 3, Verschlucken; H301
Akute Toxizität, Kat. 3, Hautkontakt; H311
Akute Toxizität, Kat. 3, Einatmen; H331
Ätzwirkung auf die Haut, Kat. 1; H314
Sensibilisierung der Haut, Kat. 1; H317

Signalwort: „Gefahr"

H350: Kann Krebs erzeugen

H341:   Kann vermutlich genetische Defekte verursachen
H301:   Giftig bei Verschlucken
H311:   Giftig bei Hautkontakt
H331:   Giftig bei Einatmen
H314:   Verursacht schwere Verätzungen der Haut und schwere Augenschäden
H317:   Kann allergische Hautreaktionen verursachen   ♨ BGW

Abb. 1:   Formaldehyd: GHS-Einstufung nach EG-VO 1272/2008 [2]

Schon in geringen Konzentrationen entfaltet Formaldehyd eine ätzende und reizende Wirkung auf die Haut und Schleimhäute des Nasen-Rachenraums. Bei hohen Konzentrationen (oberhalb mehrerer mg Formaldehyd/m³ Raumluft) kann es im Einzelfall zu lokalen Zellveränderungen und zur Bildung bösartiger Tumore kommen. Daher wurde vom zuständigen Bundesministerium ein Arbeitsplatzgrenzwert (AGW) von 0,37 mg/m³ als Schichtmittelwert in der Luft in Arbeitsbereichen festgelegt [3], der bei einer sehr kurzzeitigen Exposition für wenige Minuten den doppelten Wert erreichen darf (0,74 mg/m³). Wird am Arbeitsplatz der AGW eingehalten, so werden definitionsgemäß die Beschäftigten nicht gefährdet.

Aufgrund seiner hohen Reaktivität wird Formaldehyd nicht dermal aufgenommen. Nach oraler oder inhalativer Aufnahme wird er im Körper schnell verstoffwechselt. Allerdings ist Formaldehyd auch als hautsensibilisierend eingestuft [4].

Berufliche Erkrankungen durch Formaldehyd

Eine Auswertung der meldepflichtigen Berufskrankheiten (BK) bei der BGW in den Jahren 2006 bis 2014 ergab, dass Formaldehyd bei drei Ziffern der Berufs-krankheiten-Verordnung (BKV) als BK-auslösender Gegenstand dokumentiert ist (Tab. 2). Von 971 Meldungen entfielen 952 Meldungen (= 98 %) auf die BK-Ziffer 5101 (Hauterkrankungen), 13 (= 1,4 %) auf die BK-Ziffer 4301 (Atem-wegserkrankungen, allergisch) und 6 (= 0,6 %) auf die BK-Ziffer 4302 (Atem-wegserkrankungen, chemisch-irritativ, toxisch).

Branche	Anzahl der Anerkennungen (2006-2014)	Prozent (N = 971)
Altenpflege-, Altenkrankenheime	208	21,4
Allgemeine Krankenhäuser mit OP	158	16,3
Zahnarztpraxen	131	13,5
ambulante sozialpflegerische Dienste	80	8,2
Heime der Jugendhilfe	74	7,6
praktischer Arzt	37	3,8
Rehabilitation	33	3,4
Kindergärten, -tagesstätten, Krippen u.ä.	19	2,0
Wohnheime für Behinderte	18	1,9
Fachkrankenhäuser mit OP	18	1,9
Physiotherapeuten, Krankengymnasten	17	1,8
Geschäfts- und Verwaltungsangestellte	13	1,3

Tab. 2:   **Anerkannte Berufserkrankungen bei der BGW in verschiedenen Branchen, Zeitraum der Meldungen: 2006 bis 2014, Formaldehyd als BK-auslösender Gegenstand (BKGG 04313 und 14781)**

Ein Zusammenhang zwischen einer Formaldehyd-Exposition und einer Tumor-bildung ist in den vorliegenden BK-Daten nicht dokumentiert.

Der Grad der Anerkennung der gemeldeten Berufskrankheiten mit einer Verbindung zu Formaldehyd ist mit 91,6 % (2006 bis 2014) sehr hoch, al-lerdings wurde in 98 % der dem Grunde nach anerkannten Fälle die gefähr-dende Tätigkeit nicht aufgegeben.

Formaldehyd in der Desinfektion

Schon seit der Einstufung von Formaldehyd als humankanzerogen durch die International Agency for Research on Cancer (IARC) [5] gibt es Empfehlungen, die offene, großflächige Nutzung des Stoffes einzuschränken. In einer Mitteilung des Verbundes für Angewandte Hygiene (VAH) im Jahre 2007 [6] wird empfohlen:

*   „Für routinemäßige Flächendesinfektionsmaßnahmen sollte Formaldehyd nicht mehr eingesetzt werden. Formaldehyd kann durch andere Wirkstoffe ersetzt werden. Dies gilt auch für den Rettungsdienst. Alternative Wirkstoffe sollten ebenfalls einer toxikologischen Bewertung unterzogen werden. Für besondere Situationen im Rahmen behördlicher Desinfektionsmaßnahmen und spezieller Fälle im Zusammenhang mit außergewöhnlichen Infektionskrankheiten kann eine Desinfektion mit Formaldehyd bzw. formaldehydhaltigem Desinfektionsmittel erforderlich sein. Hierbei ist durch entsprechende Arbeitsschutz- und organisatorische Maßnahmen zu gewährleisten, dass der Grenzwert eingehalten und Personal sowie Dritte nicht gefährdet werden."

Der VAH gibt auch die so genannte „VAH-Liste der auf Wirksamkeit geprüften Desinfektionsmittel und Verfahren" heraus [7]. In dieser Liste findet sich allerdings die genannte Empfehlung nicht wieder. Dort sind noch diverse Flächen- und Instrumentendesinfektionsmittel mit Formaldehyd als Wirkstoff (Stand: 2015) aufgeführt. Eine Marktanalyse aus dem Jahr 2015, die mehrere Desinfektionsmittellisten (u.a. VAH, IHO, RKI) umfasste, konnte 15 Flächendesinfektionsmittel und 12 Instrumentendesinfektionsmittel mit Formaldehyd ermitteln. Bei insgesamt 572 betrachteten Flächendesinfektionsmitteln macht dies allerdings nur einen Anteil von 2,6% aus, bei den Instrumentendesinfektionsmitteln (n = 236) lag der Anteil bei 5,1% [8].

Das Robert Koch-Institut (RKI) führt in seiner „Liste der vom RKI geprüften und anerkannten Desinfektionsmittel und Verfahren" relativ viele Produkte auf, die auf der Basis von Formaldehyd wirken [9]. Dies gilt sowohl für die Flächen- als auch die Instrumentendesinfektionsmittel. Zudem wird Formaldehyd als einziger universell einsetzbarer Wirkstoff für die Raumdesinfektion angegeben.

Im Gegensatz zu den deutschen Institutionen, die Formaldehyd noch einen bedeutenden Stellenwert in der Desinfektion zuweisen, kommt man in anderen Ländern zu abweichenden Beurteilungen. So wird Formaldehyd in Frankreich bei allen offenen Desinfektionsarbeiten substituiert und die Raumdesinfektion mit Wasserstoffperoxid durchgeführt [10]. Eine Abfrage unter schweizerischen Krankenhäusern („Spitälern") durch die Schweizerische Unfall-versicherungsanstalt (Suva) führte u.a. zu folgender Aussage:

• „Wir verwenden für keine Indikation im Bereich Desinfektion/Spitalhygiene mehr Formaldehyd (...). Und ich habe mit M. R., Leitung Infektiologie/Spitalhygiene gesprochen: sie haben Formaldehyd auch nicht für eine konkrete Spezialsituation geplant/in Reserve. Es würde ihn interessieren, wo/in welchen Situationen die deutschen Kollegen es verwenden (würden). Er sieht am ehesten bezüglich Clostridum difficile-Sporen Probleme, da sei Alkohol (Händedesinfektionsmittel) nicht genügend, vor allem seit Händedesinfektion das Händewaschen ersetze. In einer Ausbruchsituation gäbe es aber neben (zusätzlichem) Händewaschen auch Alternativen zum Formaldehyd in der Flächendesinfektion."

Zusammenfassend lässt sich somit feststellen, dass
• Formaldehyd in Deutschland - zumindest bei angeordneten Desinfektionsmaßnahmen nach dem Infektionsschutzgesetz - noch eingesetzt werden muss,
• Formaldehyd auch in der rein präventiven Routinedesinfektion angetroffen wird (VAH-Liste),
• Formaldehyd in der Raumdesinfektion bisher unverzichtbar ist (vgl. RKI-Liste),
• andere Länder (z.B. Frankreich, Schweiz) einen Verzicht auf Formaldehyd für verantwortbar halten und dies auch praktisch umsetzen.

In der Praxis scheinen sich ebenfalls viele Verantwortliche inzwischen gegen Formaldehyd als Desinfektionsmittelwirkstoff entschieden zu haben. Eine von der BGW initiierte Umfrage unter großen Krankenhäusern/Kliniken zeigte, dass in den Reinigungs- und Desinfektionsplänen oft schon vollständig auf Formaldehyd verzichtet wird, u.a. im Allgemeinen Krankenhaus (AKH) Wien, im Klinikum Braunschweig, im Universitätsspital Zürich oder im Kantonsspital Luzern.

Schutzmaßnahmen bei Desinfektionsarbeiten mit Formaldehyd

Bei Tätigkeiten mit Formaldehyd müssen aufgrund der geschilderten gefährdenden Eigenschaften (s. Abschnitt 2) angemessene Schutzmaßnahmen ergriffen werden, die in der Gefahrstoffverordnung (GefStoffV) [11] detailliert aufgeführt sind.

Dazu gehören je nach Gefährdung am individuellen Arbeitsplatz

- neben den Grundpflichten nach § 7 GefStoffV (Gefährdungsbeurteilung mit Ermittlung der inhalativen und dermalen Exposition; Substitutionsprüfung; Auswahl technischer, organisatorischer und persönlicher Schutzmaßnahmen)
- die allgemeinen Schutzmaßnahmen nach § 8 GefStoffV (geeignete Arbeitsplatzgestaltung und Arbeitsorganisation; Identifizierbarkeit der Gefahrstoffe; sichere Lagerung; etc.) sowie
- die zusätzlichen Schutzmaßnahmen (§ 9 GefStoffV) wie z.b. die Anwendung geschlossener Systeme oder die unverzügliche Bereitstellung von persönlicher Schutzausrüstung bei Überschreitung des Arbeitsplatzgrenzwertes (AGW).
- Arbeitsbereiche, in denen es zu AGW-Überschreitungen kommen kann, sind als Gefahrenbereiche abzugrenzen und zu kennzeichnen. U.a. sind Zutrittsverbote auszusprechen und die bereitgestellte persönliche Schutzausrüstung (insbesondere Atemschutz) ist zu tragen.
- Bei krebserzeugenden Gefahrstoffen gilt grundsätzlich ein Rückführungsverbot für abgesaugte Luft in die Arbeitsbereiche (§ 10 GefStoffV). Dies gilt nicht, wenn die Einhaltung des AGW für Formaldehyd am Arbeitsplatz garantiert werden kann.
- Weitere zu ergreifende organisatorische Maßnahmen sind nach § 14 GefStoffV im Falle erhöhter Expositionen die Unterrichtung aller betroffenen Beschäftigten über diese Expositionen, der Nachweis der Einhaltung aller Unternehmerpflichten gegenüber den Beschäftigten gemäß § 14 Abs. (3) Nr. 1 GefStoffV sowie die Führung eines namentlichen Tätigkeitsverzeichnisses, des so genannten Expositionsverzeichnisses.
- Im Rahmen der arbeitsmedizinisch-toxikologischen Beratung, die Teil der betrieblichen Unterweisung sein muss (§ 14 Abs. 2 GefStoffV) oder während einer anderen regelmäßigen Beratung der Beschäftigten durch einen Betriebsarzt, z.B. aufgrund möglicher Infektionsgefahren, können die Beschäftigten in die Gefährdungen durch Formaldehyd und über bestehende Schutzmaßnahmen unterwiesen werden. Die Beratung dient auch dazu, die Betroffenen über eine arbeitsmedizinische Vorsorge zu informieren:

  a) bei Tätigkeiten mit Formaldehyd: Angebotsvorsorge, in der Regel in Form einer Beratung ohne spezielle medizinische Untersuchung,

  b) bei Tätigkeiten mit Formaldehyd, bei denen eine Überschreitung des AGW zu erwarten ist oder eine Einhaltung der AGW nicht plausibel begründet werden kann: Pflichtvorsorge in Form einer Beratung und ggf. mit medizinischen Untersuchungen, z.B. endoskopische Untersuchungen der inneren Nasenschleimhäute.

Ein Biomonitoring ist bei Tätigkeiten mit Produkten, die Formaldehyd enthalten und freisetzen, nicht angezeigt [12].

• Auch die Organisation einer Angebotsvorsorge gemäß der Verordnung zur Arbeitsmedizinischen Vorsorge (ArbMedVV) [13] gehört zu den notwendigen Maßnahmen bei Tätigkeiten mit Formaldehyd. Ggf. fällt weiterhin die Pflicht einer nachgehenden Vorsorge an.

Folgerungen

Angesichts der Fülle der möglichen Maßnahmen und des entstehenden materiellen und organisatorischen Aufwandes muss über die Angemessenheit von Schutzmaßnahmen am Arbeitsplatz sinnvoll entschieden werden. Dies ist erst möglich, wenn die zu erwartende Exposition gegenüber Formaldehyd sowohl in ihrer Art (dermal, inhalativ) als auch in ihrer Höhe/ihrem Umfang ermittelt und beurteilt worden ist. Das Ziel der Maßnahmen muss insbesondere die Einhaltung des Arbeitsplatzgrenzwertes sein.

Die bisher vorliegenden Expositionsinformationen bei der BGW lassen leider nur an wenigen Arbeitsplätzen eine Grenzwerteinhaltung für Tätigkeiten mit Formaldehyd erkennen. Meist handelt es sich dabei um „gefährdende Tätigkeiten" im Sinne der Technischen Regel für Gefahrstoffe (TRGS) 410 [14]. Da die Beurteilung der vorliegenden Expositionen für Einrichtungen des Gesundheitsdienstes schwierig vorzunehmen ist, hat die BGW in ihre Website (www.bgw-online.de) Hilfestellungen aufgenommen, die die Bewertung verschiedener Tätigkeiten mit CMR-Substanzen unterstützen können. Sie sind zu finden unter den Schlagwörtern „Gefahrstoffe", „Gefährdungsbeurteilung" und „Expositionsverzeichnis".

Literatur
1. KRAMER, A., ASSADIAN, O. (Hrsg.): Wallhäußers Praxis der Sterilisation, Desinfektion, Antiseptik und Konservierung (1. Aufl.). Stuttgart, Georg Thieme Verlag (2008)
2. Verordnung (EG) Nr. 1272/2008 des Europäischen Parlaments und des Rates vom 16.12.2008 über die Einstufung, Kennzeichnung und Verpackung von Stoffen und Gemischen, zur Änderung und Aufhebung der Richtlinien 67/548/EWG und 1999/45/EG und zur Änderung der Verordnung (EG) Nr. 1907/2006, Amtsblatt der Europäischen Union L353/1.1355 v. 31.12.2008
3. Technische Regeln für Gefahrstoffe (TRGS) 900: Arbeitsplatzgrenzwerte. Ausgabe: Januar 2006, BArbBl. 1/2006 S. 41-55, zuletzt geändert und ergänzt: GMBl. 2015 S. 1186-1189 v. 06.11.2016 [Nr. 60]
4. Technische Regeln für Gefahrstoffe (TRGS) 401: Gefährdung durch Hautkontakt, Ermittlung - Beurteilung - Maßnahmen. Ausgabe: Juni 2008, zuletzt berichtigt GMBl 2011 S. 175 [Nr. 9]

5. International Agency for Research on Cancer (IARC) (Hrsg.): Formaldehyde, 2-butoxyethanol and 1-tertbutoxypropan-2-ol. IARC Monographs on the Evaluation of Carcinogenic Risks to Humans, Vol. 88. Lyon, World Health Organization (2006)

6. Verbund für angewandte Hygiene e.V. (VAH): Empfehlung des VAH zu Formaldehyd (nach Anhörung der Desinfektionsmittelkommission). Mitteilung des VAH, Nr. 2/2007. Hygiene & Medizin 32 (7/8): 301-302 (2007)

7. Verbund für angewandte Hygiene e.V. (VAH): Desinfektionsmittel-Liste des VAH (Stand: 01.04.2015). Wiesbaden, mhp-Verlag (2015)

8. Berufsgenossenschaft für Gesundheitsdienst und Wohlfahrtspflege (BGW): DESINFO-2015. Desinfektionsmittel 2015 - Analyse der gelisteten Desinfektionsmittel für Tätigkeiten im Gesundheitsdienst (DESINFO-2015). Stand: 09.2016. Marktanalyse im Auftrage der BGW

9. Robert Koch-Institut (RKI): Liste der vom Robert Koch-Institut geprüften und anerkannten Desinfektionsmittel und -verfahren, Stand: 31.08.2013. Bundesgesundheitsblatt - Gesundheitsforschung - Gesundheitsschutz 56 (12): 1706-1728 (2013)

10. Internationale Vereinigung für Soziale Sicherheit (IVSS), Sektion für den Arbeitsschutz im Gesundheitswesen (Hrsg.): Prävention chemischer Risiken beim Umgang mit Desinfektionsmitteln im Gesundheitswesen - Factsheets. (Stand: 12/2014). Hamburg, IVSS-Sektion Gesundheitswesen (2014)

11. Verordnung zum Schutz vor Gefahrstoffen (Gefahrstoffverordnung - GefStoffV) vom 26.11.2010 (BGBl. I S 1643), zuletzt geändert durch Artikel 2 der Verordnung vom 03.02.2015 (BGBl. I S 49)

12. Umweltbundesamt: Formaldehyd und Human-Biomonitoring. Stellungnahme der Kommission „Human-Biomonitoring" des Umweltbundesamtes. Bundesgesundheitsblatt - Gesundheitsforschung - Gesundheitsschutz 42 (10): 820-822 (1999)

13. Verordnung zur arbeitsmedizinischen Vorsorge (ArbMedVV) vom 18.12.2008 (BGBl. I S. 2768), zuletzt geändert durch Artikel 1 der Verordnung vom 23.10.2013(BGBl. I S. 3882)

14. Technische Regeln für Gefahrstoffe (TRGS) 410: Expositionsverzeichnis bei Gefährdung gegenüber krebserzeugenden oder keimzellmutagenen Gefahrstoffen der Kategorien 1A oder 1B. Ausgabe: Juni 2015. GMBl. 2015 S. 587-595 [Nr. 30] v. 05.08.2016

Anschrift des Verfassers
Prof. Dr.-Ing. Udo Eickmann
BGW - Berufsgenossenschaft für Gesundheitsdienst und Wohlfahrtspflege
Bereich Gefahrstoffe und Toxikologie
Bonner Str. 337
50968 Köln

Strahlenschutz in der Medizin - Strahlenschutz in der Nuklearmedizin

W. Reiche

Einleitung

Die Belange des Strahlenschutzes in der Medizin und für alle anderen Bereiche, die Umgang mit Röntgen- und ionisierender Strahlung haben, wie z.b. die Industrie und kerntechnische Anlagen, werden gesetzlich in der Strahlenschutzverordnung (StrSchV) und in der Röntgenverordnung (RöV) geregelt [1, 2]. Die Nuklearmedizin unterscheidet sich in ihrer Arbeitsweise und dem Strahlenschutz grundlegend von der Radiologie, da in der Nuklearmedizin offene radioaktive Stoffe und Radiopharmazeutika für Diagnostik und Therapie eingesetzt werden. Die nuklearmedizinische Diagnostik und Therapie fällt in den Geltungsbereich der StrSchV.

Die nuklearmedizinische Diagnostik umfasst Funktionsuntersuchungen von Organen, mit denen Erkrankungen und Funktionsstörungen frühzeitig diagnostiziert werden können. Hierzu werden offene Radionuklide und radioaktiv markierte Substanzen, Radiopharmazeutika, verwendet. Von den bildgebenden Systemen gehören die Gammakamera, die Single-Photon-Emissions-Computertomographie (SPECT), die Positronen-Emissions-Tomographie (PET) und Hybridgeräte wie SPECT/CT und PET/CT zur Nuklearmedizin. Des Weiteren umfasst die Nuklearmedizin die in-vitro-Labordiagnostik und die Therapie mit offenen radioaktiven Substanzen, hier vor allem die Radiojod-Therapie von Schilddrüsenerkrankungen.

Nuklearmedizinische Diagnostik

Eine nuklearmedizinische Untersuchung umfasst in der Regel folgende Arbeitsschritte:
1. Präparation des Radiopharmazeutikums im Heiss-/C-Labor: Bei ^{99m}Tc (Technetium) markierten Radiopharmazeutika erfordert dies zunächst eine Eluation des ^{99m}Tc-Generators, anschließend das Ansetzen und Markieren des Radiopharmazeutikums und abschließend das Aufziehen des fertigen Präparates in einer Spritze. Diese Arbeitsschritte werden in einem speziell ausgestatteten Labor, dem Heiss- oder C-Labor durchgeführt.
2. Nach Aufklärung des Patienten über die vorgesehene Untersuchung wird das vorbereitete Radiopharmazeutikum in einem Applikationsraum oder direkt im Kameraraum injiziert.

213

3. In Abhängigkeit von der Untersuchung werden unmittelbar mit der Injektion oder nach definierten Zeitintervallen die Aufnahmen an einer Gammakamera, SPECT oder PET akquiriert.
4. Nach der Untersuchung muss der radioaktive Abfall (Spritzen, Tupfer etc.) beseitigt und in den Untersuchungsräumen eine Kontaminationskontrolle durchgeführt werden.
5. Die fertigen Szintigramme, SPECT- bzw. PET-Aufnahmen werden von einem Arzt befundet und ein abschließendes Patientengespräch geführt.

Typische nuklearmedizinische Organuntersuchungen, die zum Einsatz kommenden Radiopharmazeutika und die empfohlenen Dosisrichtwerte (DRW) sind in Tabelle 1 zusammengefasst.

Das nuklearmedizinische Heiss-Labor

Die für nuklearmedizinische Untersuchungen benötigten Radiopharmazeutika werden in speziell ausgestatteten Laboren, so genannten Heiss- oder C-Laboren, präpariert und in die für die Applikation verwendeten Spritzen gebrauchsfertig aufgezogen. Die Grundlagen für die Auslegung eines Heiss-Labors sind u.a. in DIN 6844 definiert [3]. Neben einem Bleitresor zur Aufbewahrung von Radionukliden und Radiopharmazeutika ist ein stabiler Arbeitstisch bzw. ein Schwerlasttisch mit einer Bleiburg das wichtigste Ausstattungsmerkmal solcher Labore. Eine Bleiburg mit einem aufgesetzten Bleifenster ist eine spezielle Arbeitsplatzabschirmung für den Vorbereitungsbereich der Radiopharmazeutika und schützt vor Strahlenexposition und möglichen Kontaminationen. In diesen befinden sich des Weiteren
1. spezielle Behälter zur Abschirmung von Glasflaschen, die ein abgeschirmtes Aufziehen der vorbereiteten Radiopharmazeutika erlaubt, so genannte abgeschirmte Spritzenaufzieheinrichtung,
2. ein Aktivimeter, in der Regel PC-gesteuert, zur Messung der Radioaktivität in Megabecquerel (Mbq),
3. ein abgeschirmter Abfallbehälter, am besten integriert in die Tischplatte und
4. verschiedene Zangen bzw. abstandhaltende Instrumente, um einen direkten Kontakt zu Glasflaschen mit radioaktivem Inhalt zu vermeiden.
Die fertig vorbereiteten Spritzen mit einem Radiopharmazeutikum werden für die Patientenapplikation in Spritzenabschirmungen aus Wolfram gesteckt, um insbesondere die Teilkörperdosis der Hände zu senken. Für den weiteren Transport der fertigen Spritzen werden spezielle Tragebehälter aus Blei verwendet. Zur Reduzierung der Strahlenbelastung ist es sinnvoll, unnötig lange Wege mit Radioisotopen zwischen verschiedenen Räumen zu vermeiden.

Szintigraphie		Radiopharmazeutikum	DRW [MBq]
Skelett	benigne Erkrankungen	^{99m}Tc-MDP/DPD/HDP	500-550
	maligne Erkrankungen		650-700
Schilddrüse		^{99m}Tc-Pertechnetat	70-75
Nieren	Funktions-Sz	^{99m}Tc-MAG3	100-125
Herz	Perfusion/Vitalität	^{99m}Tc-MIBI	1.000-1.100
		^{201}Tl-Cl	75-90
	RNV	^{99m}Tc mark. Erythrozyten	700-730
Lunge	Perfusion	^{99m}Tc-MAA - planar	100-125
		- SPECT	160-200
	Ventilation	^{99m}Tc markierte Aerosole - Feuchtaerosol (^{99m}Tc-DTPA)	900-1.500
		- Trockenaerosol (Technegas)	300-500
		Edelgase - ^{133}Xe	200-750
		- ^{81m}Kr	40-400
Hirn	DAT-SPECT	^{123}I-DaTSCAN	180-190
Leber	funkt./hepatobilär	^{99m}Tc-BrIDA/HIDA	100-185
	statisch	^{99m}Tc Nanocoll	100-200
Blutungsquellen-suche	in-vivo-/in-vitro-Markierung	^{99m}Tc mark. Erythrozyten ^{99m}Tc-Pertechnetat	Pyrophosphat 740-900
Knochenmark	Albuminnanokolloid	^{99m}Tc Nanocoll	400
	Granulozyten-AK	^{99m}Tc Granuloscint	740
Sentinel lymphnode	Dermatologie	^{99m}Tc Nanocoll	40-100
	Mamma		100-200
endokrinologisch			
Nebenschilddrüse	Subtraktions-Sz	^{99m}Tc-MIBI	600-800
		^{99m}Tc-Pertechnetat	70-75
Nebenniere	NN-Mark	^{123}I / ^{131}I MIBG	370/75
	NN-Rinde	^{131}I / ^{75}Se Norcholesterol	

Abkürzungen: SZ: Szintigraphie, DRW: Dosisrichtwert, AK: Antikörper, RNV: Radionuklid-Ventrikulographie

Tab. 1:   Übersicht nuklearmedizinischer Untersuchungen

Daher ist ein Heiss-Labor in der Regel über eine abgeschirmte Strahlenschutz-durchreiche mit dem Applikationsraum verbunden, um die vorbereiteten Spritzen schnell und sicher an den Arzt weitergeben zu können. Unnötige Wege mit radioaktivem Material entfallen somit.

Strahlenschutz in der Nuklearmedizin

Der praktische Strahlenschutz für Ärzte und medizinisch technische Assistenten (MTRA) beruht auch in der Nuklearmedizin auf den drei „A" des Strahlenschutzes:
1. Abstand halten,
2. Aufenthaltsdauer beschränken und
3. Abschirmungen verwenden.

Abstand halten
Die Strahlenexposition für Ärzte und Mitarbeiter geht von Glasflaschen und Spritzen mit Radionukliden und Radiopharmazeutika sowie nach Applikation von den Patienten aus. Daher sollten im Heiss-Labor bei der Vorbereitung möglichst abstandshaltende Zangen und Instrumente verwendet werden, um einen direkten Kontakt zu vermeiden. Beim Umgang mit Patienten, denen ein Radiopharmazeutikum appliziert wurde, gilt es, Abstand zu wahren. Auf den Therapiestationen sollten Patienten nur in Ein- oder Zweibettzimmern untergebracht werden.

Aufenthaltsdauer beschränken
Die Zeiten für Behandlung und Versorgung von Patienten, denen ein Radiopharmazeutikum appliziert wurde, sollten so gering wie möglich gehalten werden. Dabei darf aber nicht die Sorgfaltspflicht vernachlässigt werden.

Abschirmungen verwenden
Im Heiss-Labor sollten Präparationsarbeiten immer hinter Bleiwänden und Bleiglas erfolgen. Für die Applikation der fertigen Radiopharmazeutika empfiehlt sich die Verwendung von Tragebehältern und Spritzenabschirmungen aus Blei oder Wolfram, was signifikant die Teilkörperexposition an den Händen reduziert. Im Kameraraum sollten während der Akquisition der Szintigramme mobile und fahrbare Strahlenschutzwände zum Einsatz kommen. Auf einer nuklearmedizinischen Therapiestation, in denen die Patienten in der Regel in Ein- oder Zweibettzimmern liegen, sind zur Abschirmung die Wände aus Barytbeton gefertigt und die Türen mit Bleieinlagen verstärkt.

Weitere Maßnahmen zum Strahlenschutz des Personals sind das konsequente Tragen von Schutzkleidung, die Verwendung von Einmalhandschuhen beim Anfassen von Spritzen und Behältern mit „Aktivität" und ggf. das Tragen von zusätzlichen Überschuhen auf der Therapiestationen zur Vermeidung von Kontaminationen. Zum Schutz vor Inkorporation beim Umgang mit offenen radioaktiven Substanzen gilt: nicht essen, nicht trinken, nicht rauchen, nicht schminken, kein Zutritt mit offenen Wunden, Verschleppung vermeiden und Schutzkleidung tagen. Im Prinzip handelt es sich hierbei um Regeln, die allgemein beim Umgang mit Chemikalien und giftigen Substanzen gelten.

Grenzwerte und Arbeitsmedizinische Strahlenschutzuntersuchungen

Zum Zwecke der Kontrolle und arbeitsmedizinischen Vorsorge werden beruflich strahlenexponierte Personen zwei Kategorien (A und B) zugeordnet (§ 54, 55 StrSchV):

- **Kategorie A:** eine berufliche Strahlenexposition, „die im Kalenderjahr zu einer effektiven Dosis von mehr als 6 mSv oder einer höheren Organdosis als 45 mSv für die Augenlinse oder 150 mSv für die Haut, die Hände, die Unterarme und Knöchel führen kann".
- **Kategorie B:** eine berufliche Strahlenexposition, „die im Kalenderjahr zu einer effektiven Dosis von mehr als 1 mSv oder einer höheren Organdosis als 15 mSv für die Augenlinse oder 50 mSv für die Haut, die Hände, die Unterarme und Knöchel führen kann, ohne in die Kategorie A zu fallen".

Der Jahresgrenzwert von 20 mSv effektiver Dosis darf nicht überschritten werden.

Ärzte, medizinische und nicht medizinische Mitarbeiter, die in einer nuklearmedizinischen Abteilung tätig sind, werden in der Regel der Kategorie A zu geordnet, da wegen der Kontaminations- und Inkorporationsgefahr mit offenen radioaktiven Substanzen prinzipiell die Gefahr einer erhöhten Strahlenexposition besteht. Für weitere Details wird auf den Artikel aus dem Jahr 2013 verwiesen [4].

Schwangere und Schutz des ungeborenen Lebens

Schwangere Ärztinnen und Mitarbeiterinnen dürfen grundsätzlich in Strahlenschutzbereichen (Kontroll- und Überwachungsbereich) arbeiten, jedoch nicht im Sperrbereich. Allgemein gilt, dass die Uterusdosis bei gebärfähigen Frauen 2 mSv/Monat nicht überschritten werden darf (§ 55 StrSchV). Bei Schwangeren darf ab dem Zeitpunkt der Mitteilung der Schwangerschaft die Dosis für das ungeborene Kind 1 mSv nicht überschreiten (§ 55 StrSchV). Dies entspricht der Dosis der natürlichen Strahlenexposition. Daher ist es wichtig, eine Schwangerschaft dem Arbeitgeber so früh wie möglich mitzuteilen. Bei schwangeren Mitarbeiterinnen ist des Weiteren zu beachten, dass eine Inkorporation von Radionukliden ausgeschlossen ist und die Dosis der beruflichen Strahlenexposition wöchentlich zu ermitteln ist, wobei der Grenzwert für das ungeborene Leben (Uterusdosis) nicht überschritten werden darf.

Da in der Nuklearmedizin mit offenen radioaktiven Substanzen gearbeitet wird und die Patienten nach Applikation eines Radiopharmazeutikums eine Strahlenquelle darstellen, dürfen schwangere Ärztinnen, MTRA und nicht medizinische Mitarbeiterinnen nicht in den zentralen Bereichen einer nuklearmedizinischen Abteilung arbeiten. Dies betrifft die Kamera-Räume, in denen die Szintigramme akquiriert werden, den Bereich der Radiopharmazeutika-Applikation und selbstverständlich das Heiss-Labor. Auch die Patienten-Anmeldung und die Wartezonen sind hiervon betroffen, da hier ein Umgang und Kontakt mit Patienten, denen ein Radiopharmazeutikum appliziert wurde, besteht. Letztlich können Schwangere in der Nuklearmedizin nur in Räumen, die von diesen zentralen Bereichen räumlich getrennt sind, tätig werden, also z.b. in der Administration, in Archiven, in der EDV und in ähnlichen Bereichen.

Gefahr der Inkorporation von Radionukliden

Beim Umgang mit offenen Radionukliden und Radiopharmazeutika besteht prinzipiell die Gefahr einer Inkorporation, d.h. eine Aufnahme solcher Substanzen durch Inhalation, Ingestion oder über die Haut, z.B. durch offene Wunden. Eine akzidentielle Inkorporation darf nicht zu einer Überschreitung der Dosisgrenzwerte der StrlSchV führen. Die Überwachung von möglichen Inkorporationen wird in der Richtlinie für die physikalische Strahlenschutzkontrolle, Teil 2 (2007), geregelt [5]. Solch eine ist bei Personen durchzuführen, die sich in Kontrollbereichen aufhalten und dort einem potenziellen Inkorporationsrisiko durch offene radioaktive Stoffe ausgesetzt sind. Tabelle 2 aus dieser Richtlinie legt in Abhängigkeit der potenziellen Inkorporationsdosis die Art und Durchführung der Überwachung fest.

Zur Überwachung von möglichen Inkorporationen werden drei Verfahren unterschieden:
1. **In-vivo-Verfahren:** Bestimmung der Aktivität im Körper oder in den Organen. Hierzu werden die betroffenen Personen in abgeschirmten Ganzkörperzählern gescannt, um eine eventuelle Inkorporation feststellen zu können.

2. **In-vitro-Verfahren:** Bestimmung der Aktivitätskonzentration in den Ausscheidungen und
3. **Raumluft-Messungen:** Bestimmung der Aktivitätskonzentration in der Luft am Arbeitsplatz.

Strahlenschutzbereiche

Die Strahlenschutzverordnung definiert drei, die Röntgenverordnung zwei verschiedene Strahlenschutzbereiche (§ 36 StrSchV, § 19 RöV):
1. Überwachungsbereich: Jahresdosis > 1 mSv,
2. Kontrollbereich: Jahresdosis > 6 mSv und
3. Sperrbereich (nur StrlSchV): Ortsdosisleistung > 3 mSv/h

Diese Dosis- bzw. Dosisleistungsangaben beziehen sich auf eine mögliche Dosis. Das bedeutet nicht, dass diese Werte auch wirklich erreicht werden. Die Räume einer nuklearmedizinischen Abteilung, in denen Patienten untersucht werden, einschließlich dem Applikationsraum und dem Heiss-Labor, gehören gemäß Strahlenschutzverordnung zum Kontrollbereich [6]. Die Kontrollbereiche einer nuklearmedizinischen Abteilung sind abzugrenzen und müssen deutlich sichtbar und dauerhaft gekennzeichnet werden.

Kontamination und Dekontamination

Die Strahlenschutzbereiche müssen messtechnisch hinsichtlich einer möglichen radioaktiven Kontamination überwacht werden. Für die Ermittlung möglicher Strahlenexpositionen sind gemäß § 39 StrSchV folgende Messungen durchzuführen:
1. die Ortsdosis oder Ortsdosisleistung,
2. die Konzentration radioaktiver Stoffe in der Luft oder
3. die Kontamination des Arbeitsplatzes.

Zur Messung von Personendosis, Ortsdosis, Ortsdosisleistung und Oberflächenkontamination müssen gemäß § 67 b StrSchV Strahlungsmessgeräte in ausreichender Zahl vorhanden sein. Deren Funktion muss regelmäßig überprüft und gewartet werden. Die Aufzeichnungen sind zehn Jahre lang aufzubewahren.

Potenzielle Dosis im Kalenderjahr durch Inkorporation	Überwachungsziel	Art der Überwachung	Durchführung der Überwachung
1	2	3	4
1 ≥ 1 mSv[4]	Ermittlungen personenbezogener Werte der Körperdosis (§ 40 Abs. 1 Satz 1 StrlSchV)	Regelmäßige Inkorporationsüberwachung mit in-vivo-/in-vitro-Verfahren	Behördlich bestimmte Messstelle
		Regelmäßige Inkorporationsüberwachung mittels Raumluftmessungen[5]	Fachkundiger Strahlenschutzverantwortlicher oder Strahlenschutzbeauftragter
2 0,5 mSv bis < 1 mSv	Nachweisführung, dass 1 mSv (Erfordernisschwelle) unterschritten wird	Regelmäßige Schwellenwert messung mit kalibrierten Geräten[6] zur Ermittlung der - Körperaktivitäten - Aktivität in den Ausscheidungen - Raumluftaktivität	Fachkundiger Strahlenschutzverantwortlicher oder Strahlenschutzbeauftragter
3 < 0,5 mSv			keine Überwachung

[4]   Bei gleichzeitig überwiegend äußerer Exposition kann durch die zuständige Behörde diese Schwelle bis auf 0,5 mSv abgesenkt werden.

[5]   Bedingungen der Anwendung: Nur unterhalb einer potenziellen Dosis durch Inkorporation von 6 mSv (Nachforschungsschwelle). Ausgenommen personengetragene Aerosolsamler (PAS); begleitende Messungen mit in-vivo- oder in-vitro-Verfahren in behördlich bestimmter Messstelle erforderlich.

[6]   Ergebnisse können auch zu Eingrenzung des Inkorporationszeitpunktes verwendet werden (zeitnahe Indikatormessung).

Tab. 2:   Festlegungen zur Inkorporationsüberwachung bei Tätigkeiten im Kontrollbereich in Abhängigkeit von der potenziellen Dosis durch Inkorporation [5]

Kontaminationskontrollen sind regelmäßig (§ 44 StrlSchV) durchzuführen, im Prinzip arbeitstäglich. Kontrolliert werden müssen alle Räume (Untersuchungsräume, Patientenwartezonen, Applikationsraum, Heiss-Labor und die verbindenden Flure), Untersuchungsliegen, Arbeitsplatten und alle beweglichen Gegenstände. Ebenso müssen alle Mitarbeiter und Personen, die in nuklearmedi-

zinischen Abteilungen tätig sind, regelmäßig, d.h. mindestens einmal arbeitstäglich, im Hinblick auf eine Kontamination untersucht werden. Bei Mitarbeitern von Laboren, in denen mit offenen radioaktiven Substanzen gearbeitet
wird, sind arbeitstäglich häufigere Kontrollen erforderlich, z.b. jeweils beim
Verlassen des Labors oder nach schwierigen/aufwendigen Präparationsarbeiten. Für die Personenkontrollen stehen an den Ausgängen in der Regel spezielle Hand-Fuß-Kontaminationsmonitore (HFK) zu Verfügung. Ziel dieser aufwen-
digen Kontaminationskontrollen ist es, eine Weiterverbreitung von Kontaminationen zu verhindern.

In Tabelle 1 Spalte 4 Anlage III der StrSchV werden Grenzwerte festgelegt, bei
denen eine Dekontamination durchgeführt werden muss. Dekontaminationen
sollten durch Personen mit besonderer Erfahrung durchgeführt werden. In
größeren nuklearmedizinischen Abteilung sind in der Regel die Medizinphysi-
ker hierfür verantwortlich. Auch empfiehlt es sich, den zuständigen Strahlen-
schutzbeauftragten zu informieren.

Beseitigung von radioaktiven Abfällen

Radioaktive Abfälle sind grundsätzlich bei einer Landessammelstelle abzulie-
fern (§ 76 Abs. 4 StrSchV). Der in nuklearmedizinischen Abteilungen an-
fallende Abfall, wie z.b. leere Injektionsspritzen, Kanüle, Tupfer etc., zählt in
der Regel zum schwach radioaktiven Abfall. Für diese sieht die StrSchV eine
Ausnahme vor, nämlich eine uneingeschränkte Freigabe (§ 29 StrSchV). Dies
ist ein Verwaltungsakt, der die Entlassung radioaktiver Stoffe und Abfälle aus
dem Regelungsbereich der StrlSchV bewirkt. Die uneingeschränkte Freigabe
ist an strenge Voraussetzungen gebunden: Es dürfen nur solche radioaktiven
Abfälle freigegeben werden, bei denen die Freigabewerte in Bq/g nach Anlage
III Tabelle 1 Spalte 5 der StrSchV unterschritten werden. Die Freigabe muss be-
antragt und der Abfall genau gekennzeichnet werden. Es besteht eine Mit-
teilungs- und Buchführungspflicht (§ 70 Abs. 2 StrSchV) und eine Nachweis-
pflicht über Planung und Verbleib von radioaktiven Abfällen (§72 StrSchV).

Eine uneingeschränkte Freigabe wird in der Regel bei Nukliden mit Halbwertzeiten (HWZ) von bis zu 100 Tagen vorgenommen. Die in der Nuklearmedizin verwendeten Nuklide wie z.b. Fluor (^{18}F), Technetium (^{99m}Tc), Indium
(^{111}In) und Jod (^{123}I und ^{131}I) haben alle vergleichsweise kurze Halbwertzeiten,
von 110 Minuten für ^{18}F, von sechs Stunden für ^{99m}Tc und von 13 h für ^{123}I
sowie von einigen Tagen für ^{111}In (2,8 d) und ^{131}I (8,02 d). Bei solchen Radionukliden kann eine uneingeschränkte Freigabe, also eine Entsorgung als nor-
maler Hausmüll unter Beachtung der Grenzwerte zur Freigabe in der Strahlen-

schutzanweisung erfolgen. In Tabelle 3 sind für diese häufig verwendeten Nuklide die zu unterschreitenden Freigabewerte zusammengefasst.

Nuklid	uneingeschränkte Freigabe gemäß Anlage III Tabelle 1 Spalte 5 StrSchV, feste Stoffe, Flüssigkeiten [Bq/g]
^{18}F	10
^{99m}Tc	100
^{111}In	100
^{123}I	100
^{131}I	10

Tab. 3:   **Freigabewerte der StrSchV für sehr häufig in der Nuklearmedizin zum Einsatz kommende Nuklide**

Für die Messung der Restradioaktivität von Abfallsäcken mit radioaktivem Müll können mobile Kontaminations-Messgeräte mit eingebauten kleinen Monitoren eingesetzt werden, die auch für Kontaminationskontrollen verwendet werden. Für größere Abteilungen, in denen größere Mengen an radioaktiven Abfällen anfallen, empfiehlt sich der Einsatz von speziell konfigurierten und abgeschirmten Abfall-Freigabemesssystemen mit angeschlossenem oder integriertem Monitor. Für die Buchführung und Erstellung der jährlichen Mitteilung an die Aufsichtsbehörde empfiehlt sich die Verwendung von standardisierten Abfallkennzeichnungszetteln (Abb.1), die auch hilfreich zur Einhaltung der Verordnungs-Vorschriften sind.

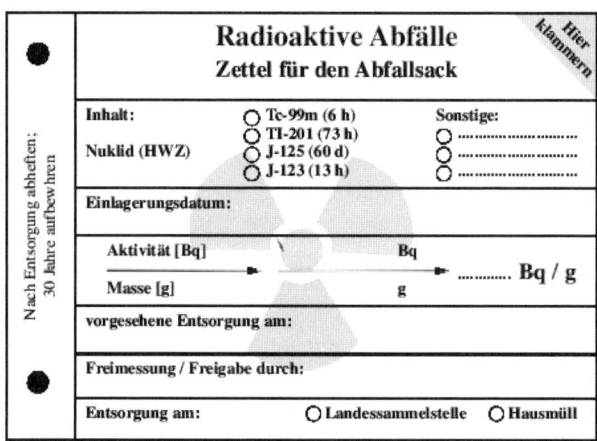

Abb. 1:   **Beispiel für einen standardisierten Abfallkennzeichnungszettel**

Zusammenfassung und Ausblick

Die Grundlage des modernen Strahlenschutzes beruht auf drei Säulen: Rechtfertigung - Optimierung - Dosisbegrenzung. Dieses Konzept wurde in der StrSchV von 2001 formuliert und stellt eine praktikable Lösung für den gesetzlichen Strahlenschutz dar. Die in der StrSchV beschriebenen technischen Vorgaben, u.a. für die Kategorisierung beruflich strahlenexponierter Personen, für schwangere Mitarbeiterinnen, für arbeitsmedizinische Strahlenschutzuntersuchungen, für die Inkorporationsüberwachung, für die Strahlenschutzbereiche, für die Kontaminationsüberwachung und für den Umgang mit radioaktiven Abfällen, sind die Voraussetzung zur Minimierung der Strahlenexposition bei planbaren Tätigkeiten. In den vergangenen 15 Jahren seit Inkrafttreten der StrSchV im Jahre 2001 hat sich gezeigt, dass keine Auflagen von nuklearmedizinischen Abteilungen nicht einhaltbar sind. Allerdings steigt der Aufwand für den Strahlenschutz ständig, ist aber für den Schutz beruflich strahlenexponierter Mitarbeiter, der Umwelt und der Patienten erforderlich.

Im Januar 2014 wurde im Amtsblatt der Europäischen Union die neue Euratom-Richtlinie veröffentlicht, die bis zum Februar 2018 in nationales Recht umgesetzt werden muss. Diese Richtlinie passt das - seit Jahrzehnten in der Europäischen Union gemeinschaftsrechtlich geprägte - Strahlenschutzrecht dem aktuellen wissenschaftlichen Erkenntnisstand an [7]. Mit dieser soll der Strahlenschutz am Arbeitsplatz, für die Bevölkerung und der medizinische Strahlenschutz weiter verbessert werden. Ziel ist es, einen umfassenden Schutz vor ionisierender, also energiereicher Strahlung zu gewährleisten. Zudem weitet sie den Anwendungsbereich des Strahlenschutzrechts aus, beispielsweise im Hinblick auf das natürlich vorkommende radioaktive Edelgas Radon. Das Bundesministerium für Umwelt, Naturschutz, Bau und Reaktorsicherheit (BMUB) hat einen Referentenentwurf für ein neues Strahlenschutzgesetz (StrSchG), mit dem das deutsche Strahlenschutzrecht modernisiert, neu strukturiert und möglichst vollzugsfreundlich gestaltet werden soll, erarbeitet und im September 2016 vorgestellt [8].

Literatur
1. SONNEK, C., BAUER, B.: Die neue Röntgenverordnung (9. Aufl.). Berlin, Hoffmann (2002)
2. KEMMER, W.: Die neue Strahlenschutzverordnung. Verordnung über den Schutz vor Schäden durch ionisierende Strahlen (Strahlenschutzverordnung - StrlSchV) (4. Aufl.). Berlin, Hoffmann (2002)
3. DIN 6844-1: Nuklearmedizinische Betriebe - Teil 1: Regeln für die Errichtung und Ausstattung von Betrieben zur diagnostischen Anwendung von offenen radioaktiven Stoffen. Berlin, Beuth Verlag (2005)

4.   REICHE, W.: Strahlenschutz in der Medizin - Was ein Arbeitsmediziner wissen sollte
      und Wissenswertes über Röntgen-Schutzkleidung. In: Hofmann, F., Reschauer, G.,
      Stößel, U. (Hrsg.): Arbeitsmedizin im Gesundheitsdienst (Bd. 27). Freiburg, edition
      FFAS 192-205 (2014)
5.   Richtlinie für die physikalische Strahlenschutzkontrolle zur Ermittlung der Körperdo-
      sis. Teil 2: Ermittlung der Körperdosis bei innerer Strahlenexposition (Inkorporations-
      überwachung) (§§ 40, 41 und 42 StrlSchV) vom 12.01.2007, http://www.bfs.de
6.   Neu- und Umbauplanung im Krankenhaus unter Gesichtspunkten des Arbeitsschut-
      zes. Anforderungen an Funktionsbereiche (bisher: BGI/GUV-I 8681-1), Abschnitt
      11.2 - Nuklearmedizin, http://www.arbeitssicherheit.de
7.   Bundesministerium für Umwelt, Naturschutz, Bau und Reaktorsicherheit: Neue
      europäische Vorgaben sollen umfassenden Strahlenschutz gewährleisten. (2013),
      (15.01.2017) http://www.bmub.bund.de/themen/atomenergie-strahlenschutz/strah-
      lenschutz/rechtsvorschriften-technische-regeln/regelungen-der-eu/
8.   Referentenentwurf des Bundesministeriums für Umwelt, Naturschutz, Bau und
      Reaktorsicherheit, Entwurf eines Gesetzes zur Neuordnung des Rechts zum Schutz
      vor der schädlichen Wirkung ionisierender Strahlung. http://www.fs-ev.org/fileadmin/
      user_upload/89_News/02_Dokumente/ 2016_09_14_Referentenentwurf_Strahlen-
      schutzgesetz.pdf

Anschrift des Verfassers
Dr. Werner Reiche
Klinikum Ludwigshafen
Akademisches Lehrkrankenhaus der Johannes-Gutenberg Universität Mainz
Zentralinstitut für Diagnostische und Interventionelle Radiologie (ZIR)
Bremserstr. 79
67063 Ludwigshafen am Rhein

IV. Psychische Belastungen und Beanspruchungen

Gewalt und Diskriminierung am Arbeitsplatz - Ansätze zur Prävention und Rehabilitation

A. Nienhaus, C. Vaupel, M. Adler

Einleitung

Gewalt am Arbeitsplatz ist ein weitverbreitetes Problem, dass nicht nur Berufe wie Polizisten oder Mitarbeiter in der Psychiatrie, sondern alle Beschäftigten betreffen kann [1]. Entsprechend der International Labour Organisation und der Europäischen Union ist Gewalt am Arbeitsplatz „jede Handlung, Begebenheit oder von angemessenem Benehmen abweichendes Verhalten, wodurch eine Person im Verlauf oder in direkter Folge ihrer Arbeit schwer beleidigt, bedroht, verletzt oder verwundet wird" [2, 3]. In diesem Aufsatz werden die verschiedenen Formen von Gewalt und Diskriminierung am Arbeitsplatz und ihre Folgen dargestellt. Ferner wird die Häufigkeit von Arbeitsunfällen untersucht, die durch Gewalt ausgelöst werden. Das Arbeitsschutzgesetz (ArbSchG) und das Sozialgesetzbuch (SGB) VII (gesetzliche Unfallversicherung) schaffen Voraussetzungen, um settingbezogen Gewalt und Diskriminierung am Arbeitsplatz zu verhüten und Opfer von Gewalt zu behandeln und zu rehabilitieren. Die Strategien zur Prävention und Rehabilitation werden im zweiten Teil des Aufsatzes beschrieben. Der Aufsatz ist eine aktualisierte Fassung einer Darstellung, die im Jahr 2016 in der Zeitschrift „Gesundheitswesen" veröffentlicht wurde [4].

Unangemessenes, einschüchterndes, diskriminierendes oder verletzendes Verhalten kann situativ und singulär oder wiederholt und gerichtet gegen einzelne Personen oder Gruppen am Arbeitsplatz auftreten. Letzteres wird als Mobbing bezeichnet. Mobbing ist ein Verhalten, das systematisch und langfristig auf die Erniedrigung einer Person durch den Vorgesetzten oder durch Kollegen zielt. Mobbing wird gezielt eingesetzt, um eine Person zum Arbeitsplatzwechsel, in die Arbeitsunfähigkeit oder zur Kündigung zu drängen. Dementsprechend kann Mobbing sowohl zu psychischen als auch physischen Gesundheitsproblemen bei den Betroffenen führen [5-8].

Mobbing oder Bullying, wie es im Englischen bezeichnet wird, ist ein weitverbreitetes Problem [9]. Entsprechend einer norwegischen Erhebung sind 15 % der Beschäftigten davon betroffen [10]. Einer europaweiten Erhebung zufolge waren 4 % der abhängig beschäftigten Männer und 5 % der Frauen in den zwölf Monaten vor der Befragung von Mobbing betroffen [11]. Der Gesundheitszustand zukünftiger Mobbingopfer war laut einer deutschen Studie schlechter als derjenige einer Vergleichsgruppe [13]. Auch in einer norwegischen Studie waren psychische Probleme ein Risikofaktor dafür, ein Opfer von Mobbing zu werden [12]. Deshalb sind Ursache und Wirkung beim Mobbing nicht einfach zu trennen. Interventionen zur Reduktion von psychosozialen Belastungen und aggressivem Verhalten am Arbeitsplatz sind notwendig, um den Kreislauf von psychischer Belastung und Mobbing zu durchbrechen. Mobbing erfüllt normalerweise nicht die Voraussetzungen, um als Arbeitsunfall anerkannt zu werden, da es sich um eine Einwirkung handelt, die nicht auf die Dauer einer Schicht begrenzt ist und somit der enge zeitliche Zusammenhang zwischen Ursache und Wirkung, den das Unfallversicherungsgesetz fordert, nicht gegeben ist.

Sexuelle Belästigung am Arbeitsplatz

Eine besondere Form von Gewalt am Arbeitsplatz ist die sexuelle Belästigung. Darunter wird jedes vorsätzliche, sexuell bestimmte Verhalten verstanden, das die Würde von Beschäftigten am Arbeitsplatz verletzt. Dazu gehören
• sexuelle Handlungen und Verhaltensweisen, die nach strafrechtlichen Regelungen unter Strafe gestellt sind, sowie
• sonstige sexuelle Handlungen und Aufforderungen zu diesen, sexuell bestimmte körperliche Berührungen, Bemerkungen sexuellen Inhalts und das Zeigen und sichtbare Anbringen von pornografischen Darstellungen, die von den Betroffenen erkennbar abgelehnt werden [14].

Die Besonderheit ergibt sich daraus, dass sexuelle Belästigung einseitig auf die Sexualität oder die Sexrolle einer Person ausgerichtet ist. Belästigungen können nicht nur von Kollegen oder Vorgesetzten ausgehen, sondern auch von Kunden, Pflegebedürftigen oder deren Angehörigen. Eine aktuelle, im Auftrag der Antidiskriminierungsstelle des Bundes durchgeführte repräsentative Umfrage unter Beschäftigten in Deutschland ergab, dass 49% der befragten Frauen und 56% der Männer schon einmal eine der im Allgemeinen Gleichbehandlungsgesetz (AGG) genannten Belästigungssituationen im Arbeitsumfeld erlebt haben. An der Spitze der Nennungen standen dabei „zweideutige Kommentare und Witze mit sexuellem Bezug", die fast 40% der Frauen und fast 50% der Männer angaben. Nach eigenem Begriffsverständnis fühlten sich jede sechste Frau und jeder 14. Mann am Arbeitsplatz sexuell belästigt. Als Täter geben Frauen und Männer am häufigsten Männer an. Nur jede/r Fünfte weiß, dass ein Arbeitgeber seine Beschäftigten vor Belästigung schützen muss. Allerdings sind über 80% der Befragten der Meinung, dass Handlungsbedarf an bundesdeutschen Arbeitsplätzen bestehe [15].

In der Befragung wurden sexuelle Belästigungen „nach eigenem Begriffsverständnis" seltener angegeben als diejenigen nach der Begriffsdefinition des AGG. Daraus ergibt sich die Problematik, dass sexuelle Belästigung schwer objektivierbar ist, weil unterschiedliche Personen die gleiche Belästigungssituation unterschiedlich bewerten können. Interessant ist vor diesem Hintergrund, dass die Mehrzahl der Befragten, Männer wie Frauen, Verhaltensweisen wie

• unerwünschtes Anstarren,
• anzügliche Bemerkungen,
• unerwünschte Berührungen und
• explizite Aufforderungen zu sexuellen Handlungen

als sexuell belästigend einstufte [15]. Es gibt also durchaus einen Konsens darüber, was im betrieblichen Miteinander zu unterlassen ist.

Auswirkungen von sexueller Belästigung

Die Auswirkungen von sexueller Belästigung sind vergleichbar mit denen anderer Übergriffe. Insbesondere körperliche Übergriffe im Bereich der strafrechtlich relevanten Handlungen werden von den Betroffenen als traumatisierend erlebt und können zu schweren gesundheitlichen Störungen führen. Aber auch verbale Belästigungen können nachhaltige Beeinträchtigungen zur Folge haben. Die Verfasser einer älteren Interviewstudie mit Betroffenen kommen zu folgendem Ergebnis: „Sexuelle Belästigungen werden als Verletzung der persönlichen Intimsphäre bewertet. Fast jede Gesprächspartnerin erinnerte sich an eine Belästigungssituation im Laufe ihres Berufslebens, die sie als besonders belastend und unangenehm erlebt hat und die für sie eine tiefgreifende Verletzung darstellt, unabhängig davon, ob es sich um verbale oder körperliche Über- oder Eingriffe in den Intimbereich gehandelt hat" [16, S. 92]. Für die Einschätzung einer belästigenden Situation als tief greifende Verletzung ist vor allem von Bedeutung, dass die Interviewten subjektiv keine Möglichkeit hatten, diesen Übergriff zu verhindern. Sie fühlten sich der Situation hilflos ausgeliefert.

Neben den persönlichen Folgen für die Betroffenen haben Mängel in der Prävention von sexueller Belästigung auch für die Unternehmen negative Folgen: beispielsweise Gerichtsprozesse aufgrund von Klagen Betroffener, Einbußen in der Attraktivität als Arbeitgeber, ein schlechtes Betriebsklima mit Folgen für Gesundheit und Leistungsfähigkeit der Beschäftigten. Es gibt also viele gute Gründe, das Thema im Unternehmen nicht totzuschweigen, sondern offen und systematisch zu behandeln.

Die Ergebnisse internationaler Studien bestätigen diese negativen Auswirkungen von sexuellen Belästigungen am Arbeitsplatz auf das Wohlbefinden und die Gesundheit der Betroffenen [17]. Eine US-amerikanische Studie zeigte, dass nicht nur psychosozial belastende Arbeitsbedingungen allgemein, sondern auch speziell sexuelle Belästigungen das Risiko für Arbeitsunfälle und arbeitsbedingte Erkrankungen erhöht [18].

Gewalt und Aggression als Arbeitsunfall

Gewaltereignisse am Arbeitsplatz fallen in der gesetzlichen Unfallversicherung als Arbeitsunfälle unter den Versicherungsschutz nach § 8 des SGB VII (Gesetzliche Unfallversicherung). Gewalt und Aggression am Arbeitsplatz führen bei etwa 16.000 Beschäftigten im Jahr zu einer Arbeitsunfähigkeit von mehr als drei Tagen. Dabei scheint es eine Tendenz zur Zunahme solcher Unfälle zu geben. Im Jahr 2011 wurden den Trägern der gesetzlichen Unfallversicherung (TGUV) 15.916 solcher meldepflichtigen Unfälle (mehr als drei Tage arbeitsunfähig) gemeldet. Im Jahr 2013 waren es 16.694 (eine Zunahme um 5%) [19]. Diese Unfälle ereignen sich oft am Arbeitsplatz (96%) und nur selten auf Dienstwegen (4%). Mehr als ein Drittel dieser Unfälle werden durch Überfälle und Bedrohungen durch betriebsfremde Personen ausgelöst (Tab. 1). Dahinter verbergen sich Überfälle auf Kassierer im Supermarkt und an Tankstellen, auf Bankangestellte, Spielhallenbetreiber oder Taxifahrer, um nur einige Beispiele zu nennen. Etwa jeder fünfte meldepflichtige Arbeitsunfall aufgrund von Gewalt und Aggression wird durch betriebseigene Personen verursacht. Das sind Kollegen oder beispielsweise Kunden, Betreute, Patienten oder Schüler. Die übrigen Arbeitsunfälle durch Gewalt und Aggression sind entweder nicht näher klassifiziert (19%) oder beruhen auf einem Schreck- oder Überraschungsmoment, der nicht in aggressiver Absicht herbeigeführt wurde.

In absoluten Zahlen werden Arbeitsunfälle durch Aggression und Gewalt am häufigsten bei der Verwaltungsberufsgenossenschaft (VBG) gemeldet. Ein Drittel dieser Unfälle wurde von betriebsfremden Personen verursacht. Daher stehen Überfälle hier im Vordergrund. Am zweit häufigsten werden Arbeitsunfälle durch Aggression und Gewalt bei der Berufsgenossenschaft für Gesundheitsdienst und Wohlfahrtspflege (BGW) gemeldet. Bei der BGW überwiegen Unfälle, die durch betriebsinterne Personen provoziert wurden (50,4%). Im Vordergrund stehen hier allerdings nicht Gewalt unter Kollegen, sondern Übergriffe von Betreuten, Patienten und Angehörigen (siehe unten). VBG und BGW zusammen sind für mehr als die Hälfte aller meldepflichtigen Arbeitsunfälle zuständig, die durch Aggression und Gewalt am Arbeitsplatz ausgelöst wurden. Gleichzeitig ist bei ihnen der Anteil der durch Gewalt verursachten

Unfälle an allen meldepflichtigen Unfällen am höchsten (VBG 3,3%, BGW 5,9%). In manchen Branchen liegt der Anteil dieser Unfälle sogar noch höher, z.b. stationäre Altenpflege 16%, Werkstätten für Menschen mit Behinderungen 11% [berechnet nach 20].

	Aggression und Gewalt				Alle Unfälle
	Alle	Betriebs-intern	Fremde Personen	Sonstige	
	N (S%)	N (S%) [R%]	N (S%) [R%]	N [R%]	N [R%]
Verwaltungs-BG	4.770 (28,6)	432 (11,7) [9,1]	1.559 (25,5) [32,7]	2.779 [58,3]	145.802 [3,3]
BG für Gesundheitsdienst und Wohlfahrtspflege	4.030 (24,1)	2.032 (55,0) [50,4]	778 (12,5) [19,3]	1.220 [30,3]	68.296 [5,9]
BG Handel und Warendistribution	1.284 (7,7)	60 (1,6) [4,7]	1.103 (17,7) [85,9]	121 [9,4]	104.893 [1,2]
Eisenbahn-Unfallkasse	1.206 (7,2)	362 (9,8) [30,0]	790 (12,7) [65,5]	54 [4,5]	--
BG für Transport und Verkehrswirtschaft	875 (5,2)	30 (0,8) [3,4]	771 (12,4) [88,1]	74 [8,5]	57.435 [1,5]
BG Nahrungsmittel und Gastgewerbe	785 (4,7)	177 (4,8) [22,5]	528 (8,5) [67,3]	80 [10,2]	68.806 [1,2]
BG der Bauwirtschaft	525 (3,1)	153 (4,1) [29,1]	62 (1,0) [11,8]	310 [59,1]	105.248 [0,5]
Übrige TGUV	3.219 (19,3)	449 (12,2) [14,0]	641 (10,3) [19,9]	2.129 [66,1]	324.034 [1,0]
Gesamt	16.694 (100,0)	3.695 (100,0) [22,1]	6.232 (100,0) [37,3]	6.767 [40,5]	**874.514 [1,9]**

Tab. 1:   Meldepflichtige Arbeitsunfälle entsprechend der 7%-Statistik der TGUV für das Jahr 2013, getrennt nach Berufsgenossenschaften und Unfallkassen, geordnet nach der absoluten Häufigkeit (S% = Spaltenprozente, R% = Reihenprozente)

Die meldepflichtigen Arbeitsunfälle, die durch Gewalt am Arbeitsplatz ausgelöst werden, sind jedoch nur die Spitze des Eisberges. Tatsächlich sind Aggression und Gewalt am Arbeitsplatz viel häufiger. Die Erfassung dieser Ereignisse wird jedoch erschwert durch die vielfältigen Formen, in denen sie auftreten können. Die Angaben zur Häufigkeit dieser Übergriffe schwanken daher in der Literatur. In einer Übersichtsarbeit der verfügbaren internationalen Studien über Gewalt gegenüber Beschäftigten im Gesundheitsdienst gaben 11 bis 96% der Befragten an, in den vorangegangenen 12 Monaten von Gewalt betroffen gewesen zu sein [21]. In einer deutschen Befragung von 1.973 Beschäftigten aus verschiedenen Branchen des Gesundheitsdienstes und der Wohlfahrtspflege erlebten 56% der Befragten körperliche und 78% verbale Gewalt in den der Befragung vorangegangenen 12 Monaten [22, 23]. Monatlich oder häufiger erlebten 44% der Befragten körperliche Gewalt und 68% verbale Gewalt. Die höchste Prävalenz körperlicher Gewalt wurde auf Altenpflegestationen (63%) beobachtet, die geringste in der ambulanten Pflege (40%). Beschäftigte in Wohnheimen für Menschen mit Behinderungen waren am häufigsten verbaler Gewalt ausgesetzt (86%) (Abb. 1).

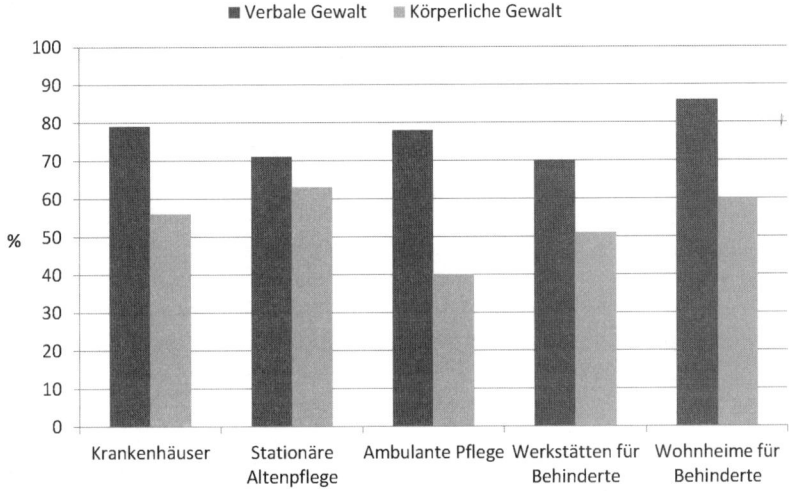

Abb. 1:   Häufigkeit von verbaler und körperlicher Gewalt in den der Befragung vorangegangenen 12 Monaten, getrennt nach verschiedenen Bereichen [23]

Neben verbaler Gewalt sind Drohgebärden häufig. Betroffen sind hier vor allem Beschäftigte in Einrichtungen für Menschen mit Behinderungen (Wohnheime 50%, Werkstätten 42%). Im Gegensatz dazu sind die Beschäftigten in der stationären Altenpflege (52%) und in Krankenhäusern (42%) am häufigsten Opfer von Kneifen und Kratzen. Beschäftigte in der stationären Altenpflege berichten häufiger über Schläge (35%) als Befragte anderer Bereiche (keine Tabelle).

Folgen von Gewalt

Die Folgen von Gewalt am Arbeitsplatz können vielfältig sein. Allein im Bereich der BGW gibt es jährlich ein bis drei Todesfälle bei den Beschäftigten aufgrund dieser Unfälle. Bei den meisten Übergriffen stehen aber nicht körperliche, sondern psychische Folgen im Vordergrund. Die Reaktionen können dabei sehr unterschiedlich sein. Eine reduzierte Arbeitszufriedenheit, Verunsicherung, Infragestellen der eigenen Person und Kompetenz, Gefühl der Ohnmacht, Motivationsverlust für die Arbeit, Erschöpfungsgefühle und Ängstlichkeit sind mögliche Reaktionsformen, die das Lebensgefühl und die Leistungsfähigkeit eines Beschäftigten langfristig beeinträchtigen können, ohne dass diese Übergriffe gemeldet und erfasst werden [24-28]. Die Betroffenen sind bei der Bewältigung dieser Übergriffe oftmals allein gelassen. Aber auch schwerwiegendere Reaktionen sind möglich. Depressive Verstimmungen, Schlafstörungen, Angstzustände, Vermeidungsverhalten und sozialer Rückzug können zu einer langfristigen Beeinträchtigung des Lebensgefühls, der Gesundheit und der Arbeitsfähigkeit führen. In einer Untersuchung von Opfern physischer Gewalt am Arbeitsplatz litt mehr als die Hälfte 30 Monate nach den Übergriffen noch unter psychischen Beeinträchtigungen [29].

Posttraumatische Belastungsstörungen (PTBS) entwickeln sich dabei oftmals erst mit Verzögerung. Die Ausprägung der Störungen steht auch nicht in einem proportionalen Verhältnis zur Schwere des Übergriffs. Deshalb sind sie oftmals nicht leicht zu erkennen. Zuverlässige Marker oder Kriterien zum frühzeitigen Erkennen einer sich entwickelnden PTBS gibt es bisher nicht. Es ist daher wichtig, die Schwere des Ereignisses, mögliche vorher bestehende Risikofaktoren (vorherige psychische Belastungen und Auffälligkeiten, wiederholte Exposition) sowie die Reaktionen nach dem Ereignis (Leistungsabfall, Unkonzentriertheit, persönliche Probleme) zu beobachten, um frühzeitig einen Unterstützungs- oder Behandlungsbedarf zu erkennen [30]. Die soziale Unterstützung am Arbeitsplatz nach einem kritischen Ereignis scheint die Bewältigungsmöglichkeiten nach einem derartigen Trauma zu erhöhen [31]. Wenn die Einrichtung auf mögliche Übergriffe vorbereitet ist (siehe Prävention), reduziert sich das Belastungsempfinden aufgrund von Aggression und Gewalt am Arbeitsplatz [22, 23].

Präventionsstrategien für den Umgang mit Gewalt und Aggression einschließlich sexueller Belästigung am Arbeitsplatz

Wie immer im Arbeitsschutz orientieren sich die Präventionsmaßnahmen an der Gefährdungsbeurteilung entsprechend § 5 Abs. 3 ArbSchG. In ihr werden mögliche Gewaltsituationen analysiert und entsprechende Schutzmaßnahmen abgeleitet. Die Schutzmaßnahmen richten sich dabei nach dem TOP-Prinzip, wobei T für technische, O für organisatorische und P für persönliche Schutzmaßnahmen steht (Tab. 2).

Präventionskultur, die Sicherheit und Gesundheit fördert		
Regelmäßige Durchführung von Gefährdungsbeurteilungen unter Einbeziehung der Beschäftigten		
Präventionsmaßnahmen auf der Ebene von technischen Lösungen	Präventionsmaßnahmen auf der Ebene von organisatorischen Lösungen	Präventionsmaßnahmen auf der Ebene der beschäftigten Person
Beispiele	Beispiele	Beispiele
• Bauliche Maßnahmen • Sicherheitsglas • Beleuchtung • Fluchtwege und Rückzugsmöglichkeiten • Alarmknöpfe • Personennotsignalanlage • Eliminierung potenziell gefährlicher Gegenstände	• Alarmierungsplanung • Rettungskette • Handlungsspielräume der Beschäftigten zur Deeskalation der Situation • Strukturelle Gewalt identifizieren und hinterfragen • Systematische Auswertung von Vorfällen und Beinahe-Vorfällen	• Unterweisung über das Verhalten bei Gewaltvorfällen • Schulung deeskalierenden Verhaltens und ggf. zu Befreiungs-/Selbstverteidigungstechniken • Angemessene Kleidung, Schuhwerk, Regeln zum Tragen von Schmuck

Tab. 2:   **Das TOP-Prinzip bei der Prävention von Gewalt und Aggression im Betrieb**

Gewalt, Aggression oder auch sexuelle Belästigung gehören zu den psychischen Belastungen und sind deshalb auch Bestandteil des Arbeitsprogramms Psyche 2013-2018 der Gemeinsamen Deutschen Arbeitsschutzstrategie (GDA) [32]. Unternehmen, in denen Gewaltvorfälle häufig auftreten, werden von den Mitarbeitern der Präventionsdienste der TGUV gezielt beraten.

Die Voraussetzung für präventive Maßnahmen gegen Aggression und Gewalt am Arbeitsplatz ist eine betriebliche Kultur, die offen, systematisch und lösungsorientiert mit diesem Thema umgeht. Nur wenn das Thema „Aggression und Gewalt" enttabuisiert wird, können die bewährten Präventionsmaßnahmen auf den Ebenen von Technik, Organisation und Person greifen [33]. Wenn Beschäftigte beispielsweise den Eindruck haben, von Vorgesetzten und Kollegen als inkompetent oder überempfindlich angesehen zu werden, wenn sie Gewalt- oder Belästigungsvorfälle melden, fehlt die Basis für das Präventionshandeln. Die TGUV veröffentlichen deshalb regelmäßig Artikel zum Thema in den Mitgliederzeitschriften, es finden Veranstaltungen und Vorträge statt. Mehr oder weniger umfangreiche Internetauftritte, die sich an Führungskräfte, Arbeitsschutzakteure und an Versicherte wenden, wurden gestaltet. Beispiele dafür sind die Internetseiten der BGW (www.bgw-online.de/gewalt) und der Unfallkassen (www.gesundheitsdienstportal.de/risiko-uebergriff). Aber auch andere TGUV bieten auf ihren Internetportalen entsprechende Informationen an.

Verzahnung von Verhaltens- und Verhältnisprävention

Noch stärker als bei anderen Gefährdungen ist es bei Aggression, Gewalt oder sexueller Belästigung notwendig, dass technische, organisatorische und auf die Person bezogene Lösungen gut ineinandergreifen. Zur Vermeidung der Eskalation einer aggressiven Situation ist die Qualifizierung des Personals in deeskalierender Kommunikation erforderlich. Die Fähigkeit, eine Situation einzuschätzen, zu wissen, wann klare Grenzen gesetzt werden müssen, wann Rückzug angemessen ist und wann durch deeskalierende Gesprächstechniken die Lage entschärft werden kann, bildet sich durch Erfahrungen, durch kollegiale Beratung und durch spezielle Trainings heraus. Entsprechend qualifizierte Fachkräfte sind besser in der Lage, schwierige Situationen zu meistern. Auszubildende und Berufseinsteiger, aber auch Hilfskräfte sind deshalb stärker gefährdet und müssen besonders unterwiesen und unterstützt werden. Entsprechende Qualifizierungsprogramme stehen mittlerweile in vielfältiger Form zur Verfügung.

Einige TGUV unterstützen ihre Unternehmen bei der Ausbildung von Deeskalationstrainern. Diese sind Kollegen, die als Multiplikatoren den betrieblichen Umgang mit Gewalt und Aggression organisieren und Schulungen zum Verhalten in kritischen Situationen in ihrem Arbeitsbereich durchführen. Mittlerweile gibt es mehrere Anbieter für solche Ausbildungen mit unterschiedlichen Konzepten in Bezug auf Inhalt und Zeitaufwand [33, S. 367]. Die Wirksamkeit verschiedener Ansätze zum Management von Aggression und Gewalt im Gesundheitswesen ist in der Literatur belegt [34-36]. Die Überprüfung der Wirksamkeit spezifischer Ansätze in verschiedenen Settings steht jedoch noch aus.

Die Bedeutung des Verhaltens der Beschäftigten zur Vermeidung von Gewaltereignissen darf nicht dazu führen, die Verantwortung für die betriebliche Prävention auf diese zu verlagern und technische oder organisatorische Lösungen aus dem Blick zu verlieren. Diese stellen auch weiterhin die Basis im Sinne der Verhältnisprävention dar, ohne die eine nachhaltige betriebliche Prävention nicht gelingen kann. Gerade die Sicherheit, die von guten technischen und organisatorischen Lösungen ausgeht, befähigt die Beschäftigten, sich in schwierigen Situationen angemessen zu verhalten. Ein funktionierendes

Alarmsystem beispielsweise und das Wissen um Rückendeckung durch Kollegen und Vorgesetzte wirken sich positiv auf das professionelle Verhalten der Beschäftigten aus.

Die verschiedenen Präventionsebenen wirken zusammen und bedingen sich gegenseitig. So kann beispielsweise die Rettungskette nur funktionieren, wenn alle Beschäftigten hinsichtlich der Frage unterwiesen wurden, wann und wie sie die Rettungskette auslösen.

Gewalt und Aggression treten typischerweise in Arbeitsbereichen auf, in denen es Kontakte mit Kunden gibt. Bereiche, in denen strukturelle Vorgaben von den Beschäftigten umgesetzt werden müssen oder die Einhaltung von Regeln kontrolliert werden, sind besonders betroffen. Es ist außerdem ein Unterschied, ob Gewaltsituationen in kurzen, nicht auf langfristige Beziehungen angelegten Kontakten zu Kunden oder Klienten auftreten oder ob es sich um längerdauernde Beziehungen zu Klienten, Patienten, Bewohnern oder Schülern handelt. Im letztgenannten Fall müssen deeskalierende und zum Selbstschutz eingesetzte Techniken gewährleisten, dass die Beziehung zu der Person, von der Gewalt ausgeht, nicht gefährdet wird. Beschäftigte müssen beim Einsatz von Deeskalations- oder Selbstschutztechniken die persönlichen Voraussetzungen der Person mit ihren Krankheiten oder Beeinträchtigungen berücksichtigen. Von daher ist es erforderlich, dass auf die unterschiedlichen Branchen zugeschnittene Präventionsmaßnahmen entwickelt werden und die Betriebe die Möglichkeit haben, diese entsprechend ihrer Besonderheiten zu gestalten. Die TGUV halten deshalb ein breites Angebot an branchenspezifischen Schriften, Seminaren und Beratungen vor, die beispielsweise Taxifahrer, Flugbegleiter, Wachpersonal, Lehrer, Pflege- und Betreuungskräfte oder Beschäftigte in Spielhallen in ihrer besonderen Situation ansprechen. Starre allgemeine Vorschriften sind nicht hilfreich. Empfehlungen sollten den Betrieben im Rahmen der Gefährdungsbeurteilung Raum geben, diese für ihre speziellen Gewaltsituationen und ihre spezielle Klientel zu modifizieren.

Versorgung und Rehabilitation von Versicherten nach Gewaltereignissen

Auch bei Übergriffen mit hohem psychischen Traumatisierungspotenzial, wie sie Gewaltereignisse darstellen, treten bei den meisten Betroffenen keine anhaltenden gesundheitlichen Folgen auf [37]. Bei einigen Personen entwickeln sich psychische Symptome, die eine frühzeitige psychotherapeutische Versorgung erfordern, um eine Chronifizierung zu verhindern [38]. Diese Fälle gilt es, frühzeitig zu identifizieren. Zum Spektrum der psychischen Störungen nach Arbeitsunfällen, vor allem bei Gewaltereignissen, zählen die akute Belastungsreaktion, spezifische Phobien, PTBS, Angststörungen, Anpassungsstörungen und depressive Episoden sowie anhaltende Schmerzstörungen in Verbindung von körperlichen und psychischen Faktoren, die in kritischer Interaktion stehen können [39].

Mit dem am 01.07.2012 in Kraft getretenen Psychotherapeutenverfahren [40] stellen die TGUV sicher, dass die Diagnostik und Therapie von psychischen Störungen nach Arbeitsunfällen einschließlich Gewaltereignissen evidenzbasiert und leitliniengerecht erfolgt. Da die für Psychotherapie in der gesetzlichen Krankenversicherung geltenden Richtlinien nicht anwendbar sind, mussten spezifische Qualifikationsanforderungen und eigenständige Versorgungsstrukturen entwickelt werden. Durch ein Netz von bundesweit 473 (Stand: 31.12.2013) speziell für die Anforderungen der TGUV qualifizierten Psychotherapeuten wird eine zügige ambulante Versorgung und Rehabilitation von der Akutintervention bis zur beruflichen Reintegration gewährleistet [41]. Die TGUV und die Durchgangsärzte (Unfallchirurgen), denen Versicherte auch nach ggf. isolierter psychischer Gewalteinwirkung vorgestellt werden, fungieren als Lotsen bei der Heilverfahrenssteuerung, um den Zugang zum Psychotherapeutenverfahren mit probatorischen Sitzungen zu ermöglichen. Je nach Behandlungsbedarf kann sich auf Antrag eine Weiterbehandlung anschließen (Abb. 2).

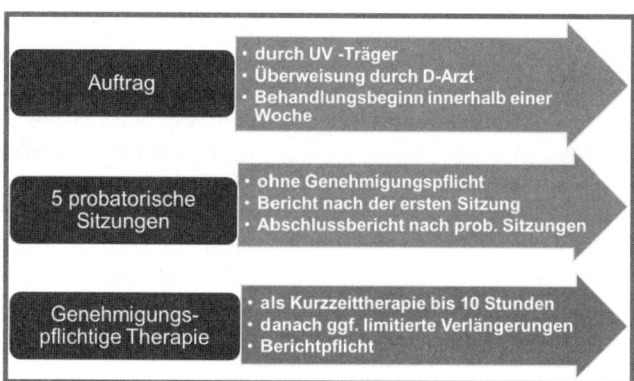

Abb. 2:   Ablauf des Psychotherapeutenverfahrens

Einzelne TGUV haben für Gewaltereignisse - ergänzend zum Psychotherapeutenverfahren - spezielle Regelungen über Meldeverfahren und die Einschaltung von betriebsärztlichen sowie anderen psychologischen Diensten getroffen, um eine unmittelbare Betreuung der bzw. Frühintervention bei den betroffenen Beschäftigten sicherzustellen [42].

In das Versorgungsnetzwerk der TGUV sind zudem die psychologischen Dienste der berufsgenossenschaftlichen Kliniken eingebunden [43, 44]. Das Leistungsspektrum umfasst spezielle berufsorientierte Trainings nach Gewaltereignissen am Arbeitsplatz, in denen Maßnahmen der medizinischen und beruflichen Rehabilitation verknüpft sind. Bei schweren Gesundheitsstörungen nach Gewaltereignissen kann eine Steuerung im Reha-Management der TGUV [45] geboten sein, um die medizinische Rehabilitation mit Versicherten, behandelnden Ärzten, Therapeuten und allen weiteren Beteiligten auf der Grundlage eines gemeinsam erstellten Rehabilitationsplans zu koordinieren und die Rückkehr an den Arbeitsplatz vorzubereiten.

Im Falle von Arbeitsunfällen durch Gewalt, Übergriffe und Aggression empfiehlt es sich, von Anfang an die Präventionsdienste der TGUV einzubinden. Ziel ist es zu klären, ob die Arbeitsschutzmaßnahmen ausreichend sind, um Wiederholungen vorzubeugen. Die Präventionsdienste sollten die notwendige Optimierung auf der Grundlage einer Gefährdungsbeurteilung (siehe oben) frühzeitig anstoßen. Technische, organisatorische oder persönliche Schutzmaßnahmen sind möglichst vor Beginn der Wiedereingliederung des Betroffenen umzusetzen, um gemeinsam mit dem Arbeitgeber und den betrieblichen Arbeitsschutzakteuren die Voraussetzungen für eine schnelle und erfolgreiche Reintegration zu schaffen. Das Zusammenwirken der Bereiche Prävention und Rehabilitation der TGUV [46] ist für einen wirksamen Arbeits- und Gesundheitsschutz bei Gewalt, Übergriffen und Aggression am Arbeitsplatz von wesentlicher Bedeutung.

Betriebliche Erstbetreuer können nach einem Gewaltereignis oder einem anderen belastenden, kritischen Ereignis eine wichtige Rolle bei der akuten Verarbeitung des Ereignisses spielen und dafür sorgen, dass die Betroffen eine entsprechende Nachsorge bekommen. Diese betriebliche, psychologische Erstbetreuung sollte möglichst durch qualifizierte Erstbetreuer angeboten werden, um zu erreichen, dass die wesentlichen Inhalte der Erstbetreuung adäquat umgesetzt werden. Die betriebliche psychologische Erstbetreuung beinhaltet
• die Bedürfnis- und Bedarfserhebung,
• die psychische Stabilisierung sowie
• die Vermittlung in das soziale Netzwerk der Betroffen und/oder in mittel- und ggf. längerfristige psychosoziale Hilfen.

In einem Seminar zur Ausbildung von Erstbetreuern hat die BGW im Rahmen einer Pilotstudie getestet, ob es gelingt, betriebliche Erstbetreuer auf ihre Aufgabe und Rolle vorzubereiten. In hausinternen Seminaren in drei Einrichtungen wurden daher folgende Inhalte vermittelt:

- Was sind potenziell traumatisierende Ereignisse im Betrieb?
- Stress und Belastungsreaktionen der Betroffenen
- Beanspruchungsverläufe und langfristige Folgen
- Kommunikation und Gesprächsführung mit Betroffenen
- Selbstbild/Rolle/Grenzen des betrieblichen Erstbetreuers
- Rechtliche Grundlagen (Fürsorgepflicht/Datenschutz)
- Betriebliches Konzept (z. B. Notfallpläne, Meldepflichten Arbeitsunfall).

An den Seminaren nahmen insgesamt 50 Beschäftigte teil. Die Teilnehmer wurden vor den Seminaren und zwei Jahre danach gefragt, wie sicher sie sich bei der Betreuung von Kollegen nach verschiedenen Gewaltereignissen fühlen. An der Befragung nach zwei Jahren nahmen 40 (80%) der Seminarabsolventen teil. Insgesamt zeigte sich, dass die Seminarteilnehmer sich zwei Jahre später nach den verschiedenen Gewaltsituationen bei der Erstbetreuung sicherer fühlten als vor dem Seminar. Erwartungsgemäß war die Sicherheit bei leichteren Gewaltereignissen höher als bei schweren Gewaltereignissen (Abb 3).

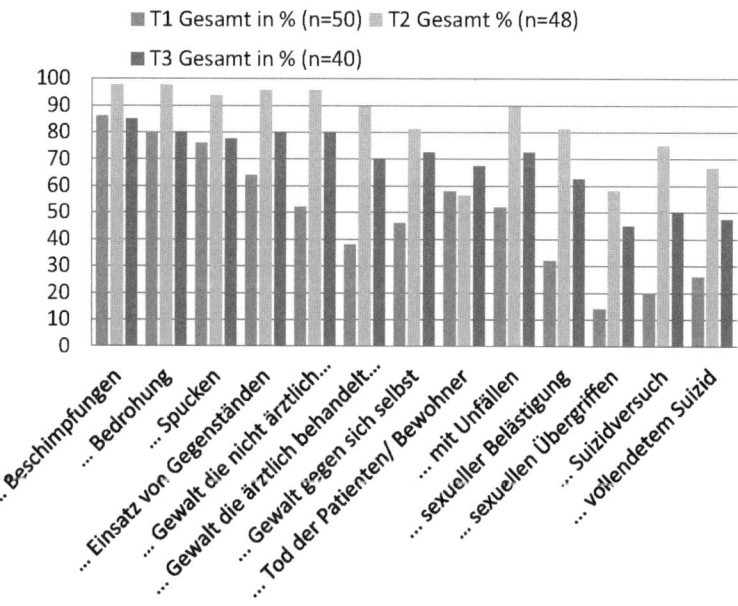

Wie sicher fühlen Sie sich im Umgang mit ...

Abb. 3:   Sicherheit beim Umgang mit Gewaltsituationen in Abhängigkeit vom Befragungszeitpunkt bei betrieblichen Erstbetreuern (T1 vor dem Seminar, T2 direkt nach dem Seminar, T3 zwei Jahre nach dem Seminar)

In allen Bereichen stieg die empfundene Sicherheit direkt nach dem Seminar aber deutlich an und blieb auch nach zwei Jahren deutlich über dem Ausgangsniveau.

Die Ausbildung von betrieblichen Erstbetreuern kann daher ein wichtiges Bindeglied bei der Prävention und Rehabilitation von Gewaltereignissen spielen. Im Rahmen der Gefährdungsanalyse sollte daher auch geklärt werden, ob es sinnvoll ist, betriebliche Erstbetreuer zu qualifizieren [47]. Die Ergebnisse der Pilotstudie zur Qualifizierung von betrieblichen Erstbetreuern werden zurzeit BGW-intern diskutiert und möglicherweise wird die BGW demnächst entsprechende Qualifizierungsmaßnahmen im Rahmen ihres Seminarprogrammes anbieten.

Literatur

1. CHAPPELL, D., DI MARTINO, V.: Violence at work. Genf, Interational Labour Office (2006)
2. International Labour Office: Framework Guidelines for Addressing Workplace Violence in the Health Sector. Genf: International Labour Office (2009)
3. Europäische Agentur für Sicherheit und Gesundheitsschutz am Arbeitsplatz: Gewalt bei der Arbeit. Factsheet 24 (2002), (08.01.2017) http://www.osha.europa.eu/de/tools-and-publications/publications/factsheets/24/view
4. NIENHAUS, A., DRECHSEL-SCHLUND, C., SCHAMBORTZKI, H., SCHABLON, A.: Gewalt und Diskriminierung am Arbeitsplatz. Bundesgesundheitsblatt Gesundheitsforschung Gesundheitsschutz 59 (1): 88-97 (2016)
5. OKECHUKWU, C.A., SOUZA, K., DAVIS, K.D., DE CASTRO, A.B.: Discrimination, harassment, abuse, and bullying in the workplace: contribution of workplace injustice to occupational health disparities. American Journal of Industrial Medicine 57(5): 573-586 (2014)
6. YANG, L.Q., CAUGHLIN, D.E., GAZICA, M.W., TRUXILLO, D.M., SPECTOR, P.E.: Workplace mistreatment climate and potential employee and organizational outcomes: a meta-analytic review from the target's perspective. Journal of Occupational Health Psychology 19 (3): 315-335 (2014)
7. NIELSEN, M.B., MAGERØY, N., GJERSTAD, J., EINARSEN, S.: Workplace bullying and subsequent health problems.(Artikel in Englisch und Norwegisch). Tidsskrift for den Norske Laegeforening 134 (12-13): 1233-1238 (2014)
8. LOERBROKS, A., WEIGL, M., LI, J., GLASER, J., DEGEN, C., ANGERER, P.: Workplace bullying and depressive symptoms: a prospective study among junior physicians in Germany. Journal of Psychosomatic Research 78 (2): 168-172 (2015)
9. SRABSTEIN, J., JOSHI, P., DUE, P. et al. (2008) Prevention of public health risks linked to bullying: a need for a whole community approach. International Journal of Adolescent Medicine and Health 20 (2): 185-199 (2008)
10. NIELSEN, M.B., SKOGSTAD, A., MATTHIESEN, S.B. et al.: Prevalence of workplace bullying in Norway: comparisons across time and estimation methods. European Journal of Work and Organizational Psychology 18 (1): 81-101 (2009)

11.   SLANY, C., SCHÜTTE, S., CHASTANG, J.F., PARENT-THIRION, A., VERMEYLEN, G., NIED-
       HAMMER, I.: Psychosocial work factors and long sickness absence in Europe. Interna-
       tional Journal of Occupational and Environmental Health 20 (1): 16-25 (2014)
12.   KOSTEV, K., REX, J., WAEHLERT, L., HOG, D., HEILMAIER, C.: Risk of psychiatric and
       neurological diseases in patients with workplace mobbing experience in Germany:
       a retrospective database analysis. German Medical Science 2014 May 27;12:Doc10
13.   NIELSEN, M.B., HETLAND, J., MATTHIESEN, S.B., EINARSEN, S.: Longitudinal relationships
       between workplace bullying and psychological distress. Scandinavian Journal of
       Work, Environmental & Health 38 (1): 38-46 (2012)
14.   Allgemeines Gleichbehandlungsgesetz (AGG): § 3 Begriffsbestimmung, (08.01.2017)
       http://www.gesetze-im-internet.de/agg/__3.html
15.   Antidiskriminierungsstelle des Bundes: „Sexuelle Belästigung am Arbeitsplatz"
       Ergebnisse einer repräsentativen Umfrage unter Beschäftigten in Deutschland (2015),
       (08.01.2017) http://www.antidiskriminierungsstelle.de/SharedDocs/Downloads/ DE/
       publikationen/Umfragen/Handout_Umfrage_sex_Belaestigung_am_ArbPlatz_Be-
       schaeftigte.pdf?__blob = publicationFile&v = 2
16.   BRANDSTEDT, U., ELKE, G., SCHAMBORTSKI, H.: Sexuelle Belästigung am Arbeitsplatz:
       Wahrnehmungen und Bewältigungsstrategien berufstätiger Frauen - eine Studie.
       Frauenforschung 10 (1/2): 84-104 (1992)
17.   NIELSEN, M.B., EINARSEN, S.: Prospective relationships between workplace sexual
       harassment and psychological distress. Occupational Medicine (London) 62 (3): 226-
       228 (2012)
18.   BROWN, L.P., ROSPENDA, K.M., SOKAS, R.K., CONROY, L., FREELS, S., SWANSON, N.G.:
       Evaluating the association of workplace psychosocial stressors with occupational
       injury, illness, and assault. Journal of Occupational and Environmental Hygiene 8
       (1): 31-37 (2011)
19.   Deutsche Gesetzliche Unfallversicherung (DGUV) Auskunft von STANDKE, W.,
       DGUV Referat „Statistik - Makrodaten, Arbeits- und Schülerunfälle" vom 14.01.2015
20.   WENDELER, D., DULON, M., NIENHAUS, A.: Unfälle und Berufskrankheiten im Jahr
       2012 bei der Berufsgenossenschaft für Gesundheitsdienst und Wohlfahrtspflege. In
       Nienhaus, A. (Hrsg): RiRe - Risiken und Ressourcen in Gesundheitsdienst und
       Wohlfahrtspflege. Landsberg, ecomed (2014)
21.   ZEH, A., SCHABLON, A., WOHLERT, C., RICHTER, D., NIENHAUS, A.: Gewalt und Ag-
       gression in Pflege- und Betreuungsberufen - ein Literaturüberblick. Gesundheits-
       wesen 71: 449-459 (2009)
22.   SCHABLON, A., ZEH, A., WENDELER, D., PETERS, C., WOHLERT, C., HARLING, M., NIEN-
       HAUS, A.: Frequency and consequences of violence and aggression towards em-
       ployees in the German healthcare and welfare system: a cross-sectional study. BMJ
       Open 2 (5): 1-5 (2012)
23.   SCHABLON, A., ZEH, A., WENDELER, D., WOHLERT, C., HARLING, M., NIENHAUS, A.:
       Häufigkeit und Folgen von Gewalt und Aggression gegen Beschäftigte im deutschen
       Gesundheitswesen - ein Survey (deutschsprachige Variante von [23]. In: Nienhaus,
       A. (Hrsg): RiRe - Risiken und Ressourcen in Gesundheitsdienst und Wohlfahrtspflege.
       ecomed Landsberg, ecomed (2014)
24.   BERNALDO-DE-QUIRÓS, M., PICCINI, A.T., GÓMEZ, M.M., CERDEIRA, J.C.: Psychological
       consequences of aggression in pre-hospital emergency care: cross sectional survey.
       International Journal of Nursing Studies 52 (1): 260-270 (2015)
25.   EDWARD, K.L., OUSEY, K., WARELOW, P., LUI, S.: Nursing and aggression in the
       workplace: a systematic review. British Journal of Nursing 23 (12): 653-659 (2014)

26. DEMIR, D., RODWELL, J.: Psychosocial antecedents and consequences of workplace aggression for hospital nurses. Journal of Nursing Scholarship 44 (4): 376-384 (2012)
27. FITZGERALD, D., REID, A.: Frequency and consequences of violence in community pharmacies in Ireland. Occupational Medicine (London) 62 (8): 632-637 (2012)
28. HARTLEY, D., RIDENOUR, M., CRAINE, J., COSTA, B.: Workplace violence prevention for healthcare workers - an online course. Rehabilitation Nursing 37 (4): 202-206 (2012)
29. DE PUY, J., ROMAIN-GLASSEY, N., GUT ,M., WILD, P., MANGIN, P., DANUSER, B.: Clinically assessed consequences of workplace physical violence. International Archives of Occupational and Environmental Health 88 (2): 213-224 (2015)
30. MCFARLANE, A.C., BRYANT, R.A.: Post-traumatic stress disorder in occupational settings: anticipating and managing the risk. Occupational Medicine (London) 57 (6):404-10 (2007)
31. REGEL, S.: Post-trauma support in the workplace: the current status and practice of critical incident stress management (CISM) and psychological debriefing (PD) within organizations in the UK. Occupational Medicine (London) 57 (6):411-416 (2007)
32. Gemeinsame Deutsche Arbeitsschutzstrategie - GDA (o. J.) Arbeitsprogramm Psyche: Stress reduzieren - Potenziale entwickeln. (o.J.), (08.01.2017) http://www.gda-psyche.de/DE/Home/home_node.html
33. WALTER, G., NAU, L., OUD, N. (Hrsg): Aggression und Aggressionsmanagement - Praxishandbuch für Gesundheits- und Sozialberufe. Bern, Huber (2012)
34. RICHTER, D., NEEDHAM, I.: Effekte von mitarbeiterbezogenen Trainingsprogrammen zum Aggressionsmanagement in Einrichtungen der Psychiatrie und Behindertenhilfe - Systematische Literaturübersicht. Psychiatrische Praxis 34 (1): 7-14 (2007)
35. LIVINGSTON, J.D., VERDUN-JONES, S., BRINK, J., LUSSIER, P., NICHOLLS, T.: A narrative review of the effectiveness of aggression management training programs for psychiatric hospital staff. Journal of Forensic Nursing 6 (1):15-28 (2010)
36. KYNOCH, K., WU, C.J., CHANG, A.M.: Interventions for preventing and managing aggressive patients admitted to an acute hospital setting: a systematic review. Worldviews on Evidence-Based Nursing 8 (2): 76-86 (2011)
37. ANGENENDT, J.: Psychische Störungen nach Gewalterleben und Bedrohung - Einführung aus medizinisch-psychologischer Sicht. MedSach 108 (3):106-10 (2012)
38. ANGENENDT, J., RIERING, A., RÖHRICH, B., SÜDKAMP, N., Berger, M.: Freiburger Arbeitsunfallstudie-II (FAUST-II). Trauma und Berufskrankheit 14 (Suppl. 3):299-306 (2012)
39. BENGEL, J.: Akute Folgen psychischer Traumatisierung - Diagnostik und Behandlung AWMF-Register Nr. 051/027 (2014), (08.01.2017) http://www.awmf.org/leitlinien/detail/anmeldung/1/ll/051-027.html
40. Deutsche Gesetzliche Unfallversicherung (DGUV), Sozialversicherung für Landwirtschaft, Forsten und Gartenbau (LSV-SpV): Psychotherapeutenverfahren (2012), (08.01.2017) http://www.dguv.de/medien/landesverbaende/de/med_reha/documents/psych2.pdf
41. SCHOLTYSIK, D.: DGUV Referat Soziale Reha, Begutachtung, Pflege, Psyche. Persönliche Auskunft vom 06.02.2015
42. Berufsgenossenschaft Handel und Warenlogistik (BGHW): Hilfe nach einem Überfall/Gewaltereignis (o.J.), (08.01.2017) http://www.bghw.de/arbeitnehmer/unsere-leistungen/hilfe-nach-einem-ueberfall-gewaltereignis/hilfe-nach-einem-ueberfall-gewaltereignis
43. SCHULZ, B., ULLMANN, U.: Psychotraumatologische Versorgung im bg-lichen Heilverfahren. Trauma und Berufskrankheit 9 (Suppl. 1):109-112 (2007)

44.   DRECHSEL-SCHLUND, C., WEIß, M., KRAHL, C., ROMER-RASCHIDI, K., GRUNER, B., FREYTAG, H., HOFFMANN, R.: Umsetzung des Psychotherapeutenverfahrens. Trauma und Berufskrankheit 17 (Suppl. 2): 275 (2015)
45.   Deutsche Gesetzliche Unfallversicherung (DGUV): Reha-Manager/Berufshelfer (o.J.), (08.01.2017) http://www.dguv.de/de/reha_leistung/teilhabe/reha-manager/index.jsp
46.   DRECHSEL-SCHLUND, C., WINDEMUTH, D.: Gewalt am Arbeitsplatz - Handlungsfelder für Prävention und Rehabilitation; DGUV Forum (7-8): 18-19 (2013)
47.   Berufsgenossenschft für Gesundheitsdienst und Wohlfahrtspflege (BGW): Notfallplan - Gewalt gegen Beschäftigte in Betreuungsberufen (o.J.), (08.01.2017) https://www.bgw-online.de/DE/Medien-Service/Medien-Center/Medientypen/bgw-themen/TP-PUGA_Gewalt_und_Aggression_in_Betreuungsberufen_Notfallplan-Download-Suchtrefferseite.html

Anschrift der Verfasser
Prof. Dr. Albert Nienhaus
Institut für Versorgungsforschung in der Dermatologie und bei Pflegeberufen (IVDP), Kompetenzzentrum für Epidemiologie und Versorgungsforschung bei Pflegeberufen (CVcare)
Universitätsklinikum Hamburg-Eppendorf
Martinistr. 52, Bethanienhöfe, 20246 Hamburg

Deeskalationsmanagement - Querschnittsaufgabe der Arbeitsmedizin: Ist die Implementierung von Maßnahmen zum Deeskalationsmanagement bei Patientenübergriffen ein betriebsärztliches Thema?

G. Horst-Schaper, D. Sampath Kumar

Übergriffe und aggressive Verhaltensweisen sind für das Personal im Gesundheitswesen eine zentrale Gefährdung. Häufig werden diese Vorfälle bagatellisiert und in ihren Auswirkungen auf die psychische und/oder körperliche Gesundheit der betroffenen Person unterschätzt.

Um einen Betrieb von der Notwendigkeit eines Deeskalationsmanagements zu überzeugen, bedarf es zunächst einer systematischen Erfassung und Auswertung erfolgter Übergriffe. Dies ermöglicht die Ermittlung besonders betroffener Bereiche und eine Priorisierung von Handlungsfeldern.

Im Klinikum Braunschweig, einem Klinikum der Maximalversorgung mit 1.400 Betten, wurden im Jahr 2014 insgesamt 246 Übergriffe gemeldet, im Jahr 2015 sogar 322 Übergriffe.

Angesichts dieser Zahlen fiel seitens der Geschäftsführung der Entschluss zur Schaffung eines ganzheitlichen betrieblichen Konzeptes zur Prävention von Übergriffen und ausreichender Angebote zur Nachsorge nach erfolgtem Übergriff. Zur Etablierung eines systematischen Deeskalationsmanagements eignet sich die Arbeitsmedizin in besonderer Weise, da Betriebsärzte sowohl bei den Mitarbeitern als auch als Berater im Unternehmen eine Vertrauensstellung genießen.

Ein systematisches Deeskalationsmanagement sollte Teil des betrieblichen Arbeits- und Gesundheitsschutzes sein. Anzahl und Ausmaß der Übergriffe fließen ferner in die Beurteilung psychischer Belastungen ein.

Ausgangslage

In einem Krankenhaus der Maximalversorgung mit rund 1.400 Betten und 3.900 Beschäftigten, das ein Einzugsgebiet von ca. 1,5 Millionen Einwohnern versorgt, wurde ab 2013 vom zuständigen betriebsärztlichen Dienst ein Projekt installiert, das zunächst auf die Verbesserung der Nachbetreuung von Beschäftigten nach Patientenübergriffen abzielte. Dieses Projekt wurde im weiteren Verlauf systematisch erweitert, um ein einheitliches und systematisches Deeskalationsmanagement zu etablieren.

Aus der betriebsärztlichen Betreuung waren bereits im Vorfeld mehrfach unsystematisierte Fallbeispiele von Beschäftigten zu Patientenübergriffen berichtet worden. Die Vorstellung dieser Mitarbeiter erfolgte meist aus anderem Anlass, z.b. im Rahmen der arbeitsmedizinischen Vorsorge oder im Rahmen des betrieblichen Wiedereingliederungsmanagements nach längerer Erkrankung.

Daneben meldeten sich aber auch Stationsleitungen im betriebsärztlichen Dienst, die die Klärung der Frage wünschten, welche Unterstützung für Betroffene nach Übergriffen möglich sei.

Und schließlich veranlassten Berichte über die Möglichkeit der Einleitung des so genannten Psychotherapeutenverfahrens der Unfallversicherungsträger den betriebsärztlichen Dienst dazu, sich wesentlich intensiver als zuvor mit Fragen von Patientenübergriffen und betrieblichen Deeskalationsstrategien zu befassen. Das Psychotherapeutenverfahren der Unfallversicherer war zu diesem Zeitpunkt in der Region kaum bekannt. Aufgrund der Tatsache, dass in der Region Südostniedersachsen nur wenige niedergelassene Psychotherapeuten am Psychotherapeutenverfahren teilnehmen, ist es immer noch schwierig, selbst mit Unterstützung des zuständigen Unfallversicherungsträgers Beschäftigten, die von Patientenübergriffen betroffen waren, zeitnah probatorische Sitzungen zur Verfügung zu stellen. Das angestrebte Ziel lag somit vorrangig in einer Verbesserung der Präventionsmaßnahmen, um die Anzahl der Mitarbeiter, bei denen erhebliche posttraumatische Belastungsreaktionen auftreten, so gering wie möglich zu halten.

Definitionen und Grundlagen

Unter einem Patientenübergriff wird in der folgenden Arbeit jede verbale und/oder körperliche Verhaltensweise von Patienten oder Dritten subsumiert, die dazu führt, dass Beschäftigte in eine Situation gedrängt werden, in der sie Opfer einer aggressiven Handlung werden können.

Unter Deeskalation werden in Anlehnung an WESULS [1] alle Maßnahmen verstanden, die die Entstehung oder die Steigerung von Aggression und Gewalt erfolgreich verhindern.

Mit einem Deeskalationsmanagement sollen psychische und/oder physische Beeinträchtigungen oder Verletzungen von Beschäftigten vermieden oder zumindest reduziert werden.

Patientenübergriffe können formal drei unterschiedlichen Gruppen zugeteilt werden:

1. verbale Aggression: zum Teil ohne klare Drohung, aber auch die Drohung, jemandem Gewalt anzutun, oder selbstwertverletzendes und aggressives Verhalten gegenüber Beschäftigten;
2. körperliche Gewalt gegen Dinge: sowohl nicht-zielgerichtete bedrohliche Verhaltensweisen, wie auch konkret aggressives zerstörerisches Verhalten;
3. Gewalt gegen Personen.

Rechtlich gesehen ist ein Patientenübergriff als Arbeitsunfall gemäß § 8 Abs. 1 SGB VII zu bewerten und bezieht sich auch auf entstehende Gesundheitsschäden körperlicher und/oder psychischer Natur, die durch Übergriffe von Patienten oder Dritten im Dienst verursacht sind. Die Abwehr von Gesundheitsschäden durch Patientenübergriffe ergibt sich auch aus dem Präventionsauftrag der Unfallkassen gemäß § 14 SGB VII.

Ziele der Implementierung eines systematischen und alle Bereiche des Klinikums betreffenden Deeskalationsmanagements wurden wie folgt festgelegt:

• klare und für alle Beschäftigten bekannte Verfahrensabläufe schaffen;
• Unterstützung von Mitarbeitern;
• Ausbau der Prävention von Patientenübergriffen;
• frühzeitigere Intervention bei posttraumatischen Belastungsstörungen als Folge eines Patientenübergriffs;
• Rechtssicherheit für das Personal im Umgang mit Patientenübergriffen erhöhen.

Analysephase

Im Zusammenhang mit der Projektplanung war zunächst zu klären, welche Strukturen zur Prävention von Patientenübergriffen in einzelnen Abteilungen bereits vorhanden waren. Diese stellten sich in Anbetracht der Tatsache, dass die Einrichtung 19 Kliniken sowie zehn selbstständige klinische Abteilungen und sechs Institute besitzt, als sehr vielfältig dar. Daraus leitete sich die Frage ab, ob die Problematik von Patientenübergriffen ein generelles Problem in der Einrichtung ist, oder sich auf einzelne Bereiche konzentriert.

Zum Zeitpunkt der Analyse waren bereits einzelne Elemente, die ein Deeskalationskonzept ausmachen, vorhanden; so stand auf einzelnen Stationen ein Wachdienst zu bestimmten kritischen Zeiten zur Verfügung. Im Bereich der Akutpsychiatrie wurden Übergriffe sogar regelmäßig erfasst und darüber hinaus organisierten einige Stationsleitungen für die ihnen zugeordneten Mitarbeiter Seminare zur Deeskalation und Selbstverteidigung. Dies erfolgte allerdings nicht in Absprache mit der Bildungseinrichtung des Hauses, die sich sonst um unterschiedliche Arten der berufsbegleitenden Fort- und Weiterbildung kümmert.

Für die Erfassung der betroffenen Bereiche erschien die Entwicklung eines entsprechenden Fragebogens sinnvoll. Dieser kann gleichzeitig dazu genutzt werden, Betroffenen raschen Zugang zu einem Gesprächsangebot in der Arbeitsmedizin zu verschaffen und bei Bedarf diese dann auch in das so genannte Psychotherapeutenverfahren weiter zu vermitteln. In dem Fragebogen wird erfasst, wann das Ereignis stattfand, einschließlich des Wochentags, der Schicht sowie des Einsatzortes und einer kurzen Charakteristik des Aggressors. Darüber hinaus sollte mit dem Fragebogen geklärt werden, ob es spezifische Situationen gibt, die im Zusammenhang mit Übergriffen stehen, sei es durch Interaktion mit dem betreuenden Personal oder durch vorliegende Gesundheitsstörungen, wie Alkohol- und/oder Drogenintoxikation, Demenz oder Schmerz. Neben der Schilderung des Vorfalls wird dann im weiteren Verlauf abgefragt, welche Konsequenz der geschilderte Übergriff auf das Opfer hatte, wobei hierbei entsprechend der oben aufgeführten Systematik von Patientenübergriffen zwischen verbalen Angriffen, Gewalt gegen Sachen und Gewalt gegen Personen differenziert wurde. Für die Einordnung der Schwere des erlebten Übergriffs werden die Betroffenen gebeten, diese auf einer Skala zwischen 1 (leicht) und 10 (schwer) zu differenzieren. Der Fragebogen kann rein anonym ausgefüllt werden. Wenn allerdings der betroffene Beschäftigte eine Beratung in der Arbeitsmedizin wünscht, wird er gebeten, seine Kontaktdaten der Arbeitsmedizin zu offenbaren. Die Kontaktdaten des betroffenen Mitarbeiters werden nur mit dessen Zustimmung an Dritte weitergeleitet. So ist zur Einleitung eines Psychotherapeutenverfahrens die Weiterleitung an die Unfallversicherung erforderlich. Inzwischen hat sich das Verfahren so gut eingespielt, dass der Fragebogen in Absprache mit dem für das Haus zuständigen Unfallversicherungsträger auch als Unfallanzeige nach Übergriff genutzt werden kann, sofern der betroffene Mitarbeiter dies wünscht. Der Fragebogen wurde durch persönlichen Kontakt der Arbeitsmedizin mit den Stationsleitungen und Mitarbeitern über den Betriebsrat und natürlich auch über das hausinterne Intranet bekanntgemacht.

Überraschend war die Zahl der daraufhin bei der Arbeitsmedizin eingegangenen Meldungen von Patientenübergriffen. Im Zeitraum von Juni 2013 bis Juli 2016 waren es insgesamt 920 Meldungen. Gemessen am Patientenaufkommen mit knapp 58.000 vollstationären und 160.000 ambulanten Patienten pro Jahr, treten Übergriffe zwar relativ selten auf, die vorliegende Anzahl war aber doch Anlass, die Thematik mit der Geschäftsführung des Hauses genauer zu erörtern und daraus weitere Maßnahmen abzuleiten.

Zuvor sollen noch einige Daten der Analyse vorgestellt werden. Erwartungsgemäß war die Zahl der Meldungen von Übergriffen in der psychiatrischen Aufnahme sowie in der Unfallaufnahme relativ hoch. Einen weiteren Schwerpunktbereich stellte die internistische Intensivstation dar, die für die Aufnahme überwachungspflichtiger Patienten zuständig ist. Die Zahl der Meldungen von Stationen und Funktionsbereichen, die möglicherweise zunächst nicht ausreichend über den Fragebogen und das Vorgehen informiert worden waren, erhöhte sich in den vergangenen zwei Jahren deutlich, wobei der Eindruck besteht, dass dies eher auf ein Informationsdefizit zurückzuführen ist als durch eine Veränderung im Patientenkollektiv. Auffallend ist auch die Tatsache, dass fast die Hälfte der Übergriffe in die Gruppe der Übergriffe von verbaler Aggression und körperlicher Gewalt einzuordnen ist (Abb. 1).

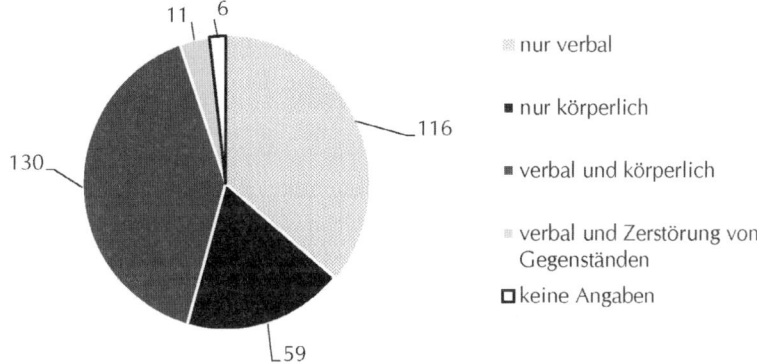

Abb. 1:   **Art der Übergriffe im Jahr 2015 (n = 322)**

Hier hatte RICHTER [2] in seiner Arbeit über Übergriffe bei Personal im Gesundheitsdienst eher einen Schwerpunkt bei verbalen Übergriffen gesehen. Man kann allerdings diskutieren, ob in der Analysegruppe leichtere rein verbale Übergriffe nicht konsequent gemeldet wurden. Problematisch ist auch die Tatsache, dass bei 4-5 % der Übergriffe Waffen wie Messer, Rasierklingen und Knallkörper eine Rolle spielen. Im Hinblick auf die erlebte Schwere von Übergriffen, wobei hier nicht nach verbalen und körperlichen Übergriffen differenziert wurde, wurden mindestens 70 % der gemeldeten Übergriffe auf der Skala mit dem Wert 5 und schwerer eingestuft. Das macht deutlich, wie belastend diese Übergriffe von Mitarbeitern erlebt werden (Abb. 2).

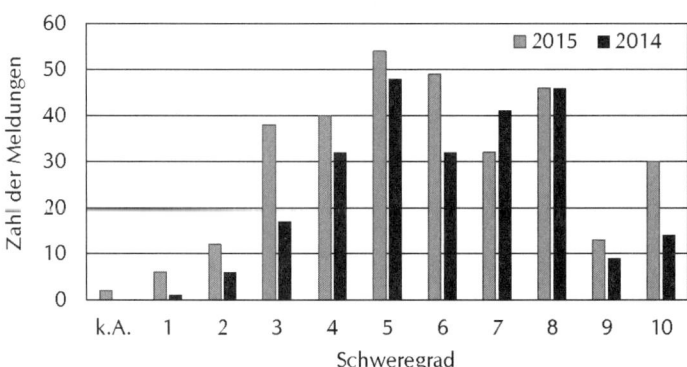

Abb. 2:   **Bewertung des Schweregrades des Übergriffs (1 = leicht, 10 = sehr schwer)**

Bei der Analyse der Reaktionsweise des Aggressors (Abb. 3) zeigen die Zahlen aus dem Jahr 2015 exemplarisch, dass bei den Übergriffen in der Psychiatrischen Ambulanz, der Unfallaufnahme und der aufnehmenden Intensivstation in 60% Alkohol- und/oder Drogenintoxikationen ursächlich für die Mehrzahl der gemeldeten Übergriffe waren. In anderen Bereichen befanden sich Patienten zu 60% in einem verwirrten Zustand. Das Gros der Übergriffe ging von einem Patienten aus (91%) und 70% der Aggressoren waren männlichen Geschlechts. Erstaunlich ist, dass bei 40% der Vorfälle kein konkreter Auslöser benannt werden konnte. Hier ist sicherlich zu fragen, ob wirklich kein Auslöser vorlag oder die betroffenen Mitarbeiter das Risiko einer Konflikteskalation falsch eingeschätzt haben. In etwa 20% war das Ablehnen eines Wunsches oder einer Forderung Auslöser des Übergriffs.

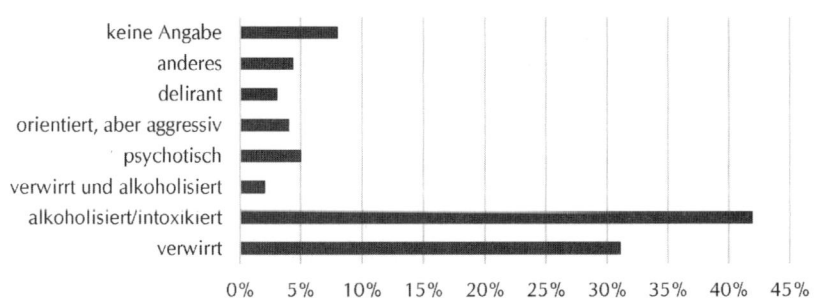

Abb. 3:   **Zustand des Aggressors (Auswertung der Zahlen von 2015, n = 322)**

Wartezeiten hingegen spielten eine untergeordnete Rolle (1,5%). Wenn man die vorliegenden Meldungen aus dem Jahr 2015 im Hinblick auf die Beendigung des Übergriffs weiter analysiert, ist aber festzustellen, dass in nur 9% der

Fälle eine Beendigung durch ein ruhiges Gespräch möglich und keine weiteren Maßnahmen nötig waren. In 40% der Fälle hingegen war ein Festhalten unter Krafteinsatz oder eine Fixierung erforderlich und in 21% der Fälle musste sogar zusätzlich die Polizei hinzugezogen werden. In der Nachsorge wurden in diesem Jahr neun Gespräch in der Arbeitsmedizin mit Betroffenen auf deren Wunsch hin durchgeführt. In zwei der insgesamt 322 Fälle wurde ein Psychotherapeutenverfahren eingeleitet.

Projektinitiierung

Die Vorstellung der ersten Fragebogenergebnisse im Jahr 2014 führte zur Gründung einer Steuerungsgruppe zum Thema Deeskalation mit der Aufgabe, die wesentlichen Themen für ein systematisches Deeskalationsmanagement in der Einrichtung zu bearbeiten. Der zuständige Unfallversicherer erklärte sich darüber hinaus bereit, die Schulungsmaßnahmen für zwei Deeskalationstrainer aus dem Bereich der Psychiatrie als besonders betroffenem Arbeitsbereich zu übernehmen.

Maßgebliche Partner für das Projekt waren innerbetrieblich die Geschäftsführung, der Betriebsrat, der Bereich Arbeitssicherheit, die Deeskalationstrainer und die Arbeitsmedizin. Außerbetrieblich wurde bereits in dieser Projektphase eine enge Zusammenarbeit mit dem Unfallversicherungsträger aufgebaut. Die Steuerungsgruppe wurde aus Vertretern der Geschäftsführung, der Arbeitsmedizin und dem Betriebsrat, den Deeskalationstrainern und klinischen Vertretern besonders betroffener Stationen gebildet.

Projektdurchführung

Der Steuerungskreis macht es sich zur Aufgabe, die maßgeblichen Faktoren für ein systematisches Deeskalationsmanagement zu identifizieren und zu bündeln und diese im ganzen Haus bekanntzumachen. Wesentliche Teilaspekte dieser Arbeit waren präventive Maßnahmen, ebenso wie solche zur Nachsorge und jetzt auch Fragen zur Rechtssicherheit für Mitarbeiter, die von Übergriffen betroffen sind. Bei den Präventionsstrategien wurden unterschiedliche Schwerpunkte gesetzt:

1. Inhouse-Schulungen durch die hauseigenen Deeskalationstrainer, die nicht nur für den Bereich tätig werden, in dem sie arbeiten;
2. Gefährdungsbeurteilung und persönliche Schutzausrüstung. Hierbei geht es besonders um Erstellung spezifischer Gefährdungsbeurteilungen

für besonders betroffene Bereiche, auf die im Folgenden noch näher eingegangen wird. Weiterhin soll die Beschaffung von persönlichen Schutzausrüstungen in Abhängigkeit von Bereich und Analyse der Gefährdung vereinheitlicht werden und schließlich auch eine Überarbeitung einer bereits vorhandenen Verfahrensanweisung zur Fixierung von Patienten erfolgen. Die Gefährdungsbeurteilung wird vor dem Hintergrund baulicher Besonderheiten, organisatorischer Abläufe und dem Thema Schulung und Unterweisung betrachtet (Abb. 1 - Art der Patientenübergriffe).

Darüber hinaus spielt im Präventionskonzept auch der Einsatz von Wachpersonal zu bestimmten Zeiten wie auch im Bedarfsfall eine wichtige Rolle. Zusätzlich werden derzeit interne Alarmierungssysteme auf Praktikabilität hin begutachtet. Die rechtliche Handhabe im Sinne eines Hausverbots wurde auf Veranlassung der Steuerungsgruppe sehr konkret geregelt und mündete in eine klinikinterne Handreichung für das rechtssichere Aussprechen eines Hausverbots und die Regelung von Zuständigkeiten in diesem Zusammenhang.

Im Rahmen der Nachsorge werden vorrangig Meldungen von Patientenübergriffen mittels Fragebogen anonym oder nach Wunsch mit Namensnennung bearbeitet und mit einem Gesprächsangebot durch die Arbeitsmedizin aufgenommen. Bei namentlicher Meldung kann sogar eine Kopie an den Gemeinde-Unfall-Verband weitergeleitet werden, sofern der Mitarbeiter zustimmt, damit dieser Fragebogen im Nachhinein als Unfallanzeige gewertet werden kann. Die Erstbetreuung von Betroffenen wird mit einer Checkliste für Mitarbeiter vor Ort als konkrete Handlungshilfe komplettiert, die eine Kurzanleitung für Kollegen darstellt, im Sinne einer kollegialen ersten Hilfe, auf Betroffene zuzugehen. Weiterhin besteht die Möglichkeit, den seelsorgerischen Notdienst der Stadt Braunschweig in Anspruch zu nehmen. Die Weiterbetreuung in schwerwiegenderen Fällen wird über das Psychotherapeutenverfahren sichergestellt. Da auffallend war, dass Mitarbeiter im Hinblick auf Themen wie Notwehr und die rechtliche Beratung nach erfolgtem Übergriff, z.B. im Hinblick auf eine mögliche Strafanzeige gegen den Aggressor, sehr unsicher waren, wurden entsprechende Handlungsanleitungen unter Mitarbeit eines Juristen erstellt, die als Leitfaden für die Beschäftigten dienen können.

Verankerung im Unternehmen

Ein Handlungsleitfaden wurde inzwischen veröffentlicht. Ein wesentliches Element der Veröffentlichung stellt die ausdrückliche Stellungnahme der Betriebsleitung dar, dass Übergriffe auf das Personal nicht akzeptiert werden.

Außer als Druckbroschüre ist dieser Handlungsleitfaden auch im Intranet des Hauses veröffentlicht, so dass er für jeden Mitarbeiter rasch zugänglich ist. Er stellt Aufgabe und Verpflichtung zugleich dar, konsequent und beständig an Maßnahmen zum Deeskalationsmanagement im Haus zu arbeiten.

Blick über den Tellerrand

Die Einschätzung, wie oft Beschäftigte Übergriffen von Patienten und/oder Dritten ausgesetzt sind, ist in der Literatur uneindeutig. Dies wird insbesondere dann deutlich, wenn es um Zahlen geht, die sich nicht nur auf körperliche sondern auch auf psychische Traumafolgen beziehen. In einer ausführlichen Studie beschäftigte sich RICHTER schon 2007 mit posttraumatischen Belastungsstörungen bei Beschäftigten im Gesundheitsdienst [3], die mit weiteren Daten im Jahr 2009 unterfüttert wurde [4]. In seinem 2014 veröffentlichten Artikel berichtet RICHTER [2] erneut, dass verbale Aggressionen gegenüber Mitarbeitern im Gesundheitswesen nur wenig systematisch untersucht sind. In der von ihm durchgeführten Studie hatten lediglich 7% der 1.023 Befragten innerhalb von sechs Monaten nie einen verbalen Übergriff erlebt [2]. Eine epidemiologische Studie aus der Poliklinik für Psychiatrie und Psychotherapie des Universitätsklinikums Dresden aus dem Jahr 2012/2013 berichtet über 288 Übergriffe, die mehrheitlich auch mit verbaler Aggression (Bedrohung, Beleidigung) verbunden waren [5].

Das Thema Umgang mit Gewalt im Gesundheitsdienst taucht in regelmäßigen Abständen in der Presse auf. Bedenkenswert ist der Artikel aus dem Deutschen Ärzteblatt von 2015 [6], der sich mit der Aggression und Gewalt gegenüber Allgemeinmedizinern und praktischen Ärzten auseinandersetzt und darlegt, dass 91% aller befragten Allgemeinmediziner und praktischen Ärzte im Laufe ihres Berufslebens mit aggressiven Patienten konfrontiert gewesen sind, davon 75% sogar in den letzten 12 Monaten.

Abschließend sollen in Kürze noch Konzepte von deeskalierenden Maßnahmen vorgestellt werden, die in anderen Einrichtungen, die vom Institut für Arbeitsmedizin betreut werden, praktiziert werden.

Für den Rettungsdienst der Stadt Braunschweig gehört deeskalierendes Verhaltenstraining zur Standardausbildung. Dabei spielt aber speziell die Klärung haftungsrechtlicher Fragen wegen unterlassener Hilfeleistung durch Rettungsdienstpersonal eine wesentliche Rolle. Aufgrund dessen wurde ein Algorithmus zum Umgang mit aggressiven und nicht kooperationsbereiten Patienten entwickelt [7].

Anders stellt sich die Situation in einem Seniorenwohnheim dar: hier liegt der Fokus im Wesentlichen auf dem Umgang mit aggressiven Verhaltensweisen von Dementen. Dabei ist auffallend, dass zunehmend demente Patienten, die eigentlich gerontopsychiatrische Hilfsangebote benötigen, auch in Einrichtungen leben, die nicht primär auf solche Bewohner ausgerichtet sind. Im Gegensatz zum Rettungsdienst und auch dem Krankenhaus muss hier beachtet werden, dass die Personen im Rahmen der langfristigen Betreuung immer wieder aufeinander treffen. Insofern muss sich das Personal sowohl deeskalierend gegenüber den aggressiven Bewohnern verhalten, als auch gleichzeitig dazu befähigt sein, „interessierte" Mitbewohner aus entsprechenden konfliktträchtigen Situationen herauszuhalten, damit sich das Geschehen nicht noch weiter zuspitzt.

Zusammenfassung

Aufgrund der guten Vernetzung im Unternehmen und der Vertrauensstellung des Betriebsärztlichen Dienstes sollte dieser beim Aufbau eines Deeskalationsmanagements im Krankenhaus aktiv werden. Für die Umsetzung ist allerdings eine konstruktive Kooperation zwischen Geschäftsführung, Arbeitsmedizin, Arbeitssicherheit, Betriebsrat und Öffentlichkeitsarbeit notwendig. Insofern ist die Einführung eines systematischen Deeskalationsmanagements eine typische Querschnittsaufgabe für ein Unternehmen.

Das Deeskalationsmanagement ist ein Schwerpunktthema im jährlichen Bericht der Arbeitsmedizin. Inzwischen ist es auch fester Bestandteil des betrieblichen Gesundheitsmanagements geworden. Je nach Größe und Ausrichtung des Hauses kann der Regelungsumfang erheblich werden.

Wichtige Meilensteine waren
• ein systematisches Meldeverfahren und dessen Auswertung;
• ein Handlungsleitfaden zum Deeskalationsmanagement;
• die Ausbildung von internen Deeskalationsmanagern für weitere hausinterne Schulungen von Beschäftigten;
• die Benennung von Ansprechpartnern nach Übergriffen;
• die Änderung der Hausordnung (Hausverbot);
• die Installation von Notrufsystemen in der Psychiatrie;
• ein Leitfaden zur Handhabung von Patientenfixierungssystemen;
• ein Schema zur kollegialen Ersten Hilfe.

Noch nicht abgeschlossen sind zum jetzigen Zeitpunkt

- die Ergänzung der Gefährdungsbeurteilungen um ein Modul „Gefahr durch Übergriffe";
- die Ausweitung des Einsatzes von Wachdiensten, was weiterhin kontrovers diskutiert wird, wenngleich in besonders betroffenen Bereichen Wachdienste schon ausgeweitet wurden (Donnerstag bis Montag früh).

Anforderungen an bauliche Maßnahmen können erst nach und nach abgearbeitet werden. Die Steuerungsgruppe tagt weiterhin, um die Nachhaltigkeit des Projektes sicher zu stellen.

Literatur

1. WESULS, R.: Professionelles Deeskalationsmanagement (ProDeMa®) - Ein umfassendes Konzept zum professionellen Umgang mit Gewalt und Aggression in Gesundheitsinstitutionen. Pflegemagazin - Zeitschrift für den gesamten Pflegebereich 5: 19-26 (2004), (04.01.2017) https://prodema-online.de/fileadmin/files/Frontend/Literatur/Pflegemagazin-1.pdf

2. RICHTER, D.: Subjektives Erleben verbaler Aggressionen gegen Mitarbeitende in deutschen Kliniken: eine explorative Studie. Arbeitsmedizin, Sozialmedizin, Umweltmedizin 49 (9): 688-693 (2014)

3. RICHTER, D.: Patientenübergriffe - Psychische Folgen für Mitarbeiter. Theorie, Empirie, Prävention (1. Aufl.). Bonn, Psychiatrie-Verlag (2007)

4. RICHTER, D., BERGER, K.: Psychische Folgen von Patientenübergriffen auf Mitarbeiter. Prospektive und retrospektive Daten. Der Nervenarzt 80 (1): 68-73 (2009)

5. SCHÜTZWOHL, M., WALLISCH, R.: Zur Epidemiologie von Patientenübergriffen. Wie oft, wann, wer, wen, mit welchen Folgen - und was sind eigentlich die Schlussfolgerungen? Vortrag auf dem 2. Psychiatrischen Pflegetag am 17.10.2013 in Dresden, (04.01.2017) https://www.uniklinikum-dresden.de/de/forschung-lehre-und-bildung/carusakademie/downloads/material-und-dateien/2-psychiatrischer-pflegetag-2013

6. VORDERWÜLBECKE, F., FEISTLE, M., MEHRING, M., SCHNEIDER, A., LINDE, K.: Aggression und Gewalt gegen Allgemeinmediziner und praktische Ärzte - Eine bundesweite Befragungsstudie. Deutsches Ärzteblatt 112 (10): 159-165 (2015)

7. GÜNTHER, A., SCHELLBERG, P., BEYKUFFER, C.-H., MALCHAU, T., HANNE, M.: Umgang mit behandlungsunwilligen Patienten - Rechtliche Grundlagen klären, DGUV faktor Arbeitsschutz 6: 18-20 (2013)

Anschrift für die Verfasser
Dr. Gesa Horst-Schaper, M.A.
Institut für Arbeitsmedizin, Arbeitssicherheit und Umwelt
Städtisches Klinikum Braunschweig
Freisestr. 9
38118 Braunschweig

Wie geht das? Psychische Gefährdungsbeurteilung mit dem COPSOQ

H.-J. Lincke, M. Vomstein, A. Haug, M. Nübling

Qualitätsmerkmale des COPSOQ

In den vergangenen Jahrzehnten hat sich die Arbeitswelt stark und schnell verändert. Bezogen auf die Anfänge des Industriezeitalters ist inzwischen von „Arbeit 4.0" die Rede. Damit ist der digitale Wandel von Kommunikations- und Produktionstechniken gemeint, der vollkommen neue Geschäftsmodelle entstehen lässt, Branchen umkrempelt und neue Produkte und Dienstleistungen hervorbringt. Dieser Wandlungsprozess hat erheblichen Einfluss auf die psychischen Belastungen und Beanspruchungen der arbeitenden Menschen. Soziale Kompetenz, Flexibilität, Wissen und dementsprechende günstige betriebliche Rahmenbedingungen zählen heute zu den Schlüsselfaktoren guter Arbeit.

Vor diesem Hintergrund hat der Gesetzgeber im Jahr 2013 die Pflicht zur Beurteilung der psychischen Gefährdungen der Beschäftigten für alle Arbeitgeber in Deutschland nochmals im Gesetz konkretisiert [§ 5ff Arbeitsschutzgesetz (ArbSchG)]. Der Weg zur Erfüllung der Pflicht zur psychischen Gefährdungsbeurteilung (GBU) ist hierbei den betrieblichen Gegebenheiten anzupassen. Da die psychische Gefährdungsbeurteilung wie jede Art von Gefährdungsbeurteilung auf die Entwicklung von Schutz- und Präventionsmaßnahmen abzielt, kommt es auf die sichere Identifikation günstiger bzw. ungünstiger Arbeitsbedingungen an. Allgemeine Empfehlungen zur Durchführung der Gefährdungsbeurteilung geben die Gemeinsame Deutsche Arbeitsschutzstrategie [1] sowie die Bundesanstalt für Arbeitsschutz und Arbeitsmedizin (BAuA). Ein empfohlenes Instrument zur Messung psychischer Belastungen bei der Arbeit ist der Copenhagen Psychosocial Questionnaire (COSPOQ) [2].

Der COPSOQ wurde von Tage S. KRISTENSEN und Vilhelm BORG im Jahr 2000 am National Institute for Occupational Health in Kopenhagen entwickelt und zunächst in Dänemark validiert [3]. In Deutschland hat die Freiburger Forschungsstelle Arbeits- und Sozialmedizin (FFAS) den COPSOQ im Auftrag der BAuA zusammen mit den Universitäten Freiburg und Wuppertal übersetzt, adaptiert und von 2003 bis 2005 erprobt. Die statistische Prüfung der deutschen Version des COPSOQ zeigte eine gute Tauglichkeit als Screening-Instrument hinsichtlich Objektivität, Sensitivität, Validität, Reliabilität, diagnostischer Aussagekraft und Generalisierbarkeit. Der Fragebogen genügte außerdem den Qualitätsstandards der DIN ISO 10075-3 für Mitarbeiterbefragungen im Rahmen der psychischen GBU [4].

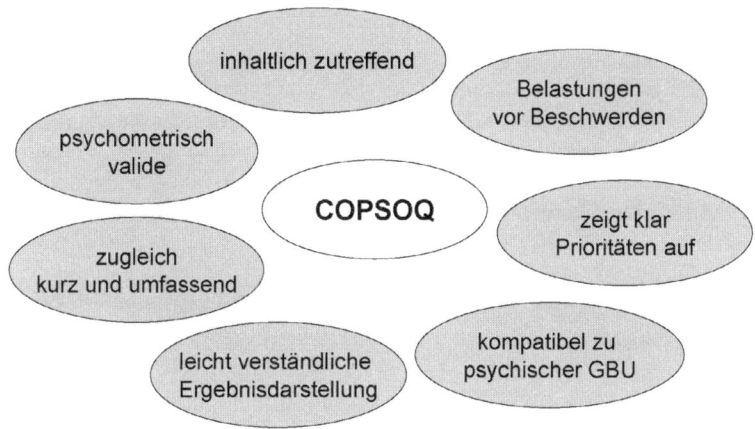

Abb. 1:   Qualitäten als Instrument der Gefährdungsbeurteilung

Der COPSOQ gilt als standardisierter Fragebogen, der die wissenschaftlichen Qualitätskriterien einer guten Messung einerseits und die Anforderungen der betrieblichen Praxis andererseits vereint. Das erreicht er insbesondere, indem er den vagen Sammelbegriff der psychischen Arbeitsbelastung mit nachvollziehbaren Inhalten füllt. Anstatt sich auf eine bestimmte Theorie zu verpflichten, bezieht er sich dabei auf wesentliche Wissensbestände aus unterschiedlichen theoretischen Schulen. Ausgehend von einer allgemeinen Ursache-Wirkungs-Beziehung zwischen Belastungen (Arbeitsbedingungen) und Beanspruchungen (Reaktionen der arbeitenden Menschen), integriert der COPSOQ Erkenntnisse aus dem Effort-Reward-Imbalance-Modell [5, 6], dem Demand-Control-Modell [7, 8], dem Job-Demand-Resources-Modell [9] und anderen. Das hat zur Folge, dass die Befragung zu fundierten und inhaltlich breit gefächerten Messergebnissen führt.

Die generellen Vorteile einer standardisierten Befragung gelten auch für die Befragung mit dem COPSOQ. Ein wichtiger Vorteil besteht darin, dass - im Unterschied zu Begehungen oder Interviews mit ausgewählten Einzelnen oder Gruppen - alle Beschäftigten des Betriebs in gleicher Weise an der Gefährdungsbeurteilung partizipieren können. Diese Chance wird oft als Ausdruck von Wertschätzung erfahren. Damit verbunden ist ein weiterer Vorzug: Wenn alle Beschäftigten die Gelegenheit zur Beschreibung ihrer psychischen Arbeitssituation haben, steigt auch die Akzeptanz der nachfolgenden Verbesserungsmaßnahmen.

Ein zusätzlicher Vorteil liegt in der validen Erhebung psychischer Belastungen und Beanspruchungen bei einem überschaubaren Aufwand für die einzelnen Beschäftigten (Screening). In der Online- wie der Papierbefragung steht das Ausfüllen des Fragebogens mit einer durchschnittlichen Ausfülldauer von 20 Minuten üblicherweise in einem günstigen Verhältnis zum Ertrag eines umfangreichen Datenbestands. Neben der differenzierten Ergebnisdarstellung für innerbetriebliche Gruppen, kann mit dem COPSOQ der Grundstein für eine Beobachtung der psychischen Belastungen im Zeitverlauf gelegt werden. Das kann sowohl zur Evaluierung von Maßnahmen des Arbeitsschutzes im Sinne einer Wirksamkeitskontrolle [1] aber auch zum kontinuierlichen Monitoring im Sinne des betrieblichen Gesundheitsmanagements (BGM) von Nutzen sein.

Der inhaltliche Vorteil einer flächendeckenden Befragung liegt in der Identifikation von Belastungen, die sich nicht aus dem Wissen über eine Gruppe auf eine andere übertragen lassen, sondern individuellen Konstellationen geschuldet sind. Beispielhaft dafür sind Führungsqualität und Gemeinschaftsgefühl. Beide haben starken Einfluss auf die Zufriedenheit der Beschäftigten mit ihrer Arbeit, ohne von strukturellen Einflüssen wie Art der Tätigkeit, Alter, Beschäftigungsumfang abzuhängen. Sie sind an Situationen vor Ort gebunden und sind deshalb nur in der Befragung aller Menschen vor Ort zu erfassen und nicht a priori abschätzbar oder übertragbar [10].

Inhalte der Befragung: wonach wird gefragt?

Die klare Ausrichtung des Fragebogens auf betriebliche Settings bedeutet, dass weder Angaben zur gesundheitlichen Disposition, zur Persönlichkeit oder privaten Lebensform der Beschäftigten erhoben werden. Zum einen wird dadurch die Akzeptanz der Befragung bei den Beschäftigten gesteigert, weil sie ihre Privatsphäre gewahrt sehen. Zum anderen wird die Konzentration auf die Organisation der Arbeit gefördert, auf die sich jede nachfolgende Diskussion über Schutz- und Präventionsmaßnahmen letztlich beziehen sollte.

Aus dieser Perspektive leitet sich auch die thematische Schwerpunktsetzung des COPSOQ ab. Da für die Psyche ungünstige Arbeitsbedingungen als Ursachen von Gefährdungen identifiziert werden sollen, stehen Belastungen und Ressourcen der Arbeit im Vordergrund. Folgewirkungen wie die Arbeitszufriedenheit und Aspekte des Wohlbefindens werden gemessen, sie nehmen jedoch weniger Raum ein.

Auf der Belastungs- oder Ursachenseite des Belastungs-Beanspruchungs-Zusammenhangs werden behandelt:
*   Anforderungen: die Menge der Arbeit, die emotionalen Anforderungen, das Verbergen von Emotionen und die Vereinbarkeit mit dem Privatleben;
*   Einfluss- und Entwicklungsmöglichkeiten: von der Einflussnahme auf die Art der Arbeit oder die Gestaltung der Arbeitszeit, über die Sinnhaftigkeit der Arbeit bis zur Verbundenheit mit dem Betrieb;
*   Soziale Beziehungen und Führung: sie bilden den umfangreichsten Block der psychischen Belastungsfaktoren und reichen von der Arbeitsorganisation wie der Vorhersehbarkeit der Arbeit über die Qualität der Führung bis zur kollegialen Unterstützung und zum Gemeinschaftsgefühl;
*   Weitere Faktoren: Vertrauen und Gerechtigkeit, die physischen Arbeitsbedingungen und die Unsicherheit des Arbeitsplatzes.

Auf der Beanspruchungs- oder Folgenseite sind es:
*   die Arbeitszufriedenheit und der Gedanke an den Berufswechsel;
*   der allgemeine Gesundheitszustand (Selbsteinschätzung) sowie das Auftreten von Burnout-Symptomen und Präsentismus.

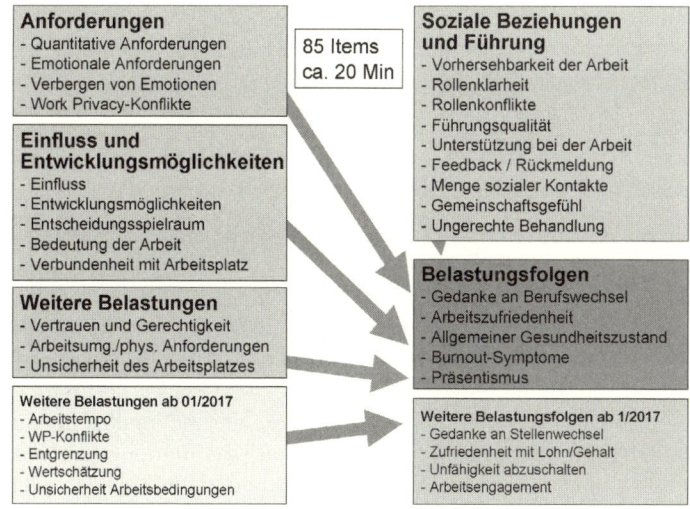

Abb. 2:   Der inhaltliche Zuschnitt des COPSOQ

Für die meisten Fragen des COPSOQ sind fünf Stufen auf einem Antwortkontinuum vorgegeben (Likert-Skala). Die erste Antwortstufe markiert den einen Extrempunkt des Kontinuums („nie", „in sehr geringem Maß"), die letzte den anderen Extrempunkt („immer", „in sehr hohem Maß"). Den Antwortstufen sind Punktwerte zwischen 0 (Minimum) und 100 (Maximum) zugeordnet. In der Regel bilden mehrere Fragen (Items) des COPSOQ zusammen eine Skala (Multi-Item-Technik), so dass aus den Punktwerten für die Antworten auf die Fragen einer Skala jeweils ein Skalenmittelwert errechnet werden kann.

Seit der Erprobung in Deutschland haben die FFAS und die aus ihr hervorge-gangene Freiburger Forschungsstelle für Arbeitswissenschaften (FFAW) mehr als 250.000 Beschäftigte mit dem COPSOQ befragt. Im Zuge dessen und ange-sichts der konsequenten internationalen Ausrichtung des Fragebogens, sind immer auch neue Themen in den COPSOQ aufgenommen und geprüft wor-den. Daraus sind zum Teil auch umfangreiche Ergänzungsmodule hervorge-gangen:

• bewährte Ergänzungsmodule gelten z.b. dem Thema Kontakt zu Kun-den und Konflikte mit ihnen (analog: Patienten, Bürger, Klienten) sowie spezifische Belastungen in Schulen, Kitas, bei der Polizei etc.

• neue Fragen betreffen z.b. die Entgrenzung der Arbeit, die Wertschät-zung der Arbeit auf Belastungsseite und das Arbeitsengagement und die Unfähigkeit abzuschalten auf der Beanspruchungsseite.

Neben den Fragen zur psychischen Arbeitssituation beinhaltet der COPSOQ Merkmale der Soziodemografie und der Arbeitsorganisation. Gefragt wird u.a. nach Altersgruppe, Geschlecht, Tätigkeit, Organisationseinheit und Beschäfti-gungsumfang. Diese Merkmale ermöglichen eine differenzierte Auswertung zur besseren Lokalisierung von Belastungsschwerpunkten und Handlungsbe-darfen innerhalb des Betriebs.

Kooperation Wissenschaft - Praxis in der Durchführung

Generell kann der COPSOQ auf alle Berufsgruppen und Branchen angewen-det werden, weil die Fragen entsprechend allgemein bzw. berufsunspezifisch gefasst sind. Entgegen der verbreiteten Meinung, dass das Belastungsprofil eines Betriebs nur durch individuell zugeschnittene Fragen bestimmt werden könne, vertritt die FFAW die Auffassung, dass die Besonderheiten der Situation eines Betriebs erst durch den Vergleich mit anderen Betrieben überhaupt zu erkennen sind und dieser Vergleich nur mit einem identischen (standardisier-ten) Fragebogen gelingen kann.

Das Vorgehen der FFAW, den COPSOQ im Kern über Branchen, Berufe und Betriebe hinweg identisch zu halten, und Ergebnisse mit Referenzwerten zu vergleichen, entspricht einer Normierung als Messinstrument wie sie aus der

Forschung oder der sicherheitstechnischen Gefährdungsbeurteilung bekannt ist.

Die Durchführung der Befragung sollte betriebsintern von einem Steuerungs- bzw. Lenkungsgremium kontrolliert und begleitet werden. Dazu können z.B. Vertreter der Unternehmensführung, der Mitbestimmung, der Betriebsmedizin und der Arbeitssicherheit gehören. Dadurch wird die Legitimation der Befra- gung gesteigert und ihre Anschlussfähigkeit an Prozesse der Organisationsent- wicklung sichergestellt. Sobald die Abstimmung zwischen Betrieb und FFAW bezüglich der Gruppendefinition, des Befragungszeitraums und der innerbe- trieblichen Kommunikation abgeschlossen ist, kann die Durchführung der Be- fragung in sieben Schritten erfolgen.

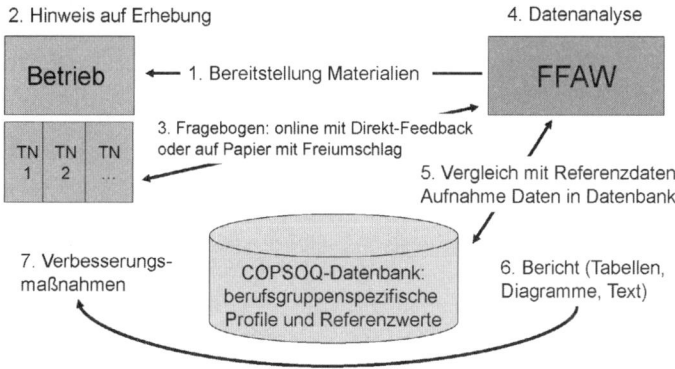

Abb. 3:   Durchführung der Befragung in sieben Schritten

1.   Die FFAW stellt eine spezielle Internetseite für den jeweiligen Betrieb mit einem passwortgeschützten Online-Fragebogen bereit. Alternativ druckt und liefert sie Fragebogen, Anschreiben und portofreie Rückum- schläge in der gewünschten Anzahl an den Betrieb.
2.   Der Betrieb ruft seine Beschäftigten zur Teilnahme an der Befragung auf und verweist auf die entsprechende Website (evtl. übermittelt die FFAW Zugangsdaten an jeden Beschäftigten). Alternativ wird die Verteilung der Papierfragebogen an die Beschäftigten organisiert. Kurz vor Ablauf des drei- bis vierwöchigen Befragungszeitraums erfolgt eine einmalige Erinnerung an die Teilnahme.
3.   In der Online-Version werden die im Internet über eine sichere Verbin- dung ausgefüllten Fragebogen direkt und anonym an eine Datenbank der FFAW gesendet. Alle Teilnehmenden erhalten unmittelbar nach dem Ausfüllen ein individuelles Feedback, in dem ihre persönlichen Werte mit dem Durchschnitt der COPSOQ-Datenbank verglichen wer-

den (repräsentativ gewichteter Mittelwert für alle Berufe in Deutschland). Bei der Papierversion wird der ausgefüllte Fragebogen per portofreiem Rückumschlag direkt und anonym an die FFAW geschickt und dort erfasst.

4. Die FFAW führt die komplette statistische Datenanalyse durch. Sie ordnet allen gültigen Antworten die genannten Punktwerte zu, bildet die entsprechenden Item- und Skalenmittelwerte und errechnet statistische Kenngrößen.

5. Die Ergebnisse des Betriebes werden mit geeigneten Referenzwerten aus der COPSOQ-Datenbank verglichen (externer Vergleich). Die Untergruppen wie z.b. die Organisationseinheiten des Betriebs werden ebenfalls vergleichend ausgewertet (interner Vergleich).

6. Der Betrieb erhält spätestens vier Wochen nach Ende des Befragungszeitraums den Ergebnisbericht zur Befragung, der die wichtigsten Informationen zum COPSOQ, zum Ablauf der Befragung und ihren Ergebnissen enthält. Der Bericht wird in gedruckter und in digitaler Form übermittelt.

7. Darauf folgt die Diskussion im Betrieb, die zunächst eine Bewertung der Ergebnisse zum Gegenstand hat. Daran schließt die Ableitung möglicher Verbesserungsmaßnahmen an. Die FFAW kann den Betrieb auf Nachfrage z.b. durch die Ausarbeitung zusätzlicher Analysen, die Präsentation der Ergebnisse vor Ort oder die Vermittlung von Fachleuten unterstützen.

Bei Abwicklung der Befragung in Kooperation mit einer vor- und nachbetreuenden Einrichtung (betriebsärztliche Akteure, BGMler, Arbeitspsychologen) wird der Bericht an diesen Kooperationspartner geliefert.

Auswertung und Interpretation

Die FFAW verfügt über eine umfangreiche Datenbank (n > 250.000) zur Einordnung der COPSOQ-Ergebnisse eines Betriebs in der vergleichenden Gegenüberstellung (Benchmark).

Sinn und Notwendigkeit des Vergleichs mit Referenzwerten liegen darin, dass die Beurteilung der psychischen Arbeitsbelastungen nicht auf dem Abgleich von Messwerten mit abstrakten, theoretisch festgelegten Nenngrößen oder vorab definierten Grenzwerten beruhen kann: diese gibt es schlechterdings nicht (und kann es bei der Vielzahl von Messinstrumenten auch nicht übergreifend geben). Lediglich Extrempunkte sind normativ belegt, so ist z.B. das Fehlen jedweden Einflusses auf die Arbeit (0 Punkte auf der entsprechenden Skala) eindeutig negativ, während größtmöglicher Einfluss (100 Punkte) wünschenswert wäre. Solche imaginären Orientierungspunkte bieten aber in der Praxis keinen Halt. Deshalb werden Referenzwerte aus der realen Welt bevorzugt. Die positive oder negative Bewertung eines gemessenen Wertes leitet sich aus seiner Relation zu den Werten aus möglichst vielen analogen Messungen ab. Das heißt konkret, dass die Messergebnisse eines Betriebs mit den Ergebnissen aus anderen Betrieben, Berufsgruppen oder Branchen verglichen werden. Auf dieser Grundlage kann dann entschieden werden, ob die fragliche Belastungssituation eher günstig einzuschätzen ist oder ob sie eher ungünstig, also gefährdend ist (da belegbar ist, dass ungünstige Arbeitsbedingungen mit ungünstigen Reaktionen zusammen hängen).

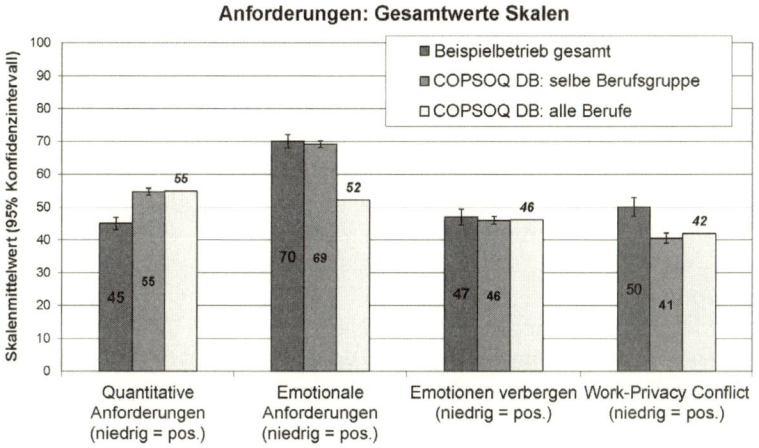

Abb. 4:   **Beispielhafte Auswertung zu Arbeitsanforderungen (DB = Datenbank)**

Als zentrale Kenngröße zur Identifikation relevanter Abweichungen wird die statistische Effektstärke herangezogen. Ab einer Differenz zwischen Mittelwerten von drei Punkten wird die Schwelle zu „spürbaren" Effekten überschritten. Weil Messwerte nur innerhalb einer Skala, nicht zwischen Skalen vergleichbar sind, sind die Skalen zunächst separat zu betrachten, um danach das Ausmaß des Handlungsbedarfs zu bestimmen.

Das liest sich für einen Beispielbetrieb mit Blick auf die betriebsspezifischen Anforderungen der Arbeit wie folgt: Als Vergleichsgruppen werden der repräsentative Querschnitt der Berufe in Deutschland als größte mögliche Gruppe und eine betriebsspezifische Referenzgruppe (Berufe analog zum Beispielbetrieb) gewählt. Die quantitativen Anforderungen sind demzufolge verhältnismäßig gering (45 zu 55 Punkte), während die emotionalen Anforderungen (berufstypisch erklärbar) hoch sind (70 zu 52 allgemein bzw. zu 69 Punkte berufsspezifisch). Das Verbergen von Emotionen scheint bei der Arbeit nicht in außergewöhnlich hohem Maß gefordert (47 zu 46 Punkte), während hinsichtlich der Work-Privacy-Konflikte (Vereinbarkeitskonflikte Arbeit und Privatleben) das ungünstige Abschneiden im Vergleich zum Wert aus anderen Betrieben zu diskutieren ist (50 zu 41 Punkte). In der Gesamtschau gemessen, wäre der Diskussions- und Handlungsbedarf bei der Anforderung, Arbeit und Privatleben zu vereinbaren, am größten, weil hier von beiden Referenzwerten abgewichen wird. Bei den emotionalen Anforderungen müsste dagegen eher nach Kompensation/Abpufferung gesucht werden, da dieser Faktor in dieser Berufsgruppe regelhaft erhöht erscheint.

In der Binnenperspektive kann im nächsten Schritt die Gesamtheit der Befragten des Beispielbetriebs als Referenzgruppe für die einzelnen Organisationseinheiten herangezogen werden. Aus der vergleichenden Interpretation gehen dann wiederum diejenigen Einheiten hervor, bei denen - je nach Thema - der Diskussions- bzw. Handlungsbedarf besonders groß ist. Daraus erwächst im Sinne der psychischen Gefährdungsbeurteilung schließlich die Aufgabe, nach den Gründen der ungünstigen Ergebnisse zu suchen und Verbesserungsmaßnahmen zu entwickeln. Auf diese Weise trägt die Auswertung der Befragung zur effizienten Fokussierung von Ressourcen bei.

Diese Vorgehensweise hat sich vielfach bewährt. Ein bedeutsames Praxisbeispiel bildet die Befragung aller 270.000 Lehrkräfte an den öffentlichen Schulen in Baden-Württemberg und Nordrhein-Westfalen bis 2018. Da jede der rund 10.000 Schulen einen eigenen Ergebnisbericht erhält, lässt sich beurteilen, ob Gefährdungen eher berufstypisch, abhängig von der Schulart oder auf die individuelle Schule bezogen sind. Trotz zahlreicher berufstypischer Belastungen von Lehrkräften (z.B. regelhaft erhöhte emotionale Anforderungen) trifft die Auffassung „kennst Du eine Schule, dann kennst Du alle" nicht zu: die Schwankungen der Durchschnittswerte zwischen den Schulen sind auch bei diesem Faktor sehr groß. Dieses Wissen ist für die weiteren Schritte der psychischen Gefährdungsbeurteilung von großem Nutzen, um Angebote und Interventionsmaßnahmen anzupassen und Freiräume zu lassen [11].

Weitere Anwendungsbeispiele findet man in Buchbeiträgen und Zeitschriften publiziert, die auf der Website zum COPSOQ (www.copsoq.de) dokumentiert sind. Hierbei handelt es sich zum einen um wissenschaftliche Studien, so z.B. um die Gutenberg Health Study (GHS), die den COPSOQ zur Untersuchung psychischer Belastungen und ihrer Folgen im Längsschnitt verwendet [12] oder um die Repräsentativstudie des Bundesministeriums für Arbeit und Soziales (BMAS) zur Bestimmung guter Arbeitsqualität in Zeiten von Fachkräftemangel, Flexibilisierung und Globalisierung [10]. Zum anderen sind es Auswertungen zu psychischen Belastungen in bestimmten Arbeitsfeldern, etwa in Jobcentern [13], in der Krankenpflege [14] oder im betriebsärztlichen Dienst [15].

Für Betriebe, die die psychische Gefährdungsbeurteilung durchführen wollen, sind hingegen die Erfahrungen aus anderen, möglichst gleich gearteten Betrieben von besonderem Interesse. Es gehört jedoch zu den vertraglichen Grundlagen der FFAW, nur mit ausdrücklicher Einwilligung der Kunden darüber Auskunft zu geben und Ansprechpartner zu vermitteln. Neben Anschauungsmaterial, der Preisübersicht und einer Checkliste, die sämtliche wichtige Punkte einer gelingenden Befragung zusammenfasst, werden die Kontaktdaten der FFAW für diese und alle weiteren Fragen auf der COPSOQ-Website bereitgestellt (www.copsoq.de).

Literatur
1.   Gemeinsame Deutsche Arbeitsschutzstrategie (GDA): Arbeitsschutz in der Praxis. Empfehlungen zur Umsetzung der Gefährdungsbeurteilung psychischer Belastung. Berlin, GDA (2016), (15.01.2017) http://www.gda-portal.de/de/pdf/Psyche-Umsetzung-GfB.pdf
2.   Bundesanstalt für Arbeitsschutz und Arbeitsmedizin (BAuA): Gefährdungsbeurteilung psychischer Belastung. Erfahrungen und Empfehlungen. Berlin, Schmidt (2014)
3.   KRISTENSEN, T. S., HANNERZ, H., HØGH, A., BORG, V.: The Copenhagen Psychosocial Questionnaire - a tool for the assessment and improvement of the psychosocial work environment. Scandinavian Journal of Work, Environment & Health 31 (6): 439-449 (2005)
4.   NÜBLING, M., STÖßEL, U., HASSELHORN, H., MICHAELIS, M., HOFMANN, F.: Methoden zur Erfassung psychischer Belastungen. Erprobung eines Messinstrumentes (COPSOQ). Abschlussbericht zum Projekt „Methoden zur Erfassung psychischer Belastungen - Erprobung eines Messinstrumentes (COPSOQ)" - Projekt F 1885. Bremerhaven, Wirtschaftsverlag NW Verlag für Neue Wissenschaften (2005)
5.   SIEGRIST, J.: Adverse health effects of high-effort/low-reward conditions. Journal of Occupational Health Psychology, 1 (1): 27-41 (1996)
6.   SIEGRIST, J.: Arbeitswelt und stressbedingte Erkrankungen. Forschungsevidenz und präventive Maßnahmen. München, Elsevier (2015)
7.   KARASEK, R., THEORELL, T.: Healthy work. Stress, productivity, and the reconstruction of working life. New York N.Y., Basic Books (1990)
8.   KARASEK, R.: Low social control and physiological deregulation - the stress-disequilibrium theory, towards a new demand-control model. Scandinavian Journal of Work, Environment & Health 6: 117-135 (2008)
9.   SCHAUFELI, W.B., TARIS, T.W.: A critical review of the Job demands - Resources model: Implications for improving work and health. Bauer, G., Hammig, O. (Hrsg.): Bridging Occupational, Organizational and Public Health. Dordrecht, Springer 43-68 (2014)
10. NÜBLING, M., LINCKE, H., SCHRÖDER, H., KNERR, P., GERLACH, I., LAß, I.: Gewünschte und erlebte Qualität der Arbeit. Abschlussbericht der repräsentativen Befragung. Berlin, Bundesministerium für Arbeit und Soziales (BMAS) (2015), (15.01.2017)

http://www.bmas.de/DE/Service/Medien/Publikationen/Forschungsberichte/Forschungsberichte-Arbeitsmarkt/forschungsbericht-fb-456.html

11.   LINCKE, H., VOMSTEIN, M., HAUG, A., NÜBLING, M.: Psychische Belastungen am Arbeitsplatz. Ergebnisse einer Befragung aller Lehrerinnen und Lehrer an öffentlichen Schulen in Baden-Württemberg mit dem COPSOQ-Fragebogen. Engagement. Zeitschrift für Erziehung und Schule 2: 79-91 (2013)

12.   NÜBLING, M., SEIDLER, A., GARTHUS-NIEGEL, S., LATZA, U., WAGNER, M., HEGEWALD, J., LIEBERS, F., JANKOWIAK, S., ZWIENER, I., WILD, P.S., LETZEL, S.: The Gutenberg Health Study. Measuring psychosocial factors at work and predicting health and work-related outcomes with the ERI and the COPSOQ questionnaire. BMC Public Health 13: 538 (2013)

13.   LINCKE, H., THEILER, A., NÜBLING, M.: Kundenkonflikte in Jobcentern. Ergebnisse aus der betrieblichen Gefährdungsbeurteilung mit dem Copenhagen Psychosocial Questionnaire (COPSOQ). Theorie und Praxis der sozialen Arbeit 3: 197-206 (2014)

14.   LINCKE, H., VOMSTEIN, M., HAUG, A., NÜBLING, M.: Stress in der Krankenpflege. Ergebnisse aus Befragungen mit COPSOQ. Public Health Forum 24 (2): 161-164 (2016)

15.   NÜBLING, M., LINCKE, H., WAHL-WACHENDORF, A., JURKSCHAT, R., PANTER, W.: Psychosoziale Arbeitsbedingungen, Beanspruchungen und das Gesundheitsverhalten von Betriebsärztinnen und Betriebsärzten. Arbeitsmedizin Sozialmedizin Umweltmedizin 49 (7): 512-521 (2014)

Anschrift für die Verfasser
Dr. Hans-Joachim Lincke
FFAW Freiburger Forschungsstelle für Arbeitswissenschaften GmbH
Bertoldstr. 63
79098 Freiburg

Psychosoziale Gefährdungsbeurteilung - Organisation im Dialog

J. Stranzinger, H. Wigger

Die Gefährdungsbeurteilung der psychischen Belastung ist ein fester Bestandteil im Arbeitsschutzgesetz (ArbSchG), aber auch in mehreren Verordnungen. Das ArbSchG ist seit 1996 in Kraft - und schon zu jenem Zeitpunkt hatten die Verordnungsgeber eine Erhebung der psychischen Gefährdung mit angedacht. Die Formulierung forderte dies zwar in verklausulierter Form, war aber eindeutig zu verstehen: Bei der Arbeitsgestaltung - so hieß es - seien die neuesten arbeitswissenschaftlichen Kriterien anzuwenden, d.h. auch die psychische Belastung sei zu berücksichtigen.

Erst im Oktober 2013 wurden dann in den §§ 4 und 5 des ArbSchG die Worte „psychische Gesundheit" und „psychische Belastung bei der Arbeit" mit aufgenommen. In der Bildschirmarbeitsverordnung (BildscharbV) wurde in § 3 die Ermittlung der psychischen Belastung schon 1996 offiziell gefordert. Somit sollte im Jahr 2016 die Erhebung der psychischen Belastung nach 20 Jahren Praxis eigentlich flächendeckend durchgeführt worden sein und kein Problem mehr darstellen. Das Gegenteil ist aber leider der Fall. Viele Unternehmen haben dieses Thema aus sehr unterschiedlichen Gründen nicht bearbeitet. Erst durch Kontrollen seitens der Gewerbeaufsicht oder durch die Berufsgenossenschaften wurden die Betriebsleitungen auch zur Durchführung der Gefährdungsbeurteilung der psychischen Belastung ermahnt. Grundlage hierfür war die Aufnahme dieses Themas in den Arbeitskatalog der Gemeinsamen Deutschen Arbeitsschutzstrategie (GDA) für die Jahre 2013 bis 2018.

In den letzten Jahren hat die Anzahl der Fortbildungsveranstaltungen für Betriebsärzte zur Erhebung der psychischen Belastung deutlich zugenommen. Da der Bedarf an Gefährdungsbeurteilungen noch immer sehr groß ist, bieten mittlerweile auch viele verschiedene Anbieter neben den Betriebsärzten die Erhebung an. Dies wird von den Autoren nicht unkritisch gesehen, da den Betriebsärzten durch die Abgabe des Themas „psychische Belastung" an interne oder externe Anbieter ein wesentlicher Bestandteil des modernen Arbeitsschutzes entzogen wird. Deshalb sollte darüber diskutiert werden, welche Möglichkeiten Betriebsärzte haben, die Erhebung selbst zu initiieren und durchzuführen oder die Erhebung durch andere Anbieter zu begleiten, zu bereichern und gemeinsam zum Erfolg zu führen. Ziel ist aus Sicht der Autoren, dass die Betriebsärzte im Betrieb als grundsätzliche, gut informierte Ansprechpartner für das Verfahren gesehen werden und das Verfahren auf jeden Fall koordinieren und die weiteren Schritte wie die Umsetzung von Maßnahmen begleiten und später evaluieren.

Die Befragung der Seminarteilnehmer ergab, dass fast alle Anwesenden in den Prozess der Gefährdungsbeurteilung der psychischen Belastung involviert waren. Auch war in vielen Betrieben schon mit der Erhebung begonnen worden, allerdings waren die Erhebungen in den meisten Betrieben nicht komplett durchgeführt worden, sondern steckten an unterschiedlichen Verfahrenspunkten fest. Viele Teilnehmer fühlten sich nicht kompetent, die Betriebe zum methodischen Vorgehen zu beraten oder bei der Durchführung der Gefährdungsbeurteilung aktiv mitzuwirken und nach der Erhebung Maßnahmevorschläge zu unterbreiten.

Den Teilnehmern wurde das Angebot der BGW für die dort versicherten Betriebe vorgestellt. Die aktuellen Bedingungen sind über die Ansprechpartner in der Beratersteuerung der BGW zu erfragen. Es handelt sich um so genannte Beratertage, in denen mit einem externen Berater mit den betrieblichen Akteuren gemeinsam analysiert und besprochen wird, welche Schwerpunkte im Betrieb gesetzt werden, ob die Voraussetzungen für eine Gefährdungsbeurteilung vorhanden sind und wie methodisch vorgegangen werden kann. Bestenfalls wird der Prozess von den Arbeitsschutzakteuren angestoßen und damit von Beginn an begleitet. Weitere Informationen sind entweder direkt über die Beratersteuerung oder über die Aufsichtspersonen bzw. Präventionsberater zu erfragen.

Die aus Sicht der Autoren wesentliche Grundvoraussetzung der Durchführung der Gefährdungsbeurteilung ist das Schaffen der Voraussetzungen im Betrieb. Eine sehr gute Grundlage ist das Aufbauen von Vertrauen zwischen den Betriebsparteien (Arbeitgeber und Arbeitnehmer). Hierfür sollten Erwartungen, Hoffnungen und Befürchtungen thematisiert werden. Zu empfehlen ist in diesem Zusammenhang die gemeinsame Schulung der Betriebsparteien und aller Beteiligten durch einen Anbieter, auf dem man sich vor Beginn des Prozesses einigt. Auch können vertrauensschaffende Maßnahmen und Gesten des gegenseitigen Entgegenkommens wichtig sein. Die Beratung der Betriebsärzte muss realistische Erwartungen für den Prozess und die Ergebnisse herbeiführen. Hierzu muss den Betriebsparteien klargemacht werden, dass Organisationsentwicklung Zeit erfordert und dass Prozesse, die ein gutes Arbeitsbündnis zwischen den Betriebsparteien erfordern, Zeit brauchen. Das „Alltagsgeschäft" und „betriebliche Ausnahmesituationen" werden immer dazwischen kommen. Deshalb sollten alle davon ausgehen, dass der Prozess mindestens doppelt so lange dauern wird wie geplant. Sollten sich die Betriebsparteien nicht auf ein Verfahren, den Ablauf oder einen Anbieter einigen können, droht im schlimmsten Fall ein sehr kostspieliges Einigungsverfahren mit völlig unklarem Ausgang.

Um das Verfahren zu steuern und zu begleiten, ist die Bildung eines Steuerungsgremiums sinnvoll. Zu empfehlen sind wenige Mitglieder, die aber Entscheidungsbefugnisse haben, wobei möglichst Stellvertreter nominiert werden sollten, da sich das Verfahren sonst alleine durch eine schwierige Terminfindung verlängert. Günstig ist die Koordination durch designierte „Kümmerer". Diese halten die „Fäden in der Hand", koordinieren Aufgaben, erarbeiten Entscheidungsgrundlagen, moderieren Sitzungen und organisieren die Umsetzung beschlossener Schritte. Bei Bedarf sollte hierfür auf eine sachverständige Beratung und Unterstützung zurückgegriffen werden.

Eine Überforderung der Bereiche, die für die Umsetzung von Maßnahmen erforderlich sind, insbesondere des Personalbereichs, muss vermieden werden, da der Prozess ansonsten dort stecken bleibt. Diese Gefahr droht dann, wenn zu viele Organisationseinheiten auf einmal in die Erhebung einbezogen werden. Es ist zu empfehlen, mit Pilotgruppen anzufangen. Die Gefahr droht auch, wenn Erhebungsmethoden zu aufwendig sind und zu viele Maßnahmenvorschläge produzieren. Es sollte deshalb die passende, möglichst schlanke und zielgenaue Erhebungsmethode ausgewählt werden. Dafür ist es notwendig sicherzustellen, dass das Erhebungsinstrument die vorhandenen Gefährdungen tatsächlich auch erfasst und wissenschaftlich überprüft ist.

Für die Durchführung ist es auch wichtig, dass zu Beginn der Umgang mit schwierigen Ergebnissen angesprochen wird und insbesondere geklärt wird, was passiert, wenn unerwünschte Ergebnisse bei der Erhebung herauskommen. Hierzu zählen in der Regel der Bedarf einer Personalaufstockung oder der Umgang mit schwierigen Vorgesetzten. Allen Beteiligten muss in diesem Zusammenhang klar gemacht werden, dass solch wichtige Themen meist schon vorher bekannt sind und einen wesentlichen Faktor der psychischen Belastung der Beschäftigten darstellen, die nicht ignoriert werden dürfen. Die Kommunikation der Ergebnisse mit den Führungskräften muss von Beginn an gemeinsam mit diesen Adressaten geplant werden. In der Vorbereitung sollte berücksichtigt werden, wie die Perspektive der Führungskräfte sinnvoll in die Erhebung mit einbezogen werden kann. Auch sollten die Führungskräfte auf mögliche Führungskritik vorbereitet werden. Bei Führungskritik sollten Führungskräfte unterstützende Angebote erhalten.

Zusammenfassend sehen die Autoren in der Klärung der „Warum-Frage" den Dreh- und Angelpunkt für eine erfolgreiche Erhebung. Die Betriebsparteien müssen sich am Ende über die Antworten zu den folgenden Fragen einig sein:
- Was wollen wir mit der Erhebung erreichen?
- Welchen Stellenwert hat diese Erhebung?
- Wie wichtig ist sie - und für wen?

- Was hoffen wir mit der Befragung herauszufinden, was wir nicht bereits wissen?
- Welche Ressourcen möchten wir dafür investieren?

Die Zielsetzung der Analyse bestimmt zentrale Entscheidungen bezüglich der Erhebung, beispielsweise die Ressourcen, Zielgruppen, Methoden, Instrumente, den Zeitraum und ob ein externer Anbieter hinzugezogen werden soll. Wenn die Betriebsparteien sich auf das „Warum" einigen, verlaufen Gefährdungsanalysen zur psychischen Belastung reibungsloser und sind erfolgreicher. Je klarer das „Warum" den Betriebsparteien ist, desto klarer können sie es den Mitarbeitern kommunizieren. Nur weil es rechtlich gefordert ist, reicht hier als Motivation nicht aus.

Haben sich die Betriebsparteien auf die Antworten auf die „Warum"-Frage und auf die Vorgehensweise geeinigt, kann mit der Kommunikation des Vorgehens begonnen werden. Beschäftigte und Führungskräfte sollen frühzeitig über Sinn und Zweck, Ablauf und den anvisierten Zeitraum informiert werden (am besten gemeinsam durch Geschäftsführung und Betriebsrat und ggf. externen Anbieter). Eine gute Kommunikation trägt zu einer hohen Mitarbeiterbeteiligung an der Erhebung bei.

Nach der Erhebung sollten die Beschäftigten über die Entscheidungen der Steuerungsgruppe mit nachvollziehbaren Gründen informiert werden (besonders wenn Maßnahmenwünsche nicht umgesetzt werden sollen oder können). Auch das Marketing ist wichtig: Umgesetzte Maßnahmen sollen mit der Gefährdungsanalyse zur psychischen Belastung explizit in Zusammenhang gebracht werden, damit auch Mitarbeiter, deren Bereiche noch nicht mit in die Erhebung einbezogen waren, erkennen, dass die Teilnahme an der Erhebung wichtig ist, die Belastungen der Mitarbeiter ernst genommen und erforderliche Maßnahmen auch umgesetzt werden.

Anschrift für die Verfasser
Dr. Hartmut Wigger
hanza - Hanseatisches Zentrum für Arbeitsmedizin GbR
Hammerbrookstr. 93
20097 Hamburg

Stress ade - Über den Nutzen der Nichtverwendung des Wortes „Stress"

W. Siegel

Anlässlich des 30-jährigen Jubiläums des Freiburger Symposiums und meines 20. Seminars zum Thema psychische Belastungen im Arbeitsleben habe ich zu Beginn des Seminars einen Rückblick gehalten.

1997 habe ich die Bedeutung von Emotionalität als psychischem Faktor in der Arbeitsmedizin hervorgehoben. Meine Vorstellung war und ist, dass die Arbeitsmediziner die Gefühle einbeziehen müssen, um die Probleme von Mitarbeitern zu verstehen.

1999 habe ich dargelegt, dass das Belastungs-Beanspruchungs-Modell, das aus dem technischen Arbeitsschutz kommt, nicht der Funktionsweise der Psyche entspricht. Es behandelt das menschliche Nervensystem als mechanisch reagierende Einheit und verkennt das kreative Potenzial eines Bewusstseins, das neue Wege gehen kann. Die Übertragung des technischen Belastungs-Beanspruchungs-Modells in die Arbeitspsychologie und -medizin hat sich durchgesetzt. Ich habe mein Verständnis von Psyche und den Umgang mit psychischen Belastungen im Arbeitsleben weiterentwickelt in ein Anforderungs-Bewältigungs-Modell, mit dessen Hilfe aufkommender Stress in der Entstehung beendet werden kann.

Die alte Denkweise, die nur auf automatischen Reaktionen aufbaut, bestimmt also bis heute den Umgang mit Stress und konzentriert sich auf Vorschläge, wie man auf Stress reagieren sollte. An die Möglichkeit, Stress sich erst gar nicht entfalten zu lassen, wird praktisch nicht gedacht. Aus meinem Verständnis und den Erfahrungen als Psychotherapeut habe ich mein Konzept in jedem Seminar auf dem Symposium kontinuierlich weiter ausgearbeitet und verschiedene Elemente zur kritischen Diskussion mit Arbeitsmedizinern vorgestellt:

- **2000:** Die Psychologie in der Hierarchie - Selbstbewusstsein trotz beruflicher Abhängigkeit.
- **2001:** Das ILISAROW-Prinzip in der Psyche: Erzeuge Spannungen, dann entsteht Neues.
- **2002:** Meine Definition von Stress und Burnout, die für mich bis heute Gültigkeit hat:
  Stress entsteht durch die Kluft zwischen Erwartungen und der Realität und dem Versuch, die Realität den Erwartungen zu unterwerfen, auch dann, wenn man die Realität nicht verändern kann. Dieser sinnlose innere Kampf bringt den Körper in einen Zustand dauernder Anspan-

nung, die nicht gelöst werden kann. Das macht krank. Das andauernde Ansammeln ungelöster Kämpfe macht das Nervensystem irgendwann nicht mehr mit, weil es merkt, dass es sinnlos ist. Das ist Burnout: Nichts geht mehr.

- **2003:** Freiheit von gewohnheitsmäßigem Denken, die Bedeutung der Selbsterkenntnis, keine Unterwerfung unter Autoritäten im Verständnis der eigenen Psyche.
- **2006:** Das Wohlbefinden der Arbeitsmediziner durch Achtsamkeit.
- **2007:** Mobbing als Verstoß gegen die notwendige Kooperation. Der Gemobbte muss das Mobbing durchschauen, um nicht krank zu werden, und um dem Mobbing klug zu begegnen.
- **2008:** Psychische Traumatisierung am Arbeitsplatz.
- **2009:** Geld und Psyche. Die elementare Bedeutung von Verbundenheit und Kooperation für das psychische Wohlbefinden.
- **2010:** Wenn das Utopiesyndrom in Zielvorgaben, die nicht mehr erreicht werden können, dich überfordert, dann erinnere dich an den gesunden Dreisatz:
  1. Man kann in jedem Moment immer nur eine Sache bewusst tun!
  2. Man muss immer das tun, was man selbst für richtig hält, natürlich unter Berücksichtigung der Gegebenheiten!
  3. Innehalten, wenn man merkt, dass man nicht weiter weiß und „ins Nichtwissen gehen"! Dann entsteht der Kontakt zu den eigenen Empfindungen, die „sagen", was notwendig ist.
- **2011:** Die Stille des Geistes beendet jeden Stressimpuls.
- **2013:** Die Klopftherapie - ein geniales und einfach anzuwendendes Instrument der Selbstfürsorge.
- **2014:** 2.500 Jahre Wissen der Menschheit um die Heilkraft des Nichtwissens.
  Die Bahn und der rechte Weg des LAOTSE - 71. Spruch:
  Sein Nicht-Wissen wissen ist Hoheit.
  Sein Nicht-Wissen nicht wissen ist Krankheit.
  Die Krankheit erfühlen heißt, sie nicht mehr haben.
  Der Vollendete ist frei von dieser Krankheit.
  Er fühlt sie, also hat er sie nicht.
- **2015:** Keine Identifikation mit krankmachender Arbeit.

In allen Seminaren lege ich Wert auf die Verstärkung dieser Grundlagen:
- Die Arbeitsmediziner können - wie alle im sozialen/gesundheitlichen Bereich Tätigen - anderen nur wirksam helfen, wenn sie zugleich auf sich achten.
- Die Stärkung der Selbsterkenntnis und damit des Selbstbewusstseins ist für mich der Schlüssel zum gesunden Handeln am Arbeitsplatz. Selbst-

erkenntnis beendet das mechanische Reagieren und ermöglicht kreative Lösungen.

• Das rechte Verständnis für Stress und die Funktionsweise der Psyche hat nicht nur im Arbeitsleben, sondern in allen Lebenszusammenhängen eine grundlegende Bedeutung. Deshalb ist „Stress ade" jederzeit sinnvoll - „nicht erst nach Renteneintritt".

Das Thema 2016: Hören Sie auf, das Wort „Stress" zu benutzen, das beendet den Stress! Wie ist das möglich?

Als Stressoren werden die Stress auslösenden äußeren Faktoren bezeichnet. Wir reagieren aber individuell und auch in verschiedenen Situationen höchst unterschiedlich auf äußere Bedingungen. Der Stressor von heute wird mich nicht zwangsläufig auch morgen stressen. Die Stressentstehung hängt also nicht vom Stressor ab, sondern basiert entscheidend auf einem Muster, das im Gehirn und im ganzen Nervensystem des Gestressten jeweils aktuell aktiviert wird, wenn es bestimmten Reizen ausgesetzt ist. Dieses Muster ist durch Konditionierung gelernt. Angenehme Erfahrungen werden im Nervensystem und damit im ganzen Körper genauso gespeichert wie negative. Im komplexen Speicherungsprozess von positiven und negativen Reizen bilden sich unsere automatisierten Reaktionsmuster heraus. Das gilt auch für unsere Stressreaktionsmuster.

Wenn wir jedoch unsere Stressmuster nicht aktivieren, gibt es auch keinen Stress. So stellt sich die Frage, ob dies möglich ist. Dafür ist ein Selbst-Bewusstsein bezüglich der eigenen Stressmuster erforderlich. Es ist erstaunlich, wie leicht es dann möglich ist, ohne Stress zu leben.

Auch wenn Sie die gesamte Entstehungsgeschichte Ihrer Stressreaktionsmuster nicht verstehen und kein Bedürfnis nach Bearbeitung der Kindheit haben, so bekommen Sie doch vom Nervensystem in dem Moment Signale, wenn gerade ein Stressmuster aktiviert wird. Das Signal ist nicht kompliziert, sondern Sie merken es meistens sofort: Sie sagen oder denken dann nämlich: „Ich habe Stress."

Wenn Sie diese Feststellung machen, welcher psychische Prozess läuft dann genau ab? Ein äußeres Ereignis - der Chef will beispielsweise sehr kurzfristig einen Bericht - trifft auf ihr Stressmuster im Gehirn - in diesem Beispiel etwa „ich darf den Chef nicht enttäuschen, ich weiß aber nicht, ob ich den Bericht rechtzeitig fertigstellen kann." Die Angst, eine Autorität zu enttäuschen, die Sie vermutlich in der Kindheit gelernt haben, hat Sie im Griff. Auch wenn

Ihnen der Hintergrund nicht bewusst ist, so spüren Sie auf der emotionalen-körperlichen Ebene diesen inneren Konflikt und nennen ihn Stress.

Wenn Sie das übliche Stressmodell in diesem Moment nicht durchschauen, reagieren Sie automatisch mit dem Gedanken: „was kann ich tun, um dieser Anforderung gerecht zu werden?". Sie werden hektisch, um alles zu schaffen, und verhalten sich als Reaktionsautomat. Indem Sie sich sagen: „Jetzt habe ich Stress", bleibt die ganze ungesunde Stressanspannung bestehen. Sie haben sich innerlich der Situation unterworfen und opfern gerade ihre eigene Gesundheit und das Wohlbefinden der Anforderung des Chefs. Die eigene Person scheint nicht wichtig zu sein, nur die Bewältigung der Anforderungen. Vielleicht ist das auch der Grund, weshalb dieses Modell sich durchgesetzt hat. Schließlich sollen wir im Arbeitsleben funktionieren und nicht Selbstbewusstsein entwickeln - das sind die stummen Überzeugungen von vielen. Ihre Leistungsfähigkeit ist im Stress aber nicht optimal. Denn die Angst, es nicht zu schaffen, frisst einen erheblichen Teil Ihrer Energie.

Die Alternative: Sie haben das alte Stressmodell verworfen und wissen, dass Stress ein Reaktionsmuster in ihrem Gehirn ist. Dasselbe äußere Ereignis tritt ein - der Chef will sehr kurzfristig einen Bericht - und trifft auf ihr Stressmuster im Gehirn: Es meldet sich die Angst, eine Autorität zu enttäuschen. Jetzt wird Ihnen aber bewusst: Das ist jetzt mein Problem, mein Stress. Sie halten inne und schauen nach innen, um zu erkennen, welches Muster in Ihnen solchen Druck erzeugt. Schon in diesem Moment werden Sie ruhig, vielleicht entdecken Sie sofort ihre Angst vor Enttäuschung. Vielleicht kommen sogar Bilder aus der Vergangenheit hoch. Auf jeden Fall wenden Sie sich erst einmal der Sachlage zu und betrachten die Anforderung des Chefs sowie zugleich Ihre Möglichkeiten, ihr gerecht zu werden. Sie kümmern sich also um Ihr eigenes Problem, das die Chefanforderung ausgelöst hat. So werden Sie in Gelassenheit die sachgerecht beste Lösung finden und ihre Energien nicht in Stressreaktionen vergeuden. Das Arbeitsergebnis wird besser sein als unter Stress. Je öfter Sie innehalten, umso besser und schneller verstehen Sie sich selbst und ihre Stressreaktionsmuster.

Wie komme ich nun zu dieser Aussage: „Hören Sie auf, das Wort „Stress" zu benutzen, das beendet den Stress!"?

Die Stressmuster sind im Gehirn aktiv, Sie können diese nicht absichtlich abstellen. Wenn Sie die angespannte Reaktion des Organismus merken, dann entscheidet sich, welchen Weg Sie einschlagen - den Stressweg oder die Gelassenheit?

Der Stressweg besteht darin, dass Sie sagen oder denken: „Ich habe Stress". Diese Aussage verbinden Sie mit der Vorstellung, dass der Stress von außen kommt. Denn so ist der Begriff „Stress" üblicherweise definiert. Also werden Sie versuchen, dem Stressauslöser irgendwie zu begegnen. Und der hat sie damit sofort im Griff. Denn Sie haben sich durch die Aussage „Ich habe Stress" schon damit abgefunden, wie ihr Nervensystem reagiert.

Die Gelassenheit hingegen richtet die Aufmerksamkeit beim Auftreten der Anspannung nicht nur zum Auslöser, sondern zugleich auch nach innen. So interessieren Sie sich für den ganzen Prozess der Entstehung der Unruhe. Mit Gelassenheit kümmern Sie sich um die Situation, anstatt sich davon sofort beherrschen zu lassen. Das Stressmuster wird nicht mehr bedient. Übrigens: Synapsen, die nicht mehr genutzt werden, bilden sich auf Dauer auch wieder zurück. Der einzige Weg, mehr oder weniger dauerhaft die Stressreaktionsmuster abzubauen, besteht darin, dass die stresserzeugenden Synapsen nicht mehr gefüttert werden.

Da die Reaktionsmuster in uns durch Lebenserfahrungen angelegt sind, merken Sie nicht unbedingt, ob Sie gerade den Stressweg oder den Weg der Gelassenheit einschlagen. Doch wenn Sie diesen Zusammenhang begriffen haben, dann wird das Wort „Stress" zu einer Warnlampe. Sobald das Wort „Stress" in Ihrem Kopf aufleuchtet, wissen Sie, dass Sie gerade dabei sind, den Stressweg einzuschlagen. Und sofort werden Sie damit aufhören, sich vom Stress unter Druck setzen zu lassen. Das geschieht nicht, weil Sie sich darum bemühen und sich für den neuen Weg anstrengen. Sondern Sie hören einfach auf, sich weiter Druck zu machen. Sie halten inne, um die gesunde Antwort auf diese Herausforderung zu finden, einfach weil ihr Nervensystem, ihr Gehirn keine Lust hat, sich selbst absichtlich einen Stressschaden zuzufügen.

Wenn Sie jetzt begriffen haben, dass Sie das Wort „Stress" nicht mehr benutzen wollen, hören Sie künftig sofort auf, sobald das Wort im Kopf aufleuchtet. Übrigens machen Sie sich keinen Stress damit, wenn das nicht sofort und auf Dauer klappt. Beobachten Sie einfach, wie Sie mit dem Gedanken „Ich habe Stress" dem Stress erst den Raum zu seiner Entfaltung geben. So verlieren sie immer mehr die Lust auf dieses Wort, das heutzutage fast jeder täglich mehrfach im Munde führt und sich selbst damit schadet.

Es macht Spaß, dieses Wort zu vermeiden oder es nicht weiter zu vertiefen, wenn es sich meldet. Und wenn Sie das Wort nicht mehr nutzen als Erklärung für diese Situation, dann stellt sich für Sie ganz natürlich die Frage, wie Sie am besten mit der spannungsgeladenen Situation umgehen können. Wenn wir den Begriff „Stress" nicht mehr benutzen, kümmern wir uns automatisch um das Problem, das die Anspannung erzeugt hat - vorausgesetzt wir haben den beschriebenen Zusammenhang bei uns selbst entdeckt.

Anschrift der Verfasser
Dipl.-Psych. Wolfgang Siegel
Psychologischer Psychotherapeut
Frohlinder Str. 89
44379 Dortmund

Anhang

Autorenverzeichnis

Mareike **ADLER**
BGW - Berufsgenossenschaft für Gesundheitsdienst und Wohlfahrtspflege
Grundlagen der Prävention und Rehabilitation
Pappelallee 33-37, 22089 Hamburg

Dr. Madeleine **DULON**, MPH
BGW - Berufsgenossenschaft für Gesundheitsdienst und Wohlfahrtspflege
Fachbereich Arbeitsmedizinische Gesundheitsforschung
Pappelallee 35-37, 22089 Hamburg

Prof. Dr.-Ing. Udo **EICKMANN**
BGW - Berufsgenossenschaft für Gesundheitsdienst und Wohlfahrtspflege
Bereich Gefahrstoffe und Toxikologie
Bonner Str. 337, 50968 Köln

Dr. rer. nat. Johannes **GERDING**
BGW - Berufgenossenschaft für Gesundheitsdienst und Wohlfahrtspflege
Bereich Gefahrstoffe und Toxikologie
Bonner Str. 337, 50968 Köln

Ariane **HAUG**
FFAW - Freiburger Forschungsstelle Arbeitswissenschaften GmbH
Bertoldstr. 63, 79098 Freiburg

Dr. rer. nat. André **HEINEMANN**
BGW - Berufsgenossenschaft für Gesundheitsdienst und Wohlfahrtspflege
Bereich Gefahrstoffe und Toxikologie
Bonner Str. 337, 50968 Köln

Dipl.-Bibl. Melanie **HENNING**
BGW - Berufsgenossenschaft für Gesundheitsdienst und Wohlfahrtspflege
Grundlagen der Prävention und Rehabilitation
Pappelallee 33-37, 22089 Hamburg

Prof. Dr. Dr. Friedrich **HOFMANN**
FFAS - Freiburger Forschungsstelle Arbeits- und Sozialmedizin
Bertoldstr. 63, 79098 Freiburg

Dr. Gesa **HORST-SCHAPER**, M.A.
Institut für Arbeitsmedizin, Arbeitssicherheit und Umwelt
Städtisches Klinikum Braunschweig
Freisestr. 9, 38118 Braunschweig

Prof. Dr. Swen Malte **JOHN**
Universität Osnabrück
Abteilung Dermatologie, Umweltmedizin und Gesundheitstheorie
Sedanstr. 115, 49090 Osnabrück

Dr. Dorothea **KÖSTER**
Breitensteinstr. 50, 72574 Bad Urach

Dr. Hans-Joachim **LINCKE**
FFAW - Freiburger Forschungsstelle Arbeitswissenschaften GmbH
Bertoldstr. 63, 79098 Freiburg

Dr. Birgitte **LISIAK**
BGW - Berufsgenossenschaft für Gesundheitsdienst und Wohlfahrtspflege
Zentrale Präventionsdienste
Pappelallee 35-37, 22089 Hamburg

Dr. Wolfgang **MAURER**, MD, PhD
Medizinische Universität Wien
Zentrum für Public Health
Kinderspitalgasse 15 / 1. Stock, A - 1090 Wien

Dr. Martina **MICHAELIS**
FFAS - Freiburger Forschungsstelle Arbeits- und Sozialmedizin
Bertoldstr. 63, 79098 Freiburg

Peter Michael **MÖLLER**
Rechtsanwalt, Fachanwalt für Medizin-, Versicherungs- und Verkehrsrecht
Möller Theobald Jung Zenger Partnerschaftsgesellschaft mbB
Lahnstr. 1, 35398 Gießen

Brigitte **MÜLLER**, M.A.
mediCONcept - Organisationsentwicklung im Gesundheitswesen
Heinrich-Janssen-Str. 22, 42289 Wuppertal

Dr. Frank **NEVELING**
Leiter des Gesundheitsamts der Stadt Remscheid
Hastener Str. 15, 42853 Remscheid

Prof. Dr. Albert **NIENHAUS**
Universitätsklinikum Hamburg-Eppendorf
Institut für Versorgungsforschung in der Dermatologie und bei Pflegeberufen (IVDP)
Competenzzentrum Epidemiologie und Versorgungsforschung bei Pflegeberufen (CVcare)
Martinistr. 52, 20246 Hamburg

Dr. Matthias **NÜBLING**
FFAW - Freiburger Forschungsstelle Arbeitswissenschaften GmbH
Bertoldstr. 63, 79098 Freiburg

Prof. Dr. Jens **RASENACK**
Universitätsklinikum Freiburg
Hugstetterstr. 55, 79106 Freiburg

Dr. Werner **REICHE**
Klinikum Ludwigshafen
Akademisches Lehrkrankenhaus der Johannes-Gutenberg Universität Mainz
Zentralinstitut für Diagnostische und Interventionelle Radiologie (ZIR)
Bremserstr. 79, 67063 Ludwigshafen am Rhein

Dr. Deepa **SAMPATH KUMAR**, MPH
Institut für Arbeitsmedizin, Arbeitssicherheit und Umwelt
Städtisches Klinikum Braunschweig
Freisestr. 9, 38118 Braunschweig

Christoph **SCHRÖDER**
BGW - Berufsgenossenschaft für Gesundheitsdienst und Wohlfahrtspflege
Grundlagen der Prävention und Rehabilitation
Pappelallee 33-37, 22089 Hamburg

PD Dr. Sebastian **SCHULZ-STÜBNER**
Deutsches Beratungszentrum für Hygiene
Schnewlinstr. 10, 79098 Freiburg

Prof. Dr. Tino F. **SCHWARZ**
Zentrallabor und Impfzentrum
Klinikum Würzburg Mitte
Standort Juliusspital
Juliuspromenade 19, 97070 Würzburg

Dr. Hubertus von **SCHWARZKOPF**
Friedrichrodaer Str. 2, 28205 Bremen

Dipl.-Psych. Wolfgang **SIEGEL**
Psychologischer Psychotherapeut
Frohlinder Str. 89, 44379 Dortmund

Dr. Flora Karla **SONSMANN**, Dipl.-Ghl.
Universität Osnabrück
Abteilung Dermatologie, Umweltmedizin und Gesundheitstheorie
Sedanstr. 115, 49090 Osnabrück

Dr. Ulrich **STÖßEL**
FFAS - Freiburg Forschungsstelle Arbeits- und Sozialmedizin
Bertoldstr. 63, 79098 Freiburg

Dr. Johanna **STRANZINGER**
BGW - Berufsgenossenschaft für Gesundheitsdienst und Wohlfahrtspflege
Grundlagen der Prävention und Rehabilitation
Pappelallee 33-37, 22089 Hamburg

Claudia **VAUPEL**
BGW - Berufsgenossenschaft für Gesundheitsdienst und Wohlfahrtspflege
Grundlagen der Prävention und Rehabilitation
Pappelallee 33-37, 22089 Hamburg

Martin **VOMSTEIN**
FFAW - Freiburger Forschungsstelle Arbeitswissenschaften GmbH
Bertoldstr. 63, 79098 Freiburg

Prof. Dr. Birgit **VOSSELER**
Fachhochschule St. Gallen, Hochschule für Angewandte Wissenschaften
Fachbereichsleitung Gesundheit
Rosenbergstr. 59, CH - 9001 St. Gallen

Dana **WENDELER**
BGW - Berufsgenossenschaft für Gesundheitsdienst und Wohlfahrtspflege
Fachbereich Arbeitsmedizinische Gesundheitsforschung
Pappelallee 35-37, 22089 Hamburg

Claudia **WESTERMANN**
Universitätsklinikum Hamburg-Eppendorf (UKE)
Competenzzentrum Epidemiologie und Versorgungsforschung bei Pflegeberufen (CVcare)
Martinistr. 52, 20246 Hamburg

Dr. Hartmut **WIGGER**
hanza - Hanseatisches Zentrum für Arbeitsmedizin GbR
Hammerbrookstr. 93
20097 Hamburg

Dr. Annika **WILKE**, Dipl.-Ghl.
Universität Osnabrück
Abteilung Dermatologie, Umweltmedizin und Gesundheitstheorie
Sedanstr. 115, 49090 Osnabrück

Prof. Dr. Jürgen **ZERTH**
Wilhelm Löhe Hochschule Fürth
Merkurstr. 41, 90763 Fürth

Autorenregister der Bände 1-30
(römische Zahl = Bandzahl, arabische Zahl = Seitenzahl)

Diefenbach I, 87
Dieterle XV, 288
Dietz VIII, 226, X 227
Diner XXI, 12
Dinse III, 253
Ditchen XXI, 190, 198
Dittmar XII, 405
Dittmeier V, 225
Dobler XXI, 114
Doelfs IV, 249 XX, 102 XXIII, 22
Doeller XVIII, 83
Donath XX, 118
Drechsler XI, 182
Drews XXI, 52
Drössler XXVIII, 83
Dukek I, 13 II, 69
Dulon XVII, 44 XIX, 148, 152, 154 XXII,
258 XXVI, 103 XXVII, 150 XXVIII, 114,
192 XXX, 114, 145
Duringer V, 71, 91 VI, 233, 249 VII, 191,
204 VIII, 246, 293 XXIX, 73
Dziekan XII, 138 XIII, 131
Eberbach III, 39
Ehrenfeld II, 179 V, 151 VIII, 135
EhrensteinIV, 143
Eickmann IV, 49 XII, 329 XV, 81 XVI, 158
XVII, 85 XIX, 165 XX, 91 XXI, 143, 151
XXII, 144, 215 XXIII, 176 XXIV, 175, 200
XXV, 166 XXVI, 130 XXVII, 180 XXVIII,
149 XXIX, 130 XXX, 179, 196, 204
Ejnes V, 79
Ellegast XVII, 194 XXI, 190, 198
Elsässer II, 59 VII, 97
Elsner, G. XXI, 190, 198
Elsner, H. XXI, 267
Enderle XIII, 94 XXVII, 108
Engeldinger XXVII, 71
Ensslin VIII, 77
Ewen X, 146
Exner IX, 109
Exner-Freisfeld VII, 67 XI, 212
Faber XXI, 162
Falcone XII, 228
Falcy XXIV, 200
Faller XXVIII, 22
Feldner IV, 65
Fellhauer V, 237
Ferber XXII, 55 XXV, 107
Fernández-Crehuet Navajas XXIV, 79
Feuerstein XI, 46

Fillies XXIII, 150
Fischer V, 195
Fischer T XXII, 265
Flehmig III, 89 VI, 85
Flothow XVI, 25
Fokuhl XXIV, 200
Freidinger IV, 153, 161
Freitag XXII, 243 XXVI, 163 XXVIII, 192,
203
Frentzel-Beyme VI, 59
Freude XVIII, 227
Fritzsche XIV, 194
Frommberger IX, 210
Fuchs XXVII, 12
Fuß XX, 190
Gäßler XX, 130
García-Plazas XXIV, 79
García-Rodriguez XXIV, 79
Gariepy XXIX, 105
Gensch I, 154 IV, 37 VI, 29, 45 VII, 23,
47 VIII, 173 IX, 33 X, 16 XI, 12, 23, 237
XII, 23, 204 XIII, 32, 80 XIV, 12 XVI, 60,
84 XVII, 108 XVIII, 28 XIX, 62 XX, 28 XXI,
39 XXII, 75 XXIII, 71 XXIV, 30 XXV, 53
XXVIII, 57 XXIX, 37
Genz, XII, 46 XIV, 225 XV, 12, 55
Gerdes XIX, 159
Gerding XXX, 196
Gerlach XXIV, 61
Germann I, 58 XIV, 91
Giesert XXVII, 50
Girbig XXVII, 99 XXVIII, 83
Glatzel, Manfred IV, 57 V, 173 VI, 177
Glatzel, Markus XV, 136
Goedecke XVIII, 107
Goertz XXIX, 181
Gotzmann XVIII, 50
Graf-Deuel XIV, 91
Graupner XXIII, 188 XXVI, 60
Gregersen XVI, 25 XIX, 49 XXII, 258
XXVII, 212 XXVIII, 90
Greif XIV, 116
Grifka XVII, 194 XXI, 190, 198
Groll-Knapp IV, 181
Grotz I, 58, 148, 165, 176
Grundmann III, 61, 77
Guillemain XIV, 91
Guthknecht VIII, 47 X, 115 XII, 306 XXV,
107
XIII, 54 XVI, 93 XXII, 118

ing_efr99, 204, 345, 389 XIII, 137, 155 XIV,

Jacques VII, 12
Jäger VI, 169 XVII, 194 XXI, 190, 198
Jagschitz VI, 211
Jandová XXVII, 28
Jansen XII, 176
Jansen-Tang III, 39
Jarke XXVI, 120
Jilg XV, 147
Johansson V, 83, 109, 249
John XXIX, 153 XXX, 183
Josephson V, 83, 109, 249
Jung IX, 27
Jungkunz IV, 87
Jurkschat XXVII, 217
Kaczmarek VI, 23
Kagel XXVIII, 253
Kaluza XVIII, 227
Kamgang VI, 249
Kampen, v. XX, 184
Kappstein I, 29
Kazusiak III, 105
Keller XXV, 122
Kentner VIII, 19
Kern XV, 108 XXI, 96
Kern, A.O. XXII, 12
Kerschbaumer XII, 249
Kersten XXVIII, 192
Kessel XI, 182
Ketzner III, 143
Keul I, 11
Kilchling I, 148 II, 157
Kimmig XV, 194
Kirchner XIII, 146
Kitzig XXVIII, 203
Klaffenböck IV, 181
Kleimeier I, 117, 128, 176 IV, 105
Kleinsorge XIII, 64
Kliem-Kuster XXIV, 191
Klier-Siebert III, 233 IX, 52 X, 42
Klíma VI, 13, 241, 279
Klöver XXII, 189
Kloock III, 235
Klußmann XVII, 67
Knäbel III, 207
Knauth IV, 133
Knerr XXIX, 61
Knigge I, 154
Knoop XXV, 158
Koch, O. III, 45
Koch, H. VII, 60

Koch, P. V VXI, 169
Köllner XXVIII, 241
Koessler IV, 207
Köster III, 69 IV, 133 V, 205 VI, 169 VII,
135 VIII, 39 IX, 46 X, 35 XI, 228 XII, 77
XIII, 22 XVI, 15, 77 XIX, 12 XX, 229 XXIV,
56 XXX, 82
Kohnen VIII, 84, 259 IX, 239
Kommerell XIII, 137
Koty VI, 105, 131
Kozak XXV, 221, 235 XXVI, 137, 146
XXVIII, 76, 107, 178 XXIX, 109
Kraemer XII, 383
Kralj XI, 178, 185, 191, 196, 289 XII, 115,
199, 204, 345, 389 XIII, 137, 155 XIV,
100, 106, 120, 157, 162, 165 XV, 108,
220, 225 XVI, 101, 166 XVII, 180, 185,
188, 213 XVIII, 115, 163, 170, 175, 180
XIX, 128, 133 XXII, 189, 229 XXIV, 163
XXV, 204 XXVI, 110 XXVIII, 119
Kramer, A. XV, 208
Kramer, M.H. XVI, 131
Kreienfeld XIX, 163 XX, 171
Kreusch VI, 187, 195
Kromark XIX, 156 XX, 184
Kronenberger I, 87
Krüger II, 15 III, 167 IV, 113 V, 19 XVII,
206
Krueger XIV, 91
Kubon XII, 317
Küfner XIV, 233
Kunze XIX, 136 XXI, 207 XXIII, 190
Kusma XXVIII, 200, 253
Kwauka XXVI, 154
Labenz XIII, 146
Lademann, XI, 249
Ladendorf XIV, 219
Lahr XI, 289 XII, 204 XII, 389
Lange XXI, 96
Langer VIII, 122
Larsson XXVIII, 192
Lass XXIX, 61
Lehmann IV, 161 Lehnart VI, 289
Leibing I, 39
Leidel XI, 74 XXIV, 141
Leititis XXI, 30
Lenz X, 60
Letzel XX, 21
Liebrich XXVII, 50
Liebsch I, 68

Aktuelle und Tagungsbände früherer Jahre (Gelbe Reihe) können direkt über die FFAS bestellt werden (Eine Preisliste mit Mengenrabatten ist erhältlich.):

F. Hofmann, G. Reschauer und U. Stößel (Hg.)
Arbeitsmedizin im Gesundheitsdienst
Band 7-30 der Freiburger Symposien ‚Arbeitsmedizin im Gesundheitsdienst', Freiburg, edition FFAS 1993-2017

Bestelladresse:
FFAS - Freiburger Forschungsstelle Arbeits- und Sozialmedizin
Bertoldstr. 63
79098 Freiburg
Tel.: 0761/82526
Fax: 0761/83432
E-Mail: info@ffas.de
Internet: http://www.ffas.de